Hanslian · Dell'Oro · Schiele

Vegane Ernährung

Liebe Leserin, lieber Leser,

wenn es um die eigene Gesundheit geht, darf man nichts dem Zufall überlassen. »Für eine bessere Medizin und mehr Gesundheit im Leben«: So lautet das Qualitätsversprechen der Marke Thieme. Ärztlich Tätige, Pflegekräfte, Physiotherapeuten oder Hebammen – sie alle verlassen sich darauf, dass sie von Thieme, dem führenden Anbieter von medizinischen Fachinformationen und Services, die entscheidenden Informationen zur richtigen Zeit am richtigen Ort bekommen. So können sie die Menschen, die sich ihnen anvertrauen, bestmöglich unterstützen. Auch Sie können sich auf die TRIAS Ratgeber mit dem Thieme Qualitätssiegel verlassen! Diese Informationsangebote helfen Ihnen dabei, die richtigen Entscheidungen zu treffen, wenn es um Ihre Gesundheit geht, selbst daran mitzuwirken, gesund zu werden, sich gesund zu erhalten oder das Fortschreiten einer Erkrankung zu vermeiden. Mit einem TRIAS Titel aus dem Hause Thieme überlassen Sie Ihre Gesundheit nicht dem Zufall!

Ihr TRIAS Team

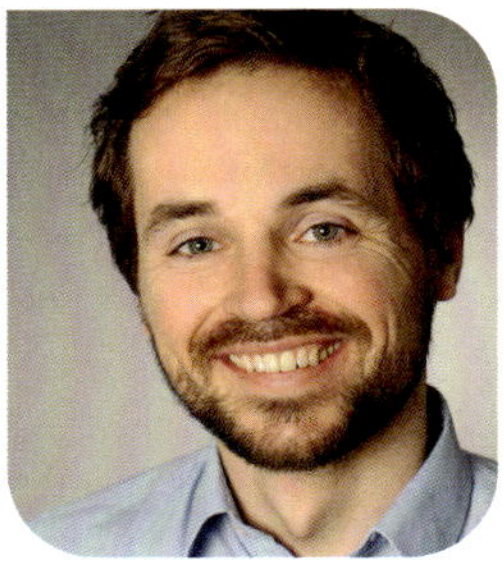

Etienne Hanslian ist Facharzt für Innere Medizin und arbeitet als Studienarzt sowie Dozent an der Charité – Universitätsmedizin Berlin. Seine Forschung konzentriert sich auf vollwertige, pflanzenbasierte Ernährung, therapeutisches Fasten, Bewegungstherapie und Mind-Body Medizin bei chronischen Erkrankungen. Vor seiner aktuellen Tätigkeit war er mehrere Jahre an einer Lehrklinik für Ernährungsmedizin beschäftigt. Seit 2019 ist er Geschäftsführer und Vorstandsmitglied der Ärztegesellschaft für Heilfasten und Ernährung (ÄGHE e. V.).

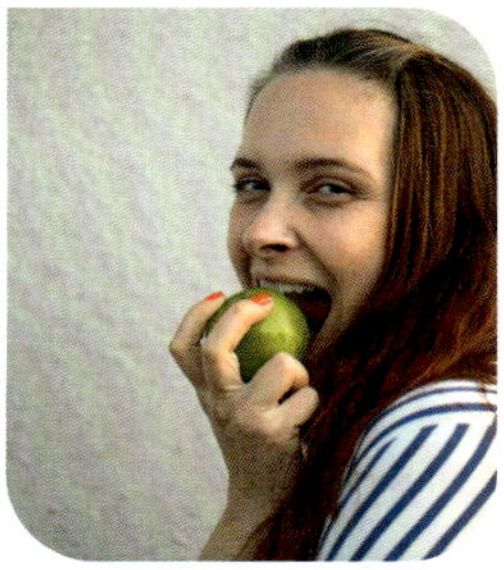

Die Ernährungswissenschaftlerin Melanie Dell'Oro forscht seit ihrem Masterstudium gemeinsam mit den Co-Autor*innen an der Charité – Universitätsmedizin Berlin zu den Themen Fasten und vegane Ernährung bei Rheuma, Metabolischem Syndrom, Neurodermitis, Parkinson und Demenz. Sie ist zudem Dozentin, zertifizierte Kräuterpädagogin und Beraterin für ganzheitliche Frauengesundheit. Als Online-Redakteurin in einem Start-up für Frauengesundheit schreibt sie über ihre Herzensthemen wie vegane Ernährung, Hormongesundheit und Pflanzenheilkunde.

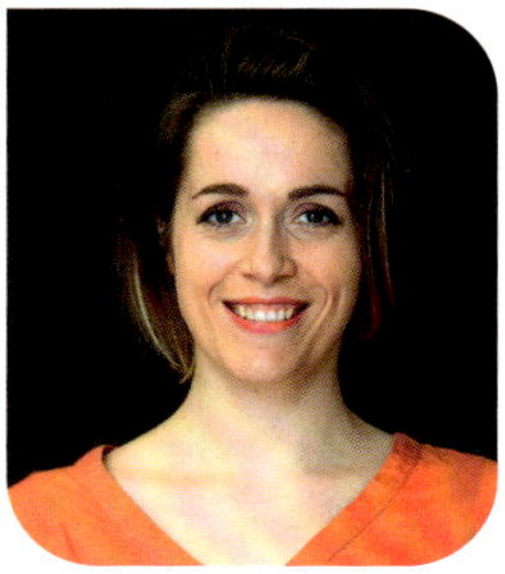

Julia Schiele ist Ökotrophologin, Dozentin und wissenschaftliche Mitarbeiterin an der Charité – Universitätsmedizin Berlin. Sie forscht zu pflanzenbasierter Ernährung, Ayurveda, Mind-Body-Medizin und – gemeinsam mit ihren Co-Autor*innen – zur Demenzprävention. Mit ihrer Begeisterung für einen ausgewogenen Lebensstil möchte sie als Ernährungstherapeutin und Heilpraktikerin Menschen dazu inspirieren, individuelle, nachhaltige und gesundheitsförderliche Essgewohnheiten und Alltagsroutinen zu entwickeln. Vorher organisierte sie viele Jahre den Wissenschaftskongress VegMed.

Etienne Hanslian · Melanie Dell'Oro · Julia Schiele

Vegane Ernährung

Aktiver Schutz vor Herz-Kreislauf-Erkrankungen, Diabetes, Demenz, Krebs und Leaky Gut. Mit über 90 pflanzlichen Rezepten

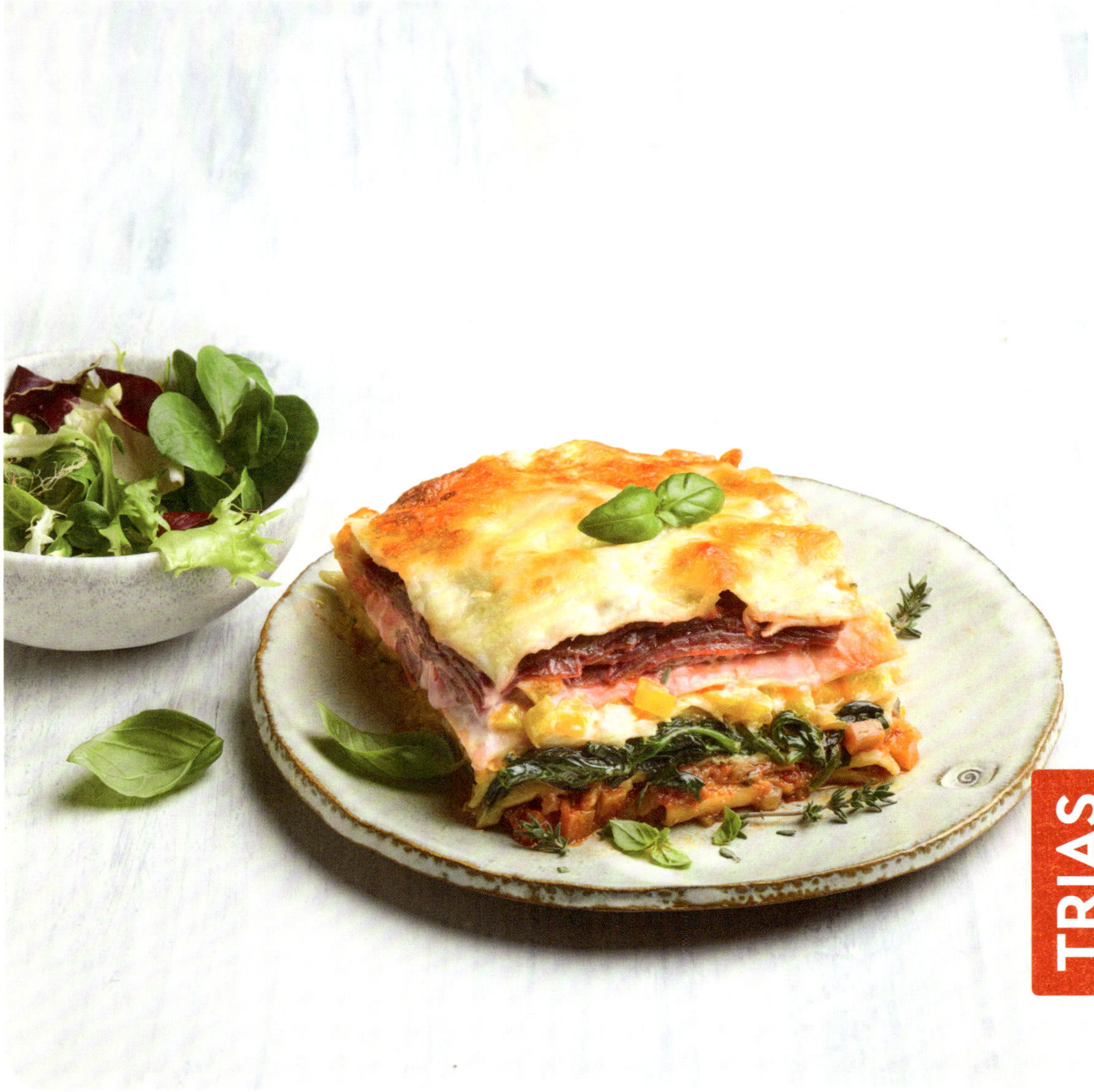

TRIAS

Exkurse

Das Rezept zum Coverbild finden Sie auf Seite 146.

Geleitwort von Prof. Dr. Andreas Michalsen

In einer Zeit, in der unsere Entscheidungen nicht nur unsere persönliche Gesundheit, sondern auch die Gesundheit unseres Planeten beeinflussen, ist die Wahl einer veganen Ernährung von großer Bedeutung.

Das vorliegende Buch basiert auf fundierten wissenschaftlichen Erkenntnissen, die nicht nur die Vorteile für die individuelle Gesundheit beleuchten, sondern auch den Schutz vor Zivilisationskrankheiten und die Förderung planetarer Gesundheit in den Fokus rücken. Die wissenschaftlichen Grundlagen für eine vegane Ernährung sind beeindruckend. Zahlreiche Studien belegen, dass eine ausgewogene pflanzliche Ernährung nicht nur eine Fülle von Nährstoffen liefert, sondern auch das Risiko für chronische Krankheiten wie Herz-Kreislauf-Erkrankungen, Diabetes und bestimmte Krebsarten reduzieren kann. In den folgenden Kapiteln erhalten Sie Einblicke in diese wissenschaftlichen Erkenntnisse, die Ihnen helfen werden, informierte Entscheidungen für Ihre Gesundheit zu treffen. Untersuchungen zu den sogenannten Blue Zones, Regionen auf der Welt, in denen Menschen auffällig häufig ein hohes Alter erreichen, zeigen, dass eine pflanzliche Ernährung eine entscheidende Rolle in ihrem Lebensstil spielt.

Doch dieses Buch ist nicht nur eine Quelle von wissenschaftlichen Fakten. Es ist eine Einladung, einen bewussteren, wohlschmeckenden und nachhaltigeren Lebensstil zu wählen. Die Entscheidung für eine vegane Ernährung geht Hand in Hand mit einem Beitrag zum Umweltschutz und zur Bewahrung unserer kostbaren Ressourcen. Dieser Ansatz wird als integraler Bestandteil der planetaren Gesundheit betrachtet, und es ist unsere Verantwortung, sie zu fördern.

Ich lade Sie ein, auf den folgenden Seiten nicht nur Wissen zu erlangen, sondern auch Neues auszuprobieren. Möge dieses Buch nicht nur Ihre Perspektive auf Ernährung erweitern, sondern auch Ihren Weg zu einem gesunden, erfüllten Leben begleiten. Viel Freude beim Lesen und Entdecken!

Herzlichst,
Prof. Dr. med. Andreas Michalsen, Professor für Klinische Naturheilkunde der Charité Berlin und Chefarzt der Abteilung Innere Medizin und Naturheilkunde am Immanuel Krankenhaus Berlin

Geleitwort von PD Dr. Christian Keßler

Deutschlands Ernährungslandschaft durchläuft einen bemerkenswerten Wandel, weg von traditionellen Essgewohnheiten hin zu einem Fokus auf Gesundheit und Nachhaltigkeit. Die Gründe für diese Veränderungen sind vielschichtig und reichen von Geschmackspräferenzen über ethische Überlegungen bis hin zur wachsenden öffentlichen Sensibilisierung für die Umwelt- und Gesundheitsfolgen von Ernährung für uns Menschen und den Planeten.

Der Ernährungsbericht 2023 des Bundesministeriums für Ernährung und Landwirtschaft (BMEL) zeigt eine Veränderung der Verbraucherpräferenzen hin zu gesünderen, nachhaltigeren und ethisch vertretbaren Lebensmitteln, insbesondere in Bezug auf Fleisch- und Tierprodukte. Dieser Wandel ist bei jüngeren Generationen besonders ausgeprägt und deutet auf eine breitere Transformation der Ernährungsgewohnheiten im Sinne von Nachhaltigkeit und Gesundheit hin. Als Reaktion auf gesundheitliche und Umweltprobleme sowie sich ändernde Ernährungstrends hat die Bundesregierung die »Ernährungsstrategie« ins Leben gerufen. Diese Strategie soll den Übergang zu einer pflanzenbasierten Ernährung fördern und den Konsum von Produkten mit hohem Fett- Zucker- und Salzgehalt reduzieren. Sie zielt darauf ab, nicht nur Ernährungsgewohnheiten zu verändern, sondern das gesamte Ernährungssystem zu transformieren.

In meiner täglichen klinischen Praxis erlebe ich immer wieder Patienten und Patientinnen, die von einer gesunden, vollwertigen und pflanzenbetonten Ernährung gesundheitlich stark profitieren. Pflanzliche Gerichte schmecken zusätzlich noch fantastisch und sind ein riesiger Zugewinn für die Gesundheit unseres Planeten.

Wir haben jeden Tag mehrfach die Chance, uns für eine nachhaltige und gesunde Ernährung zu entscheiden. Dieses Buch kann Sie dabei unterstützen, sich bewusster zu ernähren und dabei Freude, Verbindung und Genuss zu erleben. Viel Spaß mit diesem wunderbaren Buch!

Beste Grüße,
PD Dr. med. Christian S. Keßler, MA, MSc ist Oberarzt und Forschungsleiter der Abteilung Naturheilkunde am Immanuel Krankenhaus Berlin und wissenschaftlicher Mitarbeiter an der Charité Universitätsmedizin Berlin

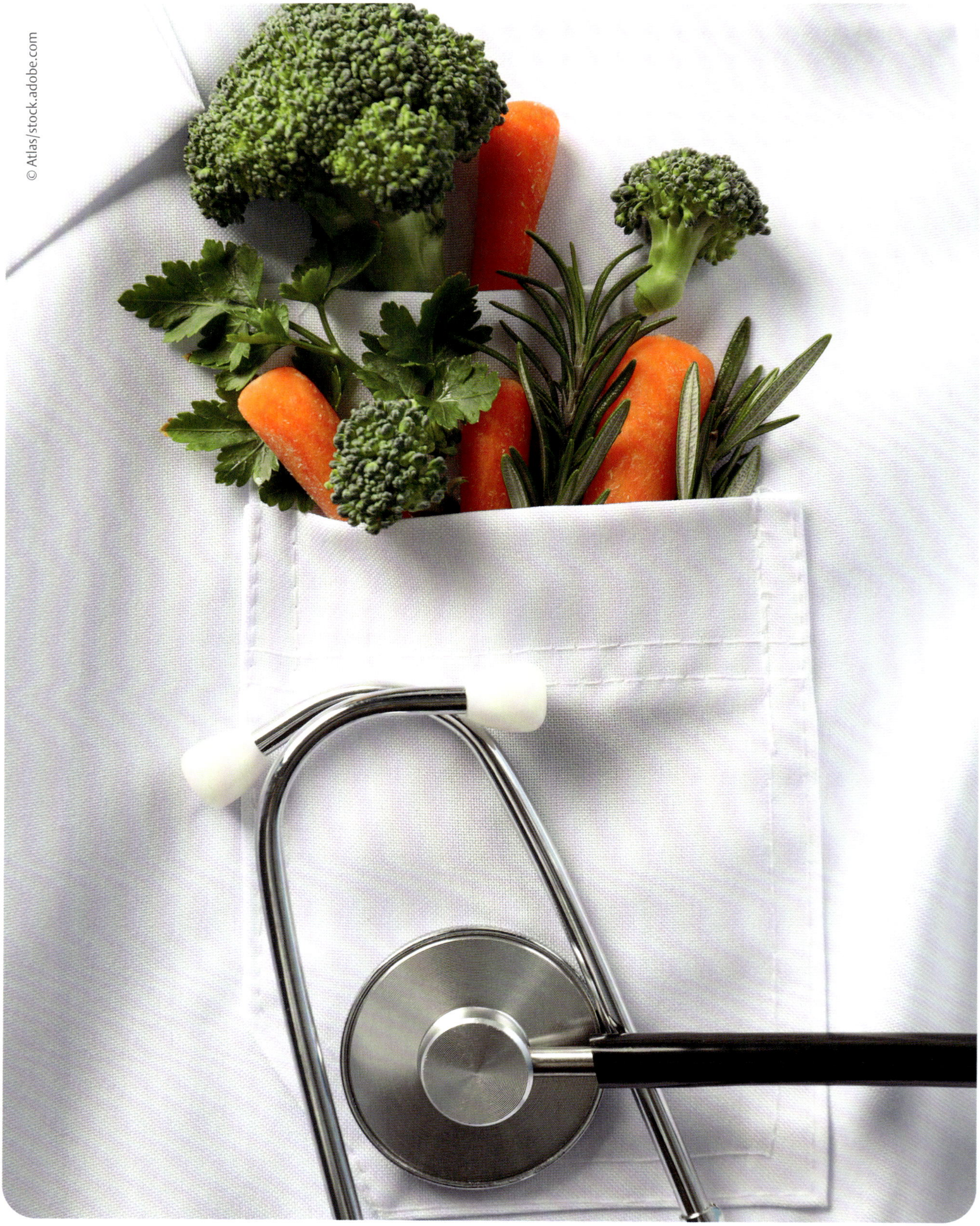

Willkommen in unserem Buch!

Die vegane Ernährung hat nicht nur die Art und Weise, wie wir essen, sondern auch unser Verständnis von ökologischer Verantwortung, gesundem Leben und ethischem Handeln revolutioniert. Von spärlichen Anfängen mit fadem Tofu hat sie es bis in die Sterneküche und in alle Supermärkte geschafft und dabei Menschen zu bewussterem Konsum inspiriert.

Vollwertige vegane Kost ist ein Weg zu einem nachhaltigen Lebensstil, geschmückt mit zahlreichen positiven gesundheitlichen Effekten. Ein zentraler Aspekt ist das gesundheitsfördernde Potenzial der sekundären Pflanzenstoffe. Diese sind nicht nur für die Pflanzen selbst von Bedeutung, sondern können auch für unsere Gesundheit von unschätzbarem Wert sein. Viele der bekannten Zivilisationskrankheiten sind lebensstil- und damit vor allem auch ernährungsbedingt und können mit ausgewogener Kost positiv beeinflusst werden.

Die Präferenzen der Verbraucher entwickeln sich hin zu gesünderen, nachhaltigeren und ethisch produzierten Lebensmitteln, insbesondere was den Verzehr von Fleisch und tierischen Produkten betrifft. Es gibt seit Jahren einen deutlichen Rückgang des täglichen Fleischkonsums, verbunden mit einer Verdopplung des Verzehrs pflanzlicher Alternativen [1].

In unserem Buch nehmen wir Sie mit auf eine Reise durch die Welt der pflanzlichen Küche. Dabei nutzen wir Ihnen bekannte Lebensmittel, machen Sie aber auch vertraut mit der neuen rein pflanzlichen Vielfalt. Der medizinische Hintergrund sowie die wissenschaftliche Fundierung bilden das Rückgrat des Buches. Im zweiten Teil tauchen Sie ein in die kulinarische Welt des »grünen Lebensgefühls«. Wir haben Ihnen eine Fülle von Rezepten zusammengestellt, die dazu beitragen können, ein langes und gesundes Leben zu erreichen und Krankheiten vorzubeugen. Der Genuss sowie die Freude am Kochen und Essen sollen dabei natürlich nicht zu kurz kommen. Lassen Sie sich inspirieren, die facettenreichen Geschmacksfarben der veganen Küche selbst zu erleben.

Eine bereichernde Zeit beim Lesen, Ausprobieren der Rezepte und ein genussvolles Erleben der bunten Vielfalt veganer Küche!

Etienne Hanslian, Melanie Dell'Oro und Julia Schiele

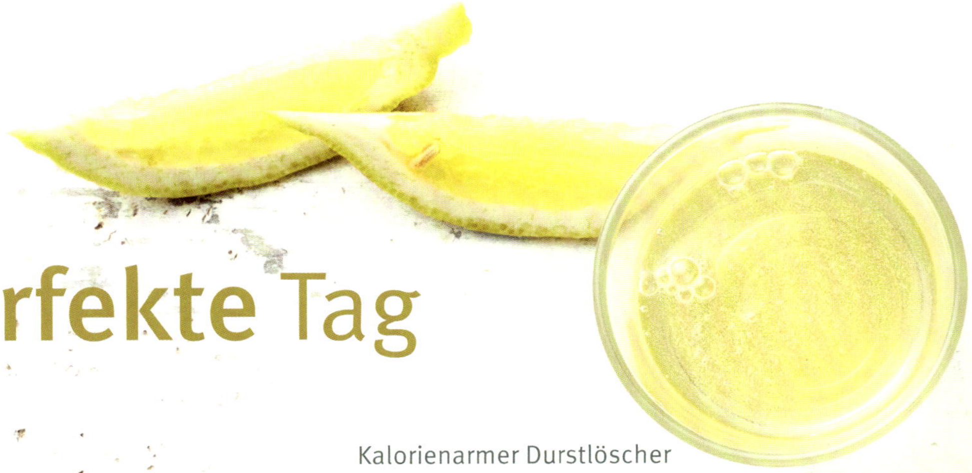

Der **perfekte** Tag

Frühstück

Marmor-Frühstückskuchen

1 Kastenform (25 cm)
15 Min. + 60 Min. Backzeit

50 g Walnüsse • 50 g Haselnüsse • 200 g Haferflocken • 2 TL Backpulver • 1 Prise Salz • 2 reife Bananen • 1 TL Vanille • 1 TL Zuckerrübensirup • 200 ml Pflanzendrink • 50 g Backkakao

- Nüsse fein hacken. Mit Haferflocken, Backpulver und Salz mischen.
- Bananen mit einer Gabel zerdrücken. Vanille und Sirup unterrühren.
- Trockene und feuchte Zutaten mischen. Pflanzendrink unterrühren.
- Kastenform mit Backpapier auslegen. Die Hälfte des Teiges in die Kastenform füllen.
- In die 2. Hälfte des Teiges den Kakao einrühren. Über die helle Schicht in die Kastenform geben.
- Bei 200 °C (Umluft 180 °C) etwa 60 Min. backen und anschließend auskühlen lassen.

Kalorienarmer Durstlöscher

Herbe Limonade

1–2 Portionen
10 Min. + Abkühlzeit

1–2 EL losen Grüntee (Sorte nach Belieben) • Saft von ½ Zitrone • 1 EL Agavendicksaft

- 1 l Wasser auf 70 °C erhitzen. Grüntee aufbrühen und erkalten lassen.
- Kalten Tee mit Zitronensaft und Agavendicksaft verfeinern.

Tipp Schmeckt auch sehr gut in Kombination mit 2–3 Scheiben Ingwer, der bereits mit dem Grüntee zusammen ziehen kann.

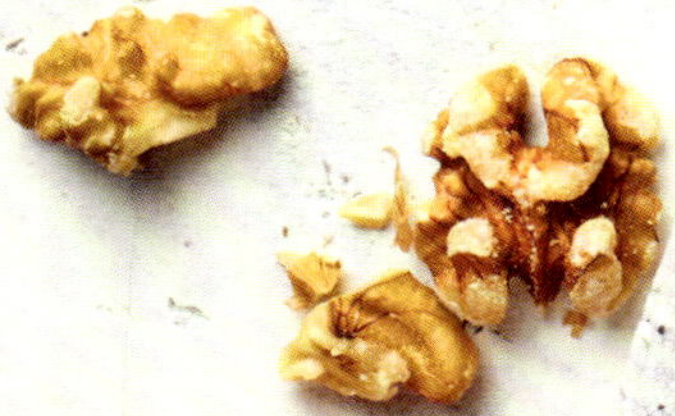

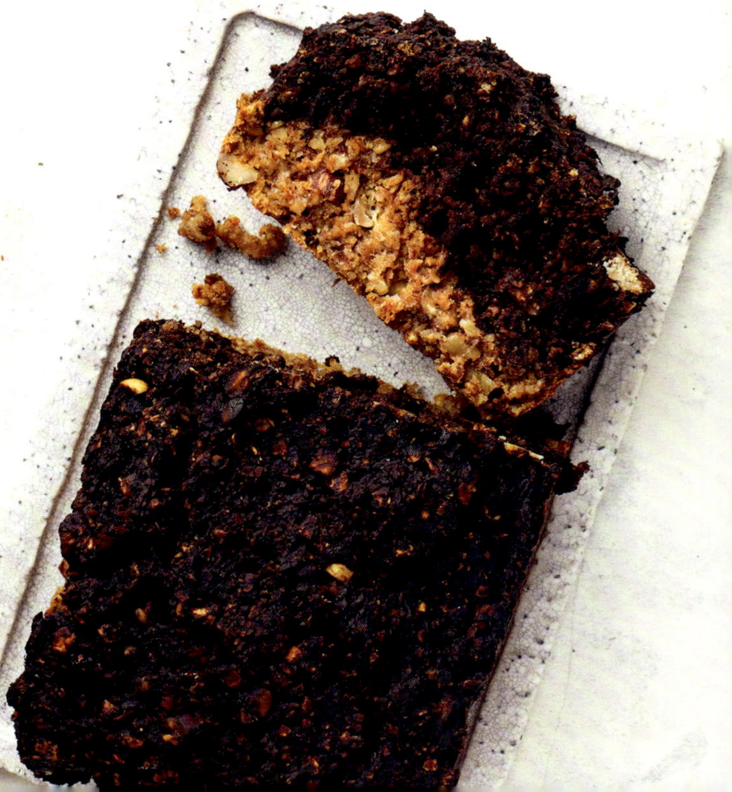

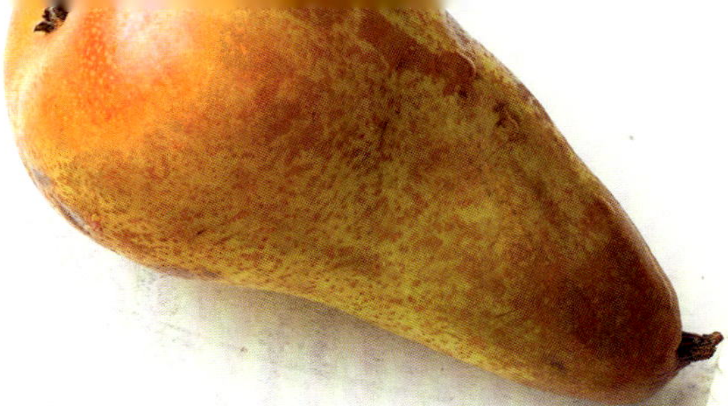

Mittagessen

Belugalinsensalat

2 Portionen
30 Min.

150 g Belugalinsen • ¼ Gurke • ½ rote Paprika • ½ gelbe Paprika • ½ Orange • 1 kleine rote Zwiebel • 1 Handvoll Koriander • 2 EL Apfelessig • 1 EL Olivenöl • 1 EL Zitronensaft • 1 Handvoll Oliven • Salz • Pfeffer

- Linsen laut Packungsanweisung zubereiten. Gurke, Paprika und Orange würfeln. Zwiebel in Ringe schneiden. Koriander hacken.
- Essig mit Öl und Zitronensaft mischen.
- Gare Linsen mit Gemüse, Orange, Kräutern und Oliven mischen. Dressing unterrühren und mit Salz und Pfeffer abschmecken.

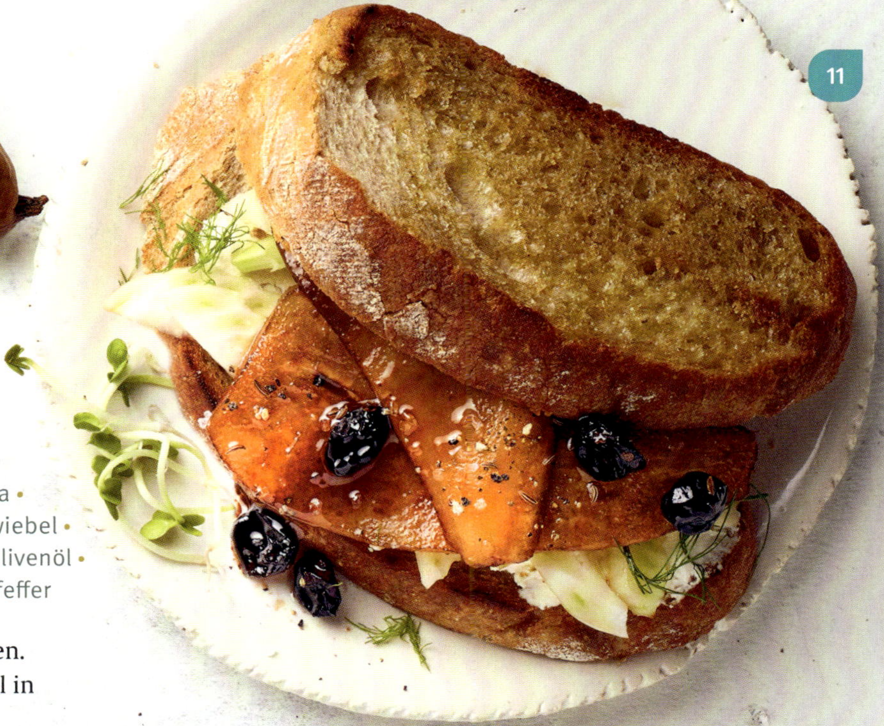

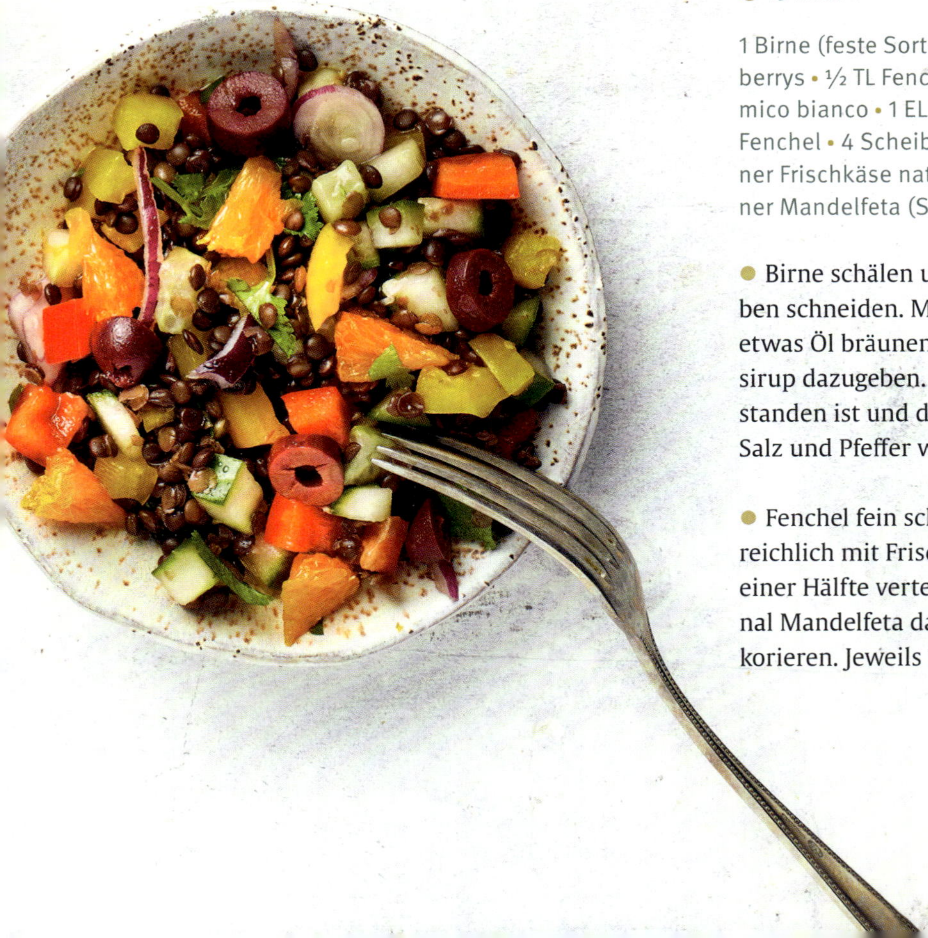

Abendessen

Birnen-Fenchel-Sandwich

2 Portionen
15 Min.

1 Birne (feste Sorte) • 1 EL frische oder getrocknete Cranberrys • ½ TL Fenchelsamen • etwas Olivenöl • 1 EL Balsamico bianco • 1 EL Ahornsirup • Salz • Pfeffer • 1 Handvoll Fenchel • 4 Scheiben weiches Sauerteigbrot • 4 EL veganer Frischkäse natur • 2 EL Sprossen • optional: gebackener Mandelfeta (Seite 156)

- Birne schälen und Kerngehäuse entfernen. In Scheiben schneiden. Mit Cranberrys und Fenchelsamen in etwas Öl bräunen. Mit Balsamico ablöschen und Ahornsirup dazugeben. Einkochen lassen, bis ein Sirup entstanden ist und die Birnen leicht karamellisieren. Mit Salz und Pfeffer würzen
- Fenchel fein schneiden. Sauerteigbrot rösten und reichlich mit Frischkäse bestreichen. Fenchel auf jeweils einer Hälfte verteilen, darüber die Birnen geben. Optional Mandelfeta darauf schichten und mit Sprossen dekorieren. Jeweils mit der 2. Scheibe Brot zudecken.

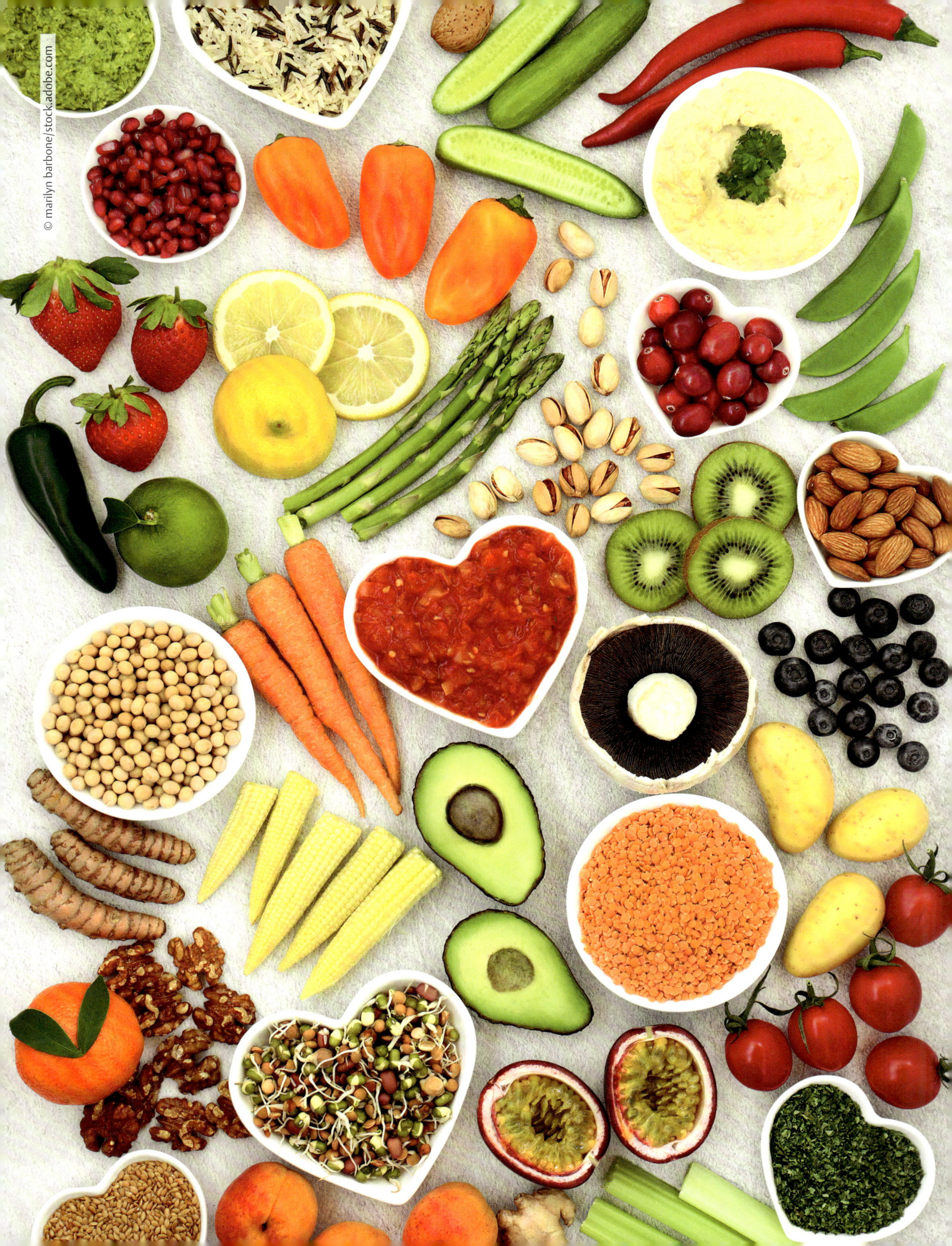

Gesund und lecker – Vegane Vollwerternährung

Vegane Ernährung ist in aller Munde, denn immer mehr Menschen verzichten auf tierische Lebensmittel. Und das ist gar nicht schwer, wenn Sie auf die richtige Zusammensetzung, Lagerung und Zubereitung achten.

Wissenswertes über die vegane Ernährung

Machen Sie mit uns eine historische Reise, die von den Anfängen mit Philosophen wie Pythagoras bis zur Entwicklung des modernen Veganismus im 20. Jahrhundert führt. Lernen Sie außerdem unterschiedliche Gründe für vegane Ernährung kennen.

In der Antike, genauer gesagt im 6. Jahrhundert vor Christus, galt Pythagoras als einer der ersten Vegetarier. Er war nicht nur ein berühmter Philosoph und Mathematiker, sondern auch ein Tierfreund. Pythagoras lehnte den Verzehr von Fleisch ab. Interessanterweise wurden die Anhänger des Vegetarismus in England bis zur offiziellen Einführung des Begriffs »Vegetarier« im Jahr 1847 als »Pythagoreer« bezeichnet. Mit dem Untergang der Antike schien der Vegetarismus vorübergehend zu verschwinden. Im Mittelalter verzichteten zwar einige christliche Mönche auf Fleisch, jedoch aus religiösen und nicht aus ethischen Gründen. Während der Fastenzeit war der Fleischverzicht für Christen obligatorisch und wurde mit asketischer, enthaltsamer, moralischer Lebensweise in Verbindung gebracht.

Vegetarismus in Europa

Im 19. Jahrhundert etablierte sich der Vegetarismus in Europa und fand besonders im angelsächsischen Raum viele Anhängerinnen und Anhänger. Im Jahr 1801 wurde der erste Vegetarier-Verein in London gegründet, gefolgt von der Gründung der Vegetarian Society im Jahr 1847, die bis heute besteht. Deutschlands »Veggie«-Bewegung begann 1867 mit der Gründung der Vegetarischen Vereinigung von Eduard Baltzer in Nordhausen. Im deutschsprachigen Raum fand Anfang des 20. Jahrhunderts die vegetarisch-vegan geprägte Lebensreformbewegung immer mehr Anhänger und Anhängerinnen. Der Begriff »vegan« wurde erst 1944 von Donald Watson, dem Gründer der Vegan Society, in England geprägt und später öffentlich definiert. Auch heute noch arbeiten viele europäische und internationale Organisationen an der Etablierung der pflanzenbasierten Ernährungsweise in vielfältigen Bereichen, zum Beispiel ProVeg, die Physicians Association for Nutrition (PAN), Greenpeace, die Albert Schweitzer Stiftung oder PETA.

Aufblühen des Veganismus und wissenschaftliche Rückenstärkung

Gegen Ende des 20. Jahrhunderts nahmen die wissenschaftlichen Untersuchungen zu, was auch zu einem Anstieg der Anzahl der Veganerinnen und Veganer führte. In den 1980er- und 1990er-Jahren wurden durch epidemiologische Studien die gesundheitlichen Vorteile pflanzenbasierter Ernährungsweisen belegt (Adventist Health Study, Epic Oxford Study). Die Bekanntheit des Veganismus hat in Deutschland seither einen stetigen Aufwärtstrend erlebt [3].

Vegan leben heute

Im Jahr 2020 lebten in Deutschland etwa 1,1 Millionen Menschen über 14 Jahre, die weitgehend auf tierische Produkte verzichten oder sich als Veganer und Veganerinnen bezeichnen [4]. Laut einer repräsentativen Forsa-Umfrage im Jahr 2023 beträgt der Anteil der Veganer*innen in Deutschland nun drei Prozent. Besonders Frauen und Menschen unter 30 Jahren leben häufiger vegetarisch oder vegan.

Das Thema »vegane und pflanzenbasierte Ernährung« wurde 2022 vom Bundeszentrum für Ernährung als einer der wichtigsten Ernährungstrends in Deutschland eingestuft.

Pflanzenbasiert für die Erde: Planetary Health Diet

Die EAT-Lancet-Kommission, eine unabhängige Gruppe von Forschenden aus den Bereichen Ernährung, Agrarwissenschaften, Ökologie und Gesundheit, hat 2019 eine umfassende Strategie für Landwirtschaft und Ernährung entwickelt, die darauf abzielt, die Gesundheit des Menschen und des Planeten gleichermaßen zu schützen [5]. Dieser Ansatz beinhaltet u. a. die Verdopplung des Verzehrs von pflanzlichen Lebensmitteln wie Gemüse, Obst, Hülsenfrüchten und Nüssen. Diese Lebensmittel gelten als gesundheitsfördernder sowie ressourceneffizienter und umweltfreundlicher in der Produktion als tierische Lebensmittel. Im Gegenzug sollte der Verzehr von Fleisch und Zucker etwa halbiert werden, da diese Lebensmittel sich negativ auf unsere Gesundheit und die Umwelt auswirken. Der Bericht der EAT-Lancet-Kommission zeigt, dass es durch eine weltweite Umstellung auf die »Planetary Health Diet« möglich wäre, bis zum Jahr 2050 etwa 10 Milliarden Menschen auf der Erde gesund zu ernähren, ohne dabei die Grenzen des Planeten zu überschreiten.

Gründe für vegane Ernährung

Die Gründe, vegan zu leben, können vielfältig sein. Ethische, politische, ökologische, geschmackliche oder gesundheitliche Argumente können zu der Entscheidung, komplett oder überwiegend vegan zu leben, führen.

Definition: Veganismus

Die Vegan Society definiert den Begriff Veganismus seit 1988 folgendermaßen: »Veganismus ist eine Philosophie und Lebensweise, die – so weit wie möglich und praktisch durchführbar – alle Formen der Ausbeutung und Grausamkeiten an Tieren für Essen, Kleidung oder andere Zwecke zu vermeiden sucht und darüber hinaus die Entwicklung tierfreier Alternativen zum Vorteil von Tieren, Menschen und Umwelt fördert.« [2]
Es gibt eine Vielzahl von Arten, die vegane Idee zu leben. So konzentrieren sich einige Menschen ausschließlich auf den Ernährungsaspekt des Veganismus oder machen bestimmte Ausnahmen. Gleichzeitig kann man sich auch in anderen Lebensbereichen wie Kleidung, Unterhaltung, Haushaltsprodukten, Kosmetika, Hobbys und politischen Aspekten nach veganen Prinzipien ausrichten. In diesem Buch konzentrieren wir uns auf den gesundheitlich-begründeten Ernährungsbereich der veganen Ernährung.

Definition verschiedener Ernährungsformen

Ernährungsform	Milch- und Milchprodukte	Eier	Fleisch- und Wurstwaren	Fisch- und Meerestiere	Obst, Gemüse	Getreide	Pflanzliche Öle	Hülsenfrüchte	Nüsse, Saaten	Honig
Mischkost (omnivor)	X	X	X	X	X	X	X	X	X	X
Flexitarisch	X	X	(X) Verzicht an 3 oder mehr Tagen/Woche	(X) Verzicht an 3 oder mehr Tagen/Woche	X	X	X	X	X	X
Pescetarisch	X	X		X	X	X	X	X	X	X
(Ovo-Lacto)Vegetarisch	X	X			X	X	X	X	X	X
Lacto-Vegetarisch	X				X	X	X	X	X	X
Ovo-Vegetarisch		X			X	X	X	X	X	X
Vegan	*	*	*	*	X	X	X	X	X	*

*pflanzliche Alternativen zu Milch, Fleisch, Ei, Fisch, Honig

In einer repräsentativen Forsa-Umfrage wurde 2023 gefragt, warum Menschen vegetarische oder vegane Alternativen zu tierischen Produkten kaufen. Vor allem Neugier (73 Prozent), Verträglichkeit für die Umwelt (63 Prozent) sowie Tierschutz (63 Prozent) spielen eine große Rolle, dicht gefolgt von Geschmack (63 Prozent). Weniger als die Hälfte greifen aus Gesundheitsgründen (48 Prozent) dazu [1].

Ethische und politische Gründe

Ethisch motivierte Veganerinnen und Veganer entscheiden sich für eine pflanzliche Ernährung aufgrund ihres Mitgefühls für Tiere und lehnen die Ausbeutung von Tieren für Nahrung und Kleidung ab. Tierrechte und die ethische Behandlung von Tieren stehen im Mittelpunkt dieser Entscheidung. Peter Singer und andere Tierethik-Vertretende argumentieren, dass alle empfindungsfähigen Wesen ethische Berücksichtigung verdienen und dass es keine moralische Rechtfertigung gibt, das Leid von Tieren zu ignorieren. Ein pathozentrischer (»leidfokussierter«) Ansatz betont, dass alle empfindungsfähigen Wesen ethische Berücksichtigung verdienen. Damit einhergehend zielt der Speziesismus darauf ab, das Bewusstsein für die Diskriminierung aufgrund des Nicht-Menschseins sowie für ethische Fragen im Zusammenhang mit der unterschiedlichen Behandlung von Haus- und Nutztieren zu schärfen und die Diskriminierung von Tieren aufgrund ihrer Spezies zu hinterfragen (Stichwort »Karnismus«) [7].

Die ethischen Argumente lassen sich um politische Argumente ergänzen, wenn die Rolle des Menschen bei der Herstellung und Verarbeitung tierischer Produkte betrachtet wird. Insbesondere während der Coronapandemie wurden die menschenunwürdigen Zustände in fleischverarbeitenden Betrieben der breiten Masse durch eine mediale Aufbereitung zugänglich. Auch ökologische und gesundheitliche Gründe haben politischen Bezug, beispielsweise bei der systematischen Vertreibung von Indigenen zur Bereitstellung von Anbauflächen

Was bedeutet vollwertig?

Vollwerternährung ist ein Ernährungskonzept, bei dem der Fokus auf frischen und unbehandelten Nahrungsmitteln liegt und Vollkornprodukte bevorzugt werden. Dieses Ernährungskonzept setzt auf hochwertige Lebensmittel und betont die Qualität der Nahrungsmittel. Es zielt nicht nur auf die individuelle Gesundheit ab, sondern legt auch Wert auf Umwelt-, soziale und wirtschaftliche Aspekte. Der Ernährungswissenschaftler Claus Leitzmann und andere Vertreter dieses Konzepts betonen die Bedeutung von Lebensmitteln, die möglichst naturbelassen sind und frei von künstlichen Zusätzen und Verarbeitungsprozessen. Vollkornprodukte, frisches Obst und Gemüse, Nüsse und Samen sind wichtige Bestandteile einer Vollwerternährung [6].

für Tierfutter oder der Belastung des Gesundheitssystems durch ernährungsbedingte Erkrankungen.

Ökologische Gründe

Veganismus wird als umweltfreundliche Ernährungsweise angesehen, weil er Treibhausgase, Flächenverbrauch, Bodenversauerung und Eutrophierung (ungünstige Nährstoffanreicherung von Ökosystemen, zum Beispiel in Gewässern) im Vergleich zur tierischen Ernährung reduziert. Die Tierproduktion hat erhebliche Auswirkungen auf die Umwelt, einschließlich des Treibhauseffekts und der Entwaldung. Veganismus kann dazu beitragen, die Umweltbelastung zu verringern und Ressourcen zu schonen.

Gesundheitliche Gründe

Untersuchungen zeigen, dass Menschen, die sich überwiegend oder ausschließlich pflanzlich ernähren, ein geringeres Risiko für nichtübertragbare Krankheiten (NCDs) wie Übergewicht, Diabetes, Bluthochdruck, Schlaganfälle, Herzkrankheiten und einige Krebsarten haben. Eine vegane Ernährung kann sogar therapeutische Effekte bei verschiedenen Erkrankungen haben, von Diabetes über Hypercholesterinämie bis hin zu Gefäßerkrankungen. Eine ausgewogene vegane Ernährung kann die Gesundheit fördern und das Wohlbefinden steigern. Veganismus wird auch als Maßnahme zur Risikominimierung im Zusammenhang mit Antibiotikaresistenzen in der Tiermast empfohlen.

Welternährung und Gerechtigkeit

Vegane Organisationen argumentieren, dass eine vegane Ernährung in den Industrieländern die Ernährungssituation in Ländern des globalen Südens verbessern könnte, da pflanzliche Ernährung effizienter ist und weniger Ressourcen verbraucht. Die steigende Nachfrage nach tierischen Produkten in Entwicklungsländern trägt zu den globalen Ernährungsproblemen bei. Das unterstreicht die Notwendigkeit, die Ressourcen gerechter zu verteilen und eine nachhaltigere Ernährung zu fördern.

Präventives Potenzial veganer Ernährung

Alle, die eine vegetarische oder vegane Ernährung in Erwägung ziehen, können sich heutzutage gut informieren oder beraten lassen. Berücksichtigen Sie, dass eine ausgewogene vegane Ernährung auf Obst und Gemüse basiert und nicht auf veganen Burgern und Süßigkeiten. Eine vielfältige, vollwertige vegane Ernährung mit einer ausreichenden Nährstoffzufuhr ist entscheidend für die Gesundheit und die Steigerung der Lebenserwartung.

Die Academy of Nutrition and Dietetics (AND) in den USA sowie andere Ernährungsorganisationen welt-

Sind die Begriffe »vegan« und »vegetarisch« geschützt?

Die Begriffe »vegan« und »vegetarisch« wurden bisher weder vom nationalen noch vom europäischen Gesetzgeber rechtsverbindlich definiert. Allerdings hat die Verbraucherschutzministerkonferenz der deutschen Bundesländer am 22. April 2016 eine rechtsverbindliche Definition verabschiedet [10]. Danach sind »vegane« Lebensmittel solche, bei denen in allen Produktions- und Verarbeitungsstufen keine Zutaten oder Verarbeitungshilfsstoffe tierischen Ursprungs verwendet werden. Dies schließt auch Zusatzstoffe, Trägerstoffe, Aromen und Enzyme ein. Aufgrund dieser Definition und der vielfältigen Verwendung von Stoffen tierischer Herkunft in der Lebensmittelproduktion ist es oft schwierig, nicht-vegane Produkte von rein veganen zu unterscheiden. Die gesamte Verarbeitungskette wird berücksichtigt, um sicherzustellen, dass ein Produkt als vegan betrachtet werden kann. Lebensmittel mit Allergenhinweisen wie »Kann Spuren von Milch, Ei usw. enthalten« sind in der Regel vegan. Der Hinweis dient dem Hersteller zur Absicherung, die Zutaten sind nicht absichtlich enthalten und Spuren unvermeidbar. Zur Orientierung im Supermarkt können Gütesiegel wie das V-Label oder die Vegan-Blume sowie Herstellerhinweise helfen.

weit haben erklärt, dass gut geplante vegane Ernährungsformen für Menschen jeden Alters geeignet sind und gesundheitliche Vorteile bieten [8]. Sie sind nachhaltiger und können dazu beitragen, bestimmte Krankheiten zu verhindern und zu behandeln. Die Deutsche Gesellschaft für Ernährung (DGE) empfiehlt eine vegetarische Ernährung für alle Lebensphasen und urteilte im Juni 2024 neu über die vegane Ernährung. Diese stelle für die gesunde Allgemeinbevölkerung (Erwachsene) eine gesundheitsfördernde Ernährung dar und sei äußerst umweltfreundlich. Für vulnerable Gruppen wie Schwangere, Stillende, Kinder und Jugendliche sei die Empfehlung weiterhin eingeschränkt [9].

Im Frühjahr 2024 hat die DGE ihre Ernährungsleitlinien angepasst und veröffentlichte, dass nun dreiviertel der Ernährung pflanzlich sein sollte und nur noch ein Viertel tierisch. Sie reduzierte die Empfehlungen für Fleisch (und Wurst) von 300–600 g pro Woche auf nun 300 g sowie ein Ei pro Woche (statt drei). Auch die Empfehlungen für Milchportionen pro Tag verringerten sich um zwei Portionen (eine Portion etwa 250 ml Milch oder 150 g Joghurt). Pflanzliche Lebensmittel werden nun stärker betont: Hülsenfrüchte wie Erbsen, Bohnen, Linsen und Nüsse gibt es nun mit einer eigenen Empfehlung und die Gruppe von Obst und Gemüse bleibt die wichtigste Basis.

Zusammenfassend kann man sagen, dass eine gut geplante, ausgewogene, vegane Ernährung für Menschen gesundheitliche Vorteile bietet und dazu beitragen kann, das Risiko für verschiedene Zivilisationskrankheiten zu reduzieren. In kritischen Lebensphasen wie Kindheit, Schwangerschaft/Stillzeit, hohem Alter oder Krankheit sollten Sie fachliche Unterstützung suchen, um eine erhöhte Nährstoffzufuhr sicherzustellen und besondere Bedürfnisse zu berücksichtigen. Stellen Sie Ihre Ernährung nicht von 0 auf 100 Prozent um, sondern gestalten Sie zunächst die ein oder andere Mahlzeit vegan, probieren Sie Rezepte und Lebensmittel aus und experimentieren Sie mit neuen Lebensmitteln, so wie es gut in Ihren Alltag passt. Gehen Sie Ernährungsanpassungen langfristig und in Ihrem eigenen Tempo an, dann werden sie mit der Zeit zu geliebten Gewohnheiten.

Gamechanger der veganen Ernährung

Fermentierte Lebensmittel

Beim Fermentieren (Gären) verstoffwechseln Bakterien, Pilze und Hefen die in Lebensmitteln enthaltenen Zucker zu Alkohol, Milchsäure und Kohlensäure. Durch den sinkenden pH-Wert werden die so behandelten Speisen haltbar.

Das Produkt schmeckt meist säuerlich bis hin zu salzig, zum Beispiel Sauerkraut, Joghurt, Kefir, Sauerteig, Sojasauce, Kimchi, Tempeh oder Kombucha.

Fermentierte Produkte sind oft besser verdaulich und reich an Mikronährstoffen. Sie enthalten lebende Milchsäurebakterien und können so die Darmmikrobiota unterstützen.

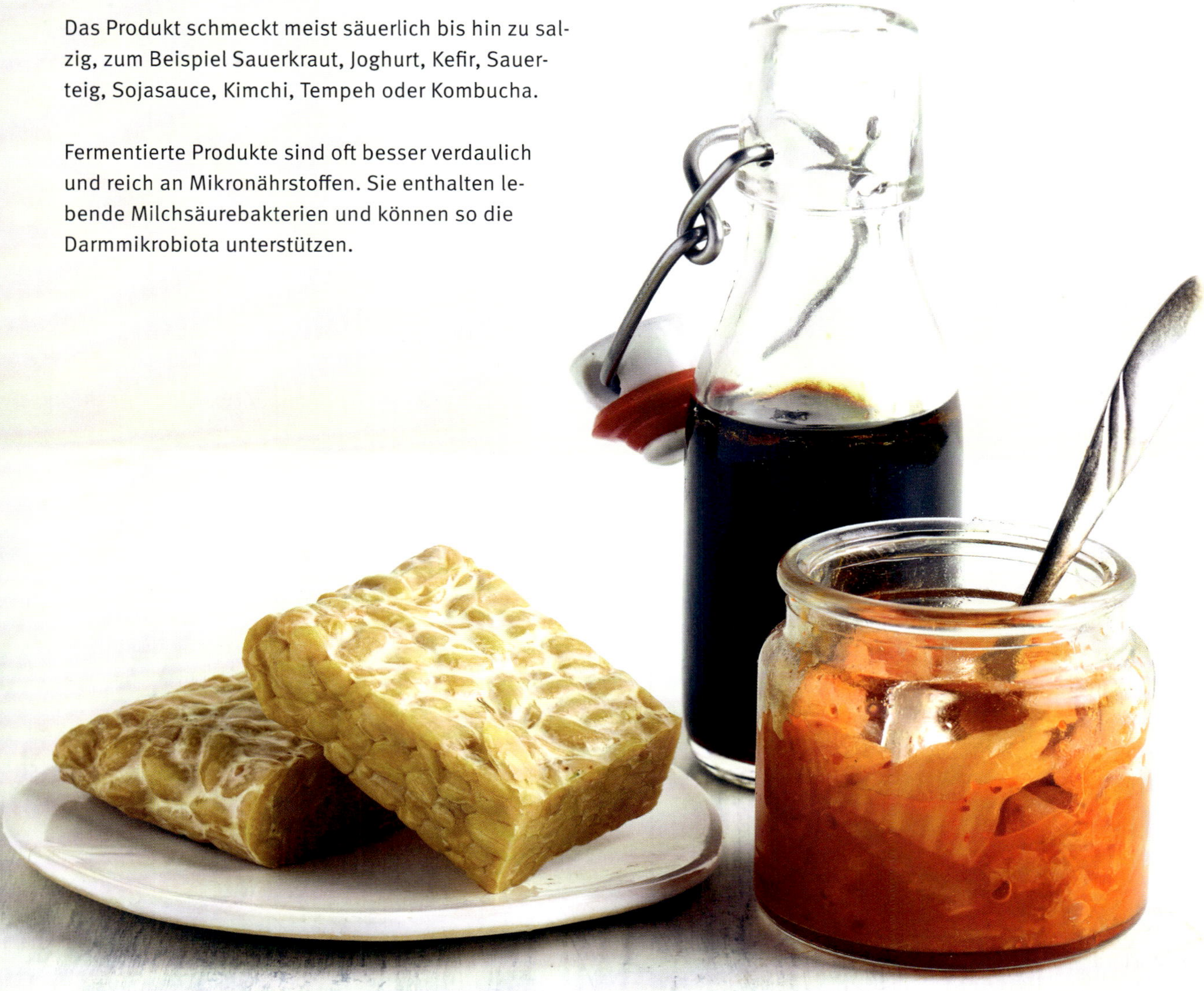

Die vegane Lebensmittelpyramide

Eine gute und übersichtliche Hilfe für eine ausgewogene Ernährung bietet die vegane Lebensmittelpyramide: Sie sehen auf einen Blick, wie viel Sie aus welcher Lebensmittelgruppe täglich zu sich nehmen sollten.

Durch die steigende Relevanz der rein pflanzlichen Ernährung und die Zunahme von Weiterbildungsangeboten für Ernährungsberaterinnen und Ernährungsberater sowie von Informationsangeboten für Verbraucher und Verbraucherinnen wurden Lehr- und Beratungsmaterialien notwendig, die die bisherigen Materialien ergänzen oder ersetzen. Sinnvoll und nützlich sind dabei Informationsmaterialien, die die komplexen ernährungswissenschaftlichen Zusammenhänge einfach und optisch ansprechend darstellen.

Eine Orientierung zur praktischen Umsetzung einer rein pflanzlichen Ernährung bietet die Gießener vegane Ernährungspyramide. Sie schließt alle verfügbaren pflanzlichen Lebensmittelgruppen ein, berücksichtigt insbesondere kritische Nährstoffe und nennt sinnvolle Nahrungsergänzungen. 2018 entwickelten Stine Weder, Caroline Schaefer und Prof. Dr. Markus Keller des Instituts für alternative und nachhaltige Ernährung (IFANE, heute IFPE Forschungsinstitut für pflanzenbasierte Ernährung) eine grafische Darstellung der pflanzlichen Ernährung, die das Modell der Ernährungspyramide aufgreift. Als Vorlage diente die Gießener vegetarische Ernährungspyramide, deren erste Version bereits 2010 erstellt wurde.

Die Gießener vegane Ernährungspyramide basiert auf Berechnungen der Nährstoffzufuhr aus einem 14-tägigen optimierten veganen Speiseplan. Mittels dieses Plans konnten durchschnittliche Verzehrmengen berechnet und relevante Lebensmittelgruppen sowie Empfehlungen für die Lebensmittelmengen abgeleitet werden. Die Referenzwerte für fast alle Nährstoffe wurden dabei erreicht. Vitamin B_{12} und Vitamin D können erwartungsgemäß nicht mit einer pflanzlichen Ernährung gedeckt werden. Aus diesem Grund gibt es für diese und weitere kritische Nährstoffe gesonderte Empfehlungen für Ernährung und Supplementation. Die Empfehlungen der Pyramide eignen sich für gesunde Erwachsene.

Der Aufbau der veganen Ernährungspyramide

Die Gießener vegane Ernährungspyramide ist nach dem Prinzip anderer Ernährungspyramiden aufgebaut: Je weiter unten eine Lebensmittelgruppe steht, desto häufiger und in größeren Mengen kann und sollte sie verzehrt werden. So bildet die Basis der Gießener veganen Ernährungspyramide die Gruppe der kalorienfreien Getränke, gefolgt von kohlenhydratreichen Lebensmitteln wie Gemüse, Obst, Vollkornprodukten und Kartoffeln. Bis hierher gleicht die vegane Pyramide den mischköstlichen Pyramiden, lediglich die Mengenangaben und einige ergänzende Empfehlungen (wie beispielsweise Meeresalgen bei Gemüse) unterscheiden sich. Im oberen mittleren Bereich der Pyramide befinden sich Lebensmittelgruppen, die insbesondere protein- und kalziumreich sind und somit pflanzliche Äquivalente zu Fleisch, Fisch, Ei und Milchprodukten der mischköstlichen Pyramide darstellen. Anstelle dieser finden sich in der veganen Pyramide die Gruppen Nüsse und Samen, Hülsenfrüchte und weitere Proteinquellen sowie Milchalternativen. Den Abschluss der Pyramide bilden, ähnlich wie bei der mischköstlichen Pyramide, pflanzliche Fette und Öle und in der Spitze Snacks, Süßigkeiten und Alkohol. Tägliche Verzehrempfehlungen finden Sie in der Tabelle (Seite 31).

Kalorienfreie Getränke

Die pflanzliche Ernährung basiert auf kalorienfreien Getränken, vorzugsweise Wasser mit einem Gehalt von mindestens 400 mg Kalzium. Als Faustformel für die Trinkmenge gilt: über den Tag verteilt mindestens 1,5 Liter oder 30–40 ml Wasser pro Kilogramm Körpergewicht bei erwachsenen Personen. Im Getränkehandel sind Kalzium-Wässer und Heilwasser mit einem Kalziumgehalt von 600 mg pro Liter erhältlich. Durch die empfohlene Trinkmenge kann mittels solcher Wassersorten der tägliche Kalziumbedarf zu großen Teilen gedeckt werden.

Für geschmackliche Abwechslung sorgt »Infused Water«, also Wasser, in das Kräuter (zum Beispiel Minze, Waldmeister oder Basilikum) und Früchte bzw. Gemüse (wie Beeren, Gurke oder Apfel) gegeben werden. Auch Kräutertees, Früchtetees und stark verdünnte Fruchtsäfte können als Durstlöscher dienen.

Weniger geeignet für den Wasserbedarf sind Genussmittel wie schwarzer Tee, grüner Tee und Kaffee – diese sollten auf zwei bis drei Tassen pro Tag begrenzt werden. Nicht als Durstlöscher zählen zuckerhaltige Limonaden oder unverdünnte Fruchtsäfte.

Kohlenhydratreiche Lebensmittel

Auf die Getränke folgen in der Pyramide die Lebensmittelgruppen, die sehr gute Lieferanten für Kohlenhydrate sind. Nach aktuell gängiger Lehrmeinung bilden die Kohlenhydrate die Gruppe der Makronährstoffe mit dem höchsten Bedarf. Das spiegelt sich in der Verzehrempfehlung wider. Wichtig ist, dass hier vollwertige Kohlenhydrate gemeint sind. Lesen Sie hierzu auch das Kapitel »Vollkornprodukte und Kartoffeln« (Seite 23).

Stark verarbeitete Produkte, wie Weißbrot, Gebäck, Cornflakes und Pommes zählen zu den Snacks und Süßigkeiten. Weiterhin sind frisches Obst und Gemüse weitestgehend kalorienarm und haben aufgrund ihrer Ballaststoffe meist einen vorteilhaften glykämischen Index.

Gemüse und Obst

Die Basis für eine ausgewogene, gesunde pflanzliche Ernährung liefern Gemüse und Obst als kalorienarme und nährstoffdichte Lebensmittel. Täglich sollten Sie mindestens 250 g (etwa zwei Portionen) Obst und 400 g (etwa drei Portionen) Gemüse verzehren. Geben Sie Gemüsesorten den Vorzug vor Obstsorten, weil Gemüse weniger Fruktose enthält. Gemüse kann aufgrund seines niedrigen Kalorien- und Zuckergehaltes als Sattmacher dienen.

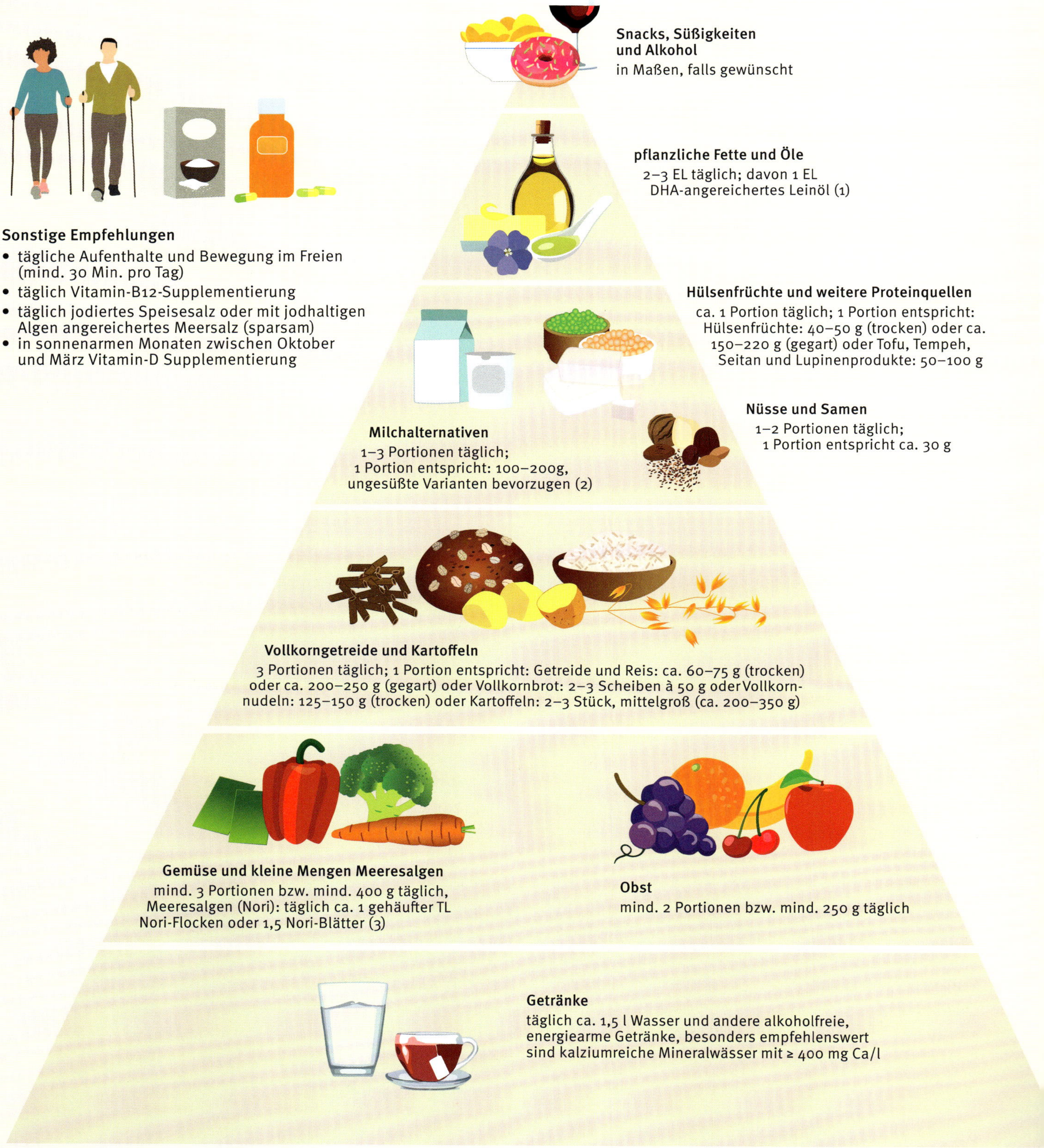

(1) DHA-Gehalt 1.000 mg/100 ml, EPA-Gehalt 500 mg/100 ml, DHA: Docosahexaensäure, EPA: Eicosapentaensäure

(2) möglichst mit Kalzium angereichert

(3) Für die Berechnungen wurden Nori-Algen mit einem Jodgehalt von 5 bzw. 15 mg/100g (Noriblätter bzw. Noriflocken) zugrunde gelegt.

Basierend auf Weder, Schaefer, Keller (2018): Die Gießener vegane Lebensmittelpyramide. Ernährungs Umschau 65(8): 134–143

Eat the Rainbow – Sekundäre Pflanzenstoffe

Sekundäre Pflanzenstoffe sind ausschließlich in Pflanzen vorkommende Substanzen, die in der Pflanze verschiedene Funktionen haben. Sie dienen ihr zum Beispiel als Abwehrstoffe, als Lockstoffe, Strukturstoffe oder pflanzliche Antibiotika. Sekundäre Pflanzenstoffe dienen zum Beispiel als Wirkstoffe in pharmazeutischen Produkten (wie Opiate, Capsaicin) oder als Genussmittel (zum Beispiel Koffein, Nikotin). Häufig sind sie auch Farbstoffe.
Vielen sekundären Pflanzenstoffen, die in für den menschlichen Verzehr geeigneten pflanzlichen Lebensmitteln vorkommen, konnten gesundheitsfördernde Wirkungen nachgewiesen werden. Sie weisen unter anderem antithrombotische, entzündungshemmende, cholesterinsenkende oder antimikrobielle Eigenschaften auf. Um in den Genuss einer möglichst breiten Palette an gesundheitsfördernden Effekten zu kommen, können Sie deshalb der Faustregel »Eat the Rainbow« folgen und bei der täglichen Lebensmittelauswahl auf eine möglichst bunte Mischung achten.

Achten Sie besonders auf eine gute Mischung von rohem und gegartem Gemüse. Rohes Gemüse enthält oft mehr Vitamine, durch das Erhitzen wird jedoch die Verfügbarkeit bestimmter Vitamine erhöht.

Auch Smoothies sind eine gute Möglichkeit, um den täglichen Bedarf an Obst und Gemüse zu decken. Sie sollten jedoch immer eine Gemüsebasis haben (zum Beispiel Spinat, Grünkohl, Gurke) und nur als Geschmacks- und Süßungsmittel Obst enthalten. Ergänzt werden sollte die Obst- und Gemüseauswahl, aufgrund des hohen Gehalts an Omega-3-Fettsäuren, durch einen Teelöffel Nori-Algen (Gemüse aus dem Meer) am Tag.

Vollkornprodukte und Kartoffeln

Vollkorngetreide und Kartoffeln sind wichtige Quellen von komplexen Kohlenhydraten, Ballaststoffen, Vitaminen und Mineralstoffen.

Die vegane Ernährungspyramide hilft Ihnen bei der richtigen Auswahl und Zusammenstellung der Lebensmittel für Ihre Mahlzeiten.

Getreide ist ein lagerfähiges und nährstoffreiches Grundnahrungsmittel. Einige Getreidesorten eignen sich als Beilagen oder Brei, andere sind besonders geeignet zum Backen. Keimfähiges Getreide liefert nährstoffreiche und gut verdauliche Getreidekeime. Sogenanntes Pseudogetreide ist botanisch betrachtet eine andere Pflanzengattung. Dazu gehören Buchweizen, Amaranth und Quinoa, die wegen ihres hohen Proteingehaltes beliebt sind. Viele Getreidesorten enthalten mehr oder weniger große Mengen an Gluten, ein Klebereiweiß, das für die Backeigenschaften eines Mehles wichtig, jedoch unverträglich für Menschen mit Zöliakie ist. In diesem Fall können Sie auf glutenfreie Getreidesorten wie Buchweizen, Reis, Mais, Hirse, Amaranth, Quinoa und Teff (Hirse) zurückgreifen.

Offizielle Ernährungsrichtlinien empfehlen, bei der Wahl von Getreideprodukten auf Produkte aus Vollkorngetreide zurückzugreifen. Als Vollkorn bezeichnet man das Getreidekorn, bei dem die Grannen und Spelzen entfernt wurden, sämtliche weitere Schichten inklusive des Keimlings aber noch erhalten sind. Vollkorngetreide wird zu Vollkornmehl vermahlen. Demgegenüber stehen verschiedene weitere Mehltype wie Weizenmehl Type 405,

Ballaststoffe haben viele Vorteile

Bei Ballaststoffen handelt es sich vorrangig um Kohlenhydrate, die in Pflanzen vorkommen. Der menschliche Organismus kann sie nicht verdauen, sie haben aber eine gesundheitsfördernde Wirkung:

- Ballaststoffreiche Lebensmittel müssen länger gekaut werden. Sie regen so die Produktion von Speichel und Verdauungsenzymen an und führen zu einer langsameren und verminderten Nahrungsaufnahme.
- Ballaststoffe binden Wasser, quellen auf und erhöhen so das Volumen des Speisebreis. Sie sorgen damit für eine schnellere und langanhaltende Sättigung. Sie können so bei der Gewichtskontrolle helfen.
- Im Darm kommt es durch Ballaststoffe zu einer verlangsamten Aufnahme der Makronährstoffe. Dadurch steigt der Blutzuckerspiegel nur langsam und gleichmäßig.
- Ballaststoffe binden Gallensäuren und können so zu einer Senkung des Cholesterins beitragen.
- Im Dickdarm erhöhen sie das Stuhlvolumen und sorgen für eine günstige Stuhlbeschaffenheit. Dadurch wird die Transitzeit verringert und die Ausscheidung gefördert.
- Ballaststoffe dienen Darmbakterien als Nahrung.
- Lösliche Ballaststoffe (wie Pektin und Inulin aus Obst und Gemüse) binden Wasser und werden von Darmbakterien zu kurzkettigen Fettsäuren abgebaut. Kurzkettige Fettsäuren haben eine antientzündliche Wirkung und sorgen für ein harmonisches und förderliches Darmmikrobiom. Unlösliche Ballaststoffe (wie Zellulose und Lignin aus Getreide und Hülsenfrüchten) erhöhen das Stuhlvolumen und begünstigen die Entleerung des Darms.

Dinkelmehl Type 630 oder Roggenmehl Type 1800. Je niedriger die Zahl auf der Mehlsorte, desto weniger Kornbestandteile sind enthalten und desto geringer ist der Anteil an Mineralstoffen, Vitaminen und Proteinen, die sich vornehmlich in den äußeren Schichten des Kornes befinden. Weißmehl enthält zum größten Teil nur noch Stärke aus dem Mehlkörper des Korns. Auch der Keimling, der wertvolle ungesättigte Fettsäuren enthält, ist in Weißmehl nicht enthalten. Heutzutage gibt es eine sehr gute Auswahl an wohlschmeckenden Vollkornvarianten der meisten Getreideprodukte, zum Beispiel Vollkornnudeln, Vollkornbrot oder Kuchen aus Vollkornmehl. Aufgrund des hohen Gehalts an gesundheitsfördernden Inhaltsstoffen wie komplexen Kohlenhydraten, ungesättigten Fettsäuren, Mineralstoffen, B-Vitaminen und Ballaststoffen sollten Sie täglich mehrmals zur Vollkornvariante greifen.

Kartoffeln sind wertvolle Lieferanten von komplexer Stärke, pflanzlichem Protein, Vitamin C und Kalium. Sie enthalten antioxidativ wirkende Vitamine und sind kalorienarm. Beim Abkühlen von Kartoffeln bildet sich nach etwa zwölf Stunden aus der Stärke die resistente Stärke. Resistente Stärke gilt als Ballaststoff und kann im Dickdarm von Bakterien abgebaut werden. Außerdem kann resistente Stärke den Blutzuckerspiegel günstig beeinflussen.

Empfohlen werden drei Portionen Vollkorngetreideprodukte oder Kartoffeln pro Tag.

Eine Portion entspricht:

- 60–75 g trockenem Getreide oder Reis bzw. 200–250 g gegartem Getreide oder Reis oder
- 2–3 Scheiben Vollkornbrot oder
- 125–150 g trockenen Vollkornnudeln oder
- 2–3 mittelgroßen Kartoffeln (200–350 g)

Protein- und kalziumreiche Lebensmittel

In der veganen Ernährungspyramide (Seite 22) werden drei Lebensmittelgruppen aufgrund ihres hohen Gehaltes an Proteinen und Kalzium als eigene Ebene aufgeführt. Sie dienen als pflanzliche Alternative zu Milchprodukten, Fleisch, Fisch und Ei.

Nüsse und Samen

Täglich sollten Sie 30 bis 60 g ungesalzene Nüsse und Samen verzehren. Das entspricht etwa ein bis zwei Handvoll.

Nüsse sind reich an B-Vitaminen, Proteinen und ungesättigten Fettsäuren, insbesondere Omega-3-Fettsäuren. Sie liefern wichtige Nährstoffe wie Vitamin E, Folsäure, Selen (besonders die Paranuss) und antioxidativ wirkende Polyphenole. Das Fettsäuremuster von Nüssen wirkt sich günstig auf die Herz-Kreislauf-Gesundheit aus.

Geschälte Nüsse sollten Sie besser nicht auf Vorrat kaufen, weil sie aufgrund des hohen Gehalts an ungesättigten Fettsäuren schnell ranzig werden. Ungeschälte Nüsse lassen sich länger lagern.

Besonderes Augenmerk sollten Sie auf die Verwendung von Samen legen. Pinienkerne, Kürbiskerne, Sonnenblumenkerne, Mohn, Hanf oder Sesam sind wertvolle Lieferanten von B-Vitaminen, Vitamin E sowie von besonders in der rein pflanzlichen Ernährung oftmals als »kritisch« bezeichneten Mineralstoffen Zink, Selen, Eisen und Kalzium. Verwenden Sie sie deshalb reichlich.

Samen lassen sich gut als Topping für herzhafte und süße Speisen verwenden und werten diese nicht nur optisch auf. Auch schmackhafte, aber nährstoffarme Lebensmittel wie Weißmehlbrötchen, Hefezopf oder Kuchen können durch ein Topping mit Sesam, Mohn oder Sonnenblumenkernen nährstofftechnisch aufgewertet werden.

Hülsenfrüchte

Hülsenfrüchte in allen Variationen gelten als optimale pflanzliche Proteinquelle. Täglich sollten Sie deshalb eine Portion davon verzehren.

Eine Portion entspricht:

- 40–50 g trockenen bzw. 150–220 g gegarten Hülsenfrüchten oder
- 50–100 g Tofu, Tempeh, Seitan oder Lupinenprodukten

Aufgrund der unterschiedlichen Proteinzusammensetzung bietet sich der Verzehr einer möglichst breiten Palette an Sorten an, um in den Genuss eines nach Möglichkeit vollständigen Aminosäureprofils zu kommen. In der traditionellen deutschen Küche sind grüne Bohnen und grüne Erbsen als Beilage in Eintöpfen, Gemüsebeilage oder in Salaten weit verbreitet.

Hülsenfrüchte sind als Konserve, getrocknet und je nach Sorte auch frisch erhältlich. Idealerweise verwenden Sie neben den frischen Sorten auch getrocknete Hülsenfrüchte. Sie benötigen weniger Verpackung, sind preiswert sowie gut portionier- und lagerbar, müssen aber zeitaufwendig (etwa acht bis zwölf Stunden) eingeweicht und gekocht werden.

Eingeweichte Hülsenfrüchte sind oft verträglicher als frische, weil beim Quellen Phytinsäure abgebaut wird. Durch die Zugabe von Natron in das Koch- und Quellwasser kann die Garzeit verkürzt werden. Besonders empfehlenswert ist das, wenn die Hülsenfrüchte im Anschluss püriert werden sollen, zum Beispiel als Hummus oder Basis eines Aufstriches, denn durch das Natron löst sich die Schale leicht, die Bohnen zerfallen und das Mus bekommt eine besonders samtige Konsistenz. Linsen müssen nicht eingeweicht werden.

Vielfältiges **Getreide**

Neben dem allseits bekannten Weizen gibt es noch viele andere Getreidesorten mit unterschiedlichen Eigenschaften und Geschmacksnoten. Dementsprechend vielfältig sind auch die Verwendungsmöglichkeiten. Probieren Sie doch einfach mal etwas Neues aus!

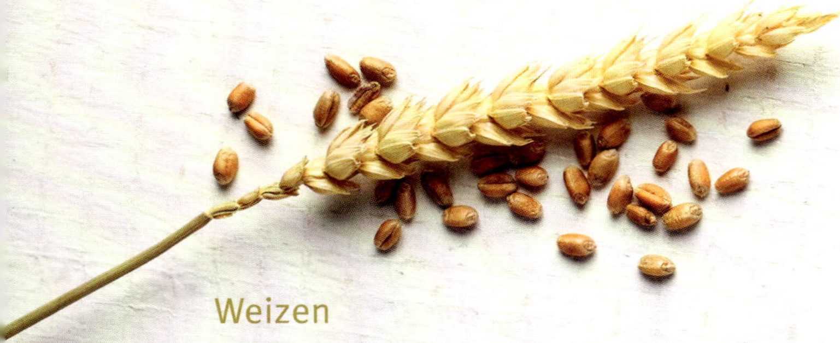

Weizen

hat besonders gute Backeigenschaften aufgrund seines hohen Gehaltes an Gluten. Genutzt werden hauptsächlich Weichweizen für Brot, Mehl und Backwaren sowie Hartweizen für Grieß, Teigwaren, Couscous und Bulgur.

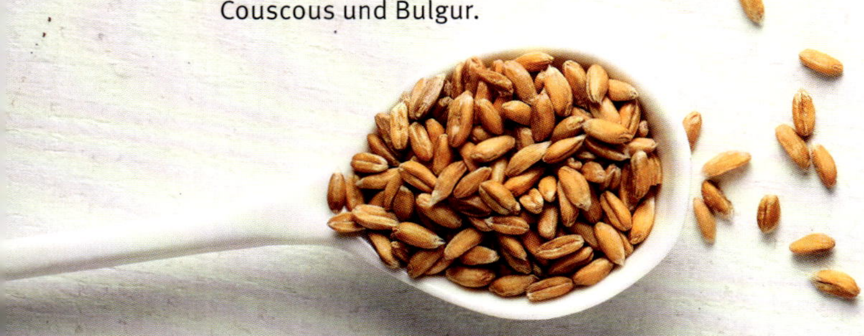

Dinkel

ist eine traditionelle Weizenart, die sich durch ihren Eiweißgehalt und ihr Aroma auszeichnet. Nicht vollständig ausgereifter Dinkel ist besser bekannt als Grünkern. Grünkern wird häufig als ganzes Korn verwendet, zum Beispiel als Suppeneinlage oder für Bratlinge.

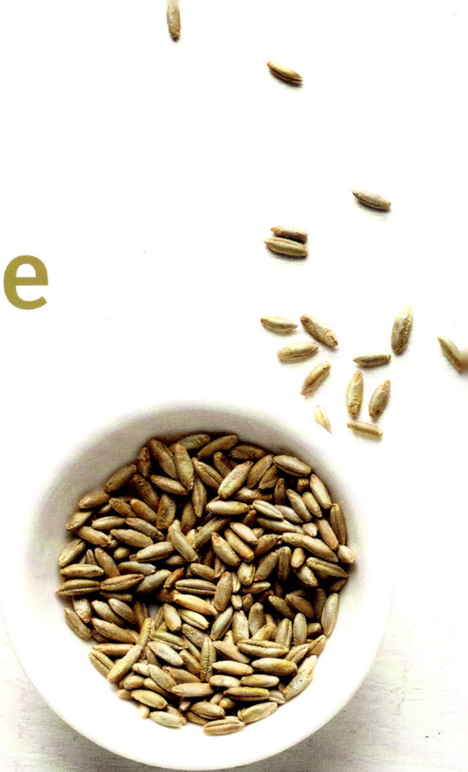

Roggen

ist ein klassisches Brotgetreide für Sauerteig. Es enthält weniger Gluten. Ganze Roggenkörner werden auch als Einlage für Suppen verwendet.

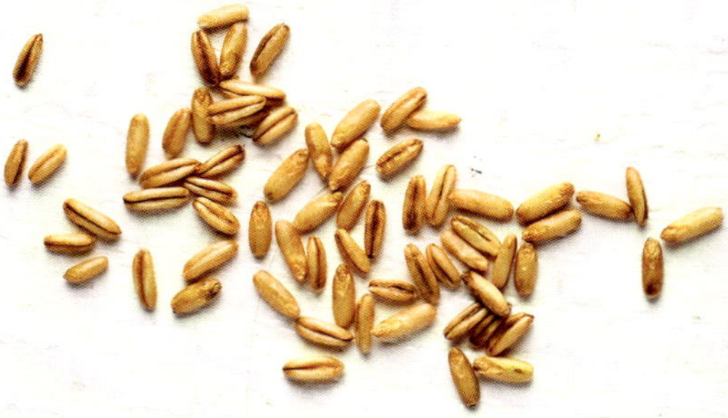

Hafer

ist reich an gesunden Fetten, Eiweiß und Kalzium. Hafer ist vielfältig einsetzbar, üblich sind Haferflocken, Haferkörner oder Hafergrütze. Hafer enthält beta-Glukane, die eine günstige Wirkung auf den Blutzucker- und Insulinspiegel haben. Hafer kann glutenfrei sein.

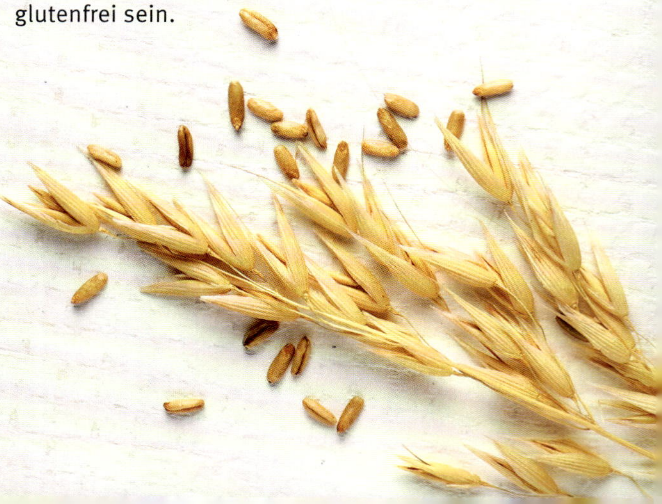

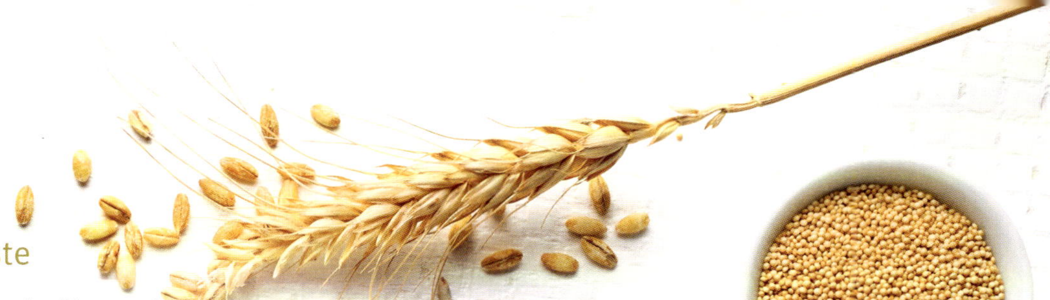

Gerste

ist eine der ältesten kultivierten Getreidearten. Sie wird hauptsächlich als Braugerste verwendet. In der Ernährung ist Gerste bekannt als Graupen oder Grütze, wird aber auch als Mehl oder Flocken verwendet.

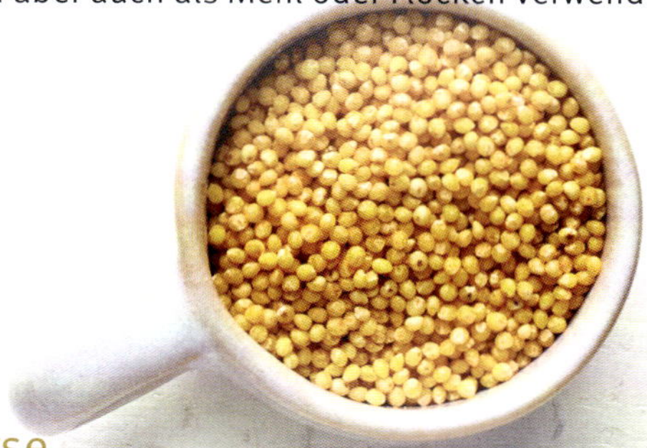

Hirse

ist besonders reich an Eisen. Das von der Fruchtschale befreite Korn dient als Beilage, Füllung für Aufläufe oder als Brei. Mehl aus Hirse, genannt Teffmehl, ist eine glutenfreie Mehlalternative.

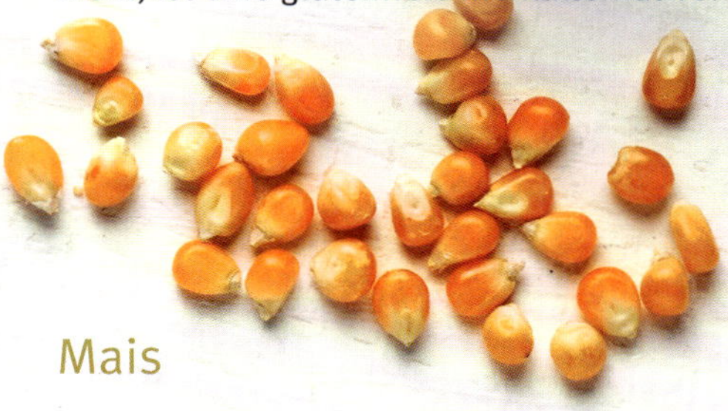

Mais

Zuckermais, bekannt als klassischer Gemüsemais, wird zum größten Teil zu Maisgrieß, Cornflakes, Popcorn oder Maisstärke verarbeitet.

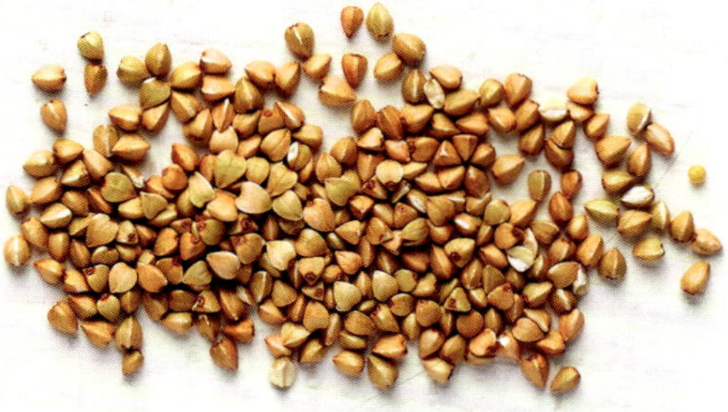

Buchweizen

ist als geschältes Korn, als Mehl, Grütze oder Flocken erhältlich. Sein Geschmack ist kräftig und leicht nussig.

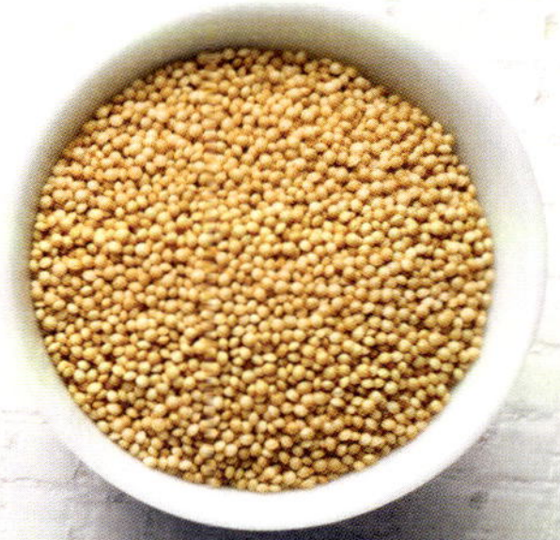

Amaranth

gehört zu den Pseudogetreiden und zeichnet sich neben seinem hohen Eiweiß- und Mineralstoffgehalt durch seinen nussigen Geschmack aus. Verwendet werden ganze Samen, Mehl oder gepuffter Amaranth.

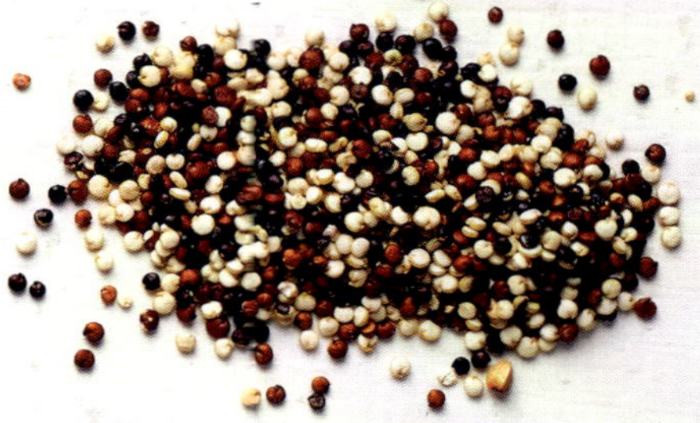

Quinoa

ist eine alte Kulturpflanze aus den Anden. Sie wird in der modernen Küche wegen ihres hohen Eiweiß- und Eisengehalts und des nussigen Geschmacks geschätzt. Quinoa wird als Backzutat, für Brot, als Beilage, als Grundlage für Bratlinge oder für Süßspeisen verwendet.

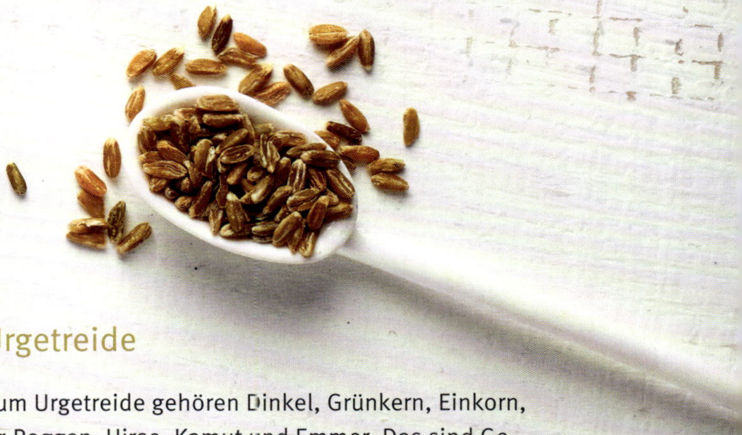

Urgetreide

Zum Urgetreide gehören Dinkel, Grünkern, Einkorn, Ur-Roggen, Hirse, Kamut und Emmer. Das sind Getreidesorten, die schon vor mehreren Tausend Jahren angebaut wurden, aber durch ertragreichere Arten verdrängt wurden. Urgetreide soll höhere Mineralstoff- und Eiweißgehalte haben. Es kann den Speiseplan durch Geschmacks- und Nährstoffvielfalt bereichern.

Bauchweh von Hülsenfrüchten?

Das muss nicht sein! Die Verträglichkeit von Hülsenfrüchten kann gesteigert werden, wenn Sie das Quell- oder Kochwasser nicht weiterverwenden und Speisen mit verdauungsfördernden Kräutern würzen. Hier bieten sich zum Beispiel Bohnenkraut, Kümmel, Majoran, Rosmarin, Curry oder Fenchelsamen an. Fügen Sie Salz erst nach dem Garen hinzu, sonst verlängert sich die Garzeit. Bei regelmäßigem Verzehr von Hülsenfrüchten stellt sich ein Gewöhnungseffekt ein. Steigern Sie hierfür die Menge pro Mahlzeit langsam.

Eine Alternative zu getrockneten Hülsenfrüchten sind Konserven. Auch wenn es beim Konservieren zu Vitaminverlusten kommt, gilt hier: lieber eine Konserve verwenden als ganz auf Hülsenfrüchte verzichten. Es bieten sich Konserven im Glas an, weil bei Konservendosen schädliche Substanzen aus der Dosenbeschichtung in das Lebensmittel übergehen können. Sollten Sie aufgrund von Verfügbarkeit auf Dosenkonserven zurückgreifen müssen, so können Sie den Inhalt nach Anbruch der Dose in ein Konservenglas umfüllen und kühlen.

Hülsenfrüchte sind nicht nur aufgrund ihrer Nährwerte wertvolle Lebensmittel. Auch ökologisch ist ihr Anbau sinnvoll. Hülsenfrüchte lassen sich regional mit niedrigem Wasserbedarf anbauen, lockern dabei den Boden auf und reichern diesen mit Stickstoff an. Die Fruchtbarkeit des Bodens wird so verbessert. Hülsenfrüchte bieten sich in Fruchtfolgen an und dienen während des Anbaus als Bienenweide. Nach der Ernte lassen sich Hülsenfrüchte energiesparend in der Sonne trocknen.

Gut zu wissen: Auch Erdnüsse gehören zu Hülsenfrüchten, werden aufgrund der Verzehrart aber meist bei den Nüssen erwähnt.

Milchalternativen

Pflanzendrinks sind oft angereichert mit Kalzium, Vitamin D, Vitamin B_{12} sowie anderen Vitaminen und Mineralstoffen und stehen so den tierischen Produkten in nichts nach. Sie enthalten als ungesüßte Variante wenig Zucker. Täglich sollten Sie ein bis drei Portionen davon verzehren. Das entspricht 100–200 g Milchalternativen. Es gibt mittlerweile eine breite Palette an Pflanzendrinks.

Verschiedene Pflanzendrinks:

- Hülsenfruchtbasis: Soja, Lupine, Erbse
- Getreidebasis: Hafer, Reis
- Nussbasis: Mandel, Kokos, Haselnuss

Viele der Varianten sind als spezielle Barista-Variante erhältlich, die durch Stabilisatoren festen Schaum für Kaffeespezialitäten bilden. Pflanzendrinks lassen sich genauso wie ihr tierisches Pendant verwenden, zum Beispiel im Kaffee, im Müsli, als Getränk, zum Kochen oder Backen.

Pflanzliche Fette und Öle

Pflanzliche Fette und Öle enthalten verhältnismäßig weniger gesättigte Fettsäuren als ihr tierisches Pendant und dafür mehr ungesättigte Fettsäuren. Gut geeignet für die Küche sind zum Beispiel natives Olivenöl, Rapsöl und Leinöl. Zum Braten eignen sich auch Bratmischöle, Sonnenblumenöl oder Kokosöl. Für den täglichen Verzehr sollten Sie darauf achten, auch Omega-3-Fettsäuren-reiche Öle zu verwenden. Empfehlenswert sind Walnussöl, Hanföl, Leinöl und Rapsöl. Hiervon sollten Sie ein bis zwei Esslöffel täglich verzehren. Ergänzend dazu wird ein Esslöffel mit DHA angereichertes Leinöl pro Tag empfohlen. Mehr zu DHA im Kapitel »Wie gelingt eine gute Versorgung mit Omega-3-Fettsäuren?« (Seite 86). Achten Sie bei der Auswahl von Ölen darauf, dass Sie dunkle Flaschen und bei Leinöl und speziellen Ölen kleine Flaschen kaufen.

Snacks, Süßigkeiten und Alkohol

Die sogenannten Extras dürfen auch in der rein pflanzlichen Ernährung in Maßen verzehrt werden. Als Richtwert gilt hier eine Handvoll für Süßigkeiten und Snacks. Die Menge von 50 g Zucker pro Tag sollten Sie nicht überschreiten. Das entspricht etwa einem halben handelsüblichen Schokoriegel, 100 g Gummibärchen oder vier Stücken einer Schokoladentafel (eine kleine Handvoll).

Wichtig ist hier, auf versteckten Zucker in hochverarbeiteten Convenience-Produkten zu achten, zum Beispiel Tomatenketchup, Saucen, Gebäck. Sie enthalten oftmals nicht nur klar in der Zutatenliste erkennbaren Zucker, sondern auch verschiedene andere Inhaltsstoffe wie Fruktose, Glukosesirup, Süßmolkenpulver, Maltodextrin und den vermeintlich gesund klingenden Traubenzucker.

Klar ist aber, dass diese Lebensmittelgruppe keinerlei gesundheitliche Vorteile birgt, sondern die enthaltenen Lebensmittel im Gegenteil aufgrund des hohen Zucker-, Salz- und Fettgehaltes, der hohen Kalorienzahl und im Falle von Alkohol sogar des Zellgifts, als gesundheitsschädlich zu betrachten sind.

Sonstige Empfehlungen

Da einige Nährstoffe normalerweise durch die Ernährung nicht ausreichend aufgenommen werden, gibt die vegane Ernährungspyramide ergänzende Empfehlungen.

So ist es bei einer rein pflanzlichen Ernährung unerlässlich, Vitamin B_{12} zu supplementieren. Hierfür stehen auf dem Markt verschiedene Nahrungsergänzungsmittel in Form von Kapseln, Tabletten, Lutschtabletten oder Tropfen zur Verfügung. Angereicherte Lebensmittel können den Bedarf ergänzen. Als sinnvoll hat sich auch die tägliche Verwendung einer mit Vitamin B_{12} angereicherten Zahnpasta erwiesen. Da Vitamin B_{12} das einzige wasserlösliche Vitamin ist, das im Körper gespeichert wird, können Depotspritzen verabreicht werden. Diese können nach einer ärztlichen Einweisung auch bequem selbstständig gesetzt werden.

Weiterhin wird aufgrund des niedrigen Jodgehalts der meisten pflanzlichen Lebensmittel die Verwendung von jodiertem Speisesalz empfohlen.

Vor allem für die sonnenarmen Monate Oktober bis März ist eine Supplementierung von Vitamin D als sinnvoll zu erachten. Darüber hinaus sollten Sie mindestens 30 Minuten täglich Bewegung und Aufenthalt im Freien planen.

Besondere Nährstoffe

In der pflanzlichen Ernährung werden einige Nährstoffe als »kritische Nährstoffe« betrachtet, darunter Protein, Zink, Kalzium, Vitamin B_2, Vitamin B_{12} und Omega-3-Fettsäuren. Diese Nährstoffe sind in pflanzlichen Lebensmitteln teilweise in geringeren Mengen vorhanden als in tierischen Produkten. Dennoch ist es möglich, eine ausreichende Versorgung durch die richtige Auswahl von Lebensmitteln und das gezielte Kombinieren von Nahrungskomponenten sicherzustellen.

»Ei«schnee aus Bohnenwasser

Das Einweichwasser (Aquafaba) von Bohnensorten, die keine Blausäure abgeben, können Sie weiterverwenden. Mit Puderzucker aufgeschlagen dient es als veganer Eischnee für Biskuit, Meringue und anderes Gebäck und Süßspeisen. Besonders bietet sich das Aquafaba von Kichererbsen an, weil es geschmacksneutral ist.

Gamechanger der veganen Ernährung

Wildkräuter und Wildfrüchte

Wildkräuter und Wildfrüchte sind Pflanzen, die nicht landwirtschaftlich angebaut werden, sondern unabhängig vom menschlichen Einwirken wachsen. Sie wurden nicht gezüchtet, sondern passen sich stetig an ihre Umweltbedingungen an.

Wildpflanzen können den Speiseplan sinnvoll ergänzen, weil sie reich an Mineralstoffen, Vitaminen und sekundären Pflanzenstoffen sind. 100 g Brennnesseln enthalten beispielsweise 7 g Eiweiß, 710 mg Kalzium, 4 mg Eisen und dazu nennenswerte Mengen an Ballaststoffen, B-Vitaminen, Zink, Vitamin E, Vitamin C und Magnesium. Damit enthalten sie siebenmal so viel Kalzium wie Kuhmilch und doppelt so viel Eisen wie mageres Rindfleisch [11].

Beliebte Vertreter unter den Wildkräutern sind neben der Brennnessel zum Beispiel Bärlauch, Sauerampfer, Vogelmiere und Löwenzahn. Zu den Wildfrüchten zählen zum Beispiel Hagebutte, Schlehe, Holunderbeere, Kornelkirsche, Heidelbeere oder auch die Haselnuss. Diese Früchte sind in der Regel reich an Vitamin C und insgesamt von hoher Mikronährstoffdichte.

Wildpflanzen sollten Sie nur pflücken, wenn Sie sie ganz sicher bestimmen können und wenn sie in schadstoffarmer Umgebung wachsen. Grünstreifen in Straßennähe oder der Stadtpark sind weniger geeignete Orte zum Sammeln. Besser eignen sich stadtferne Grundstücke und Naherholungsgebiete außerhalb der Stadt. In der Nähe von landwirtschaftlich genutzten Flächen sollten Sie sicherstellen, dass sie nicht mit Pestiziden bearbeitet werden.

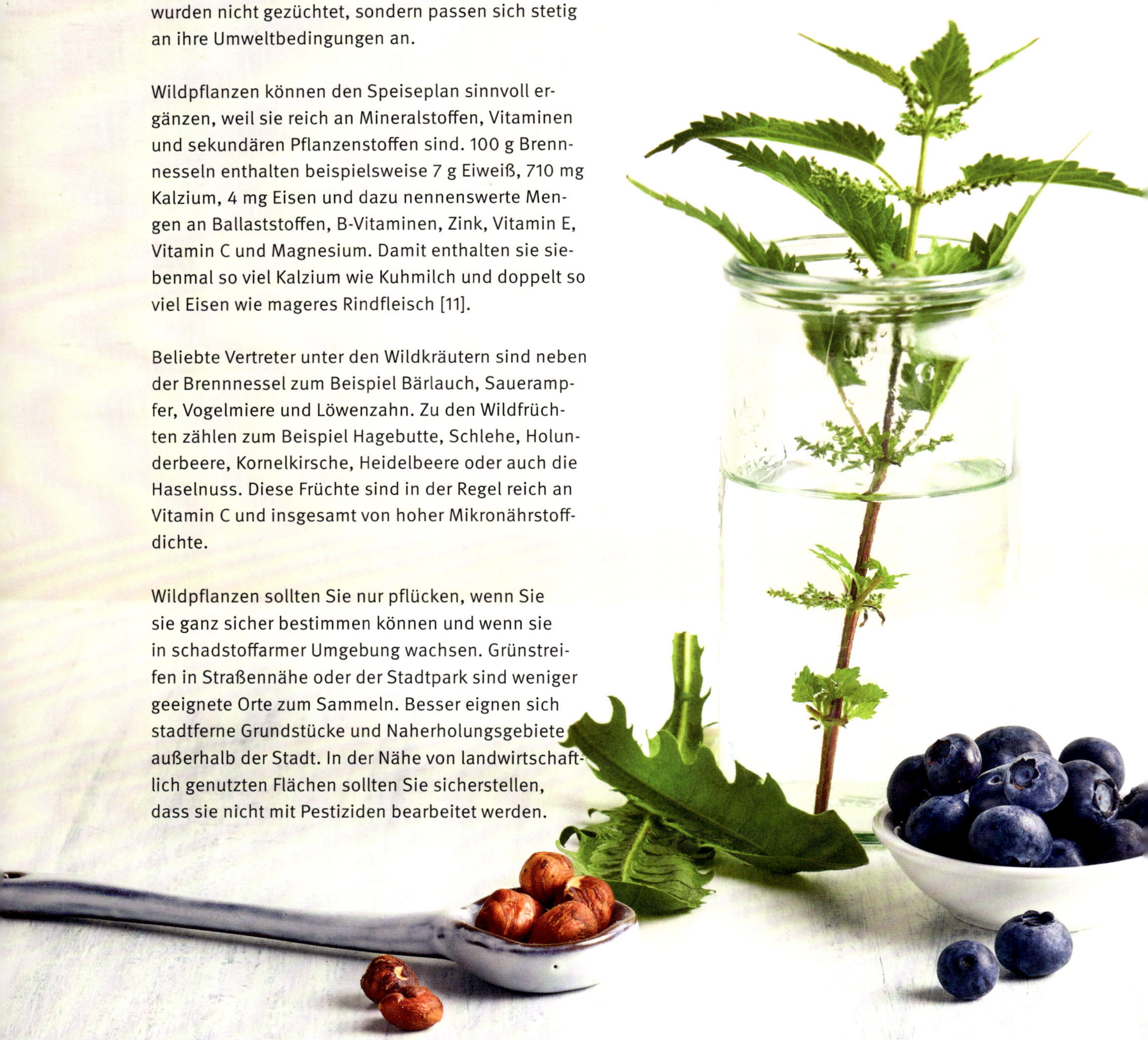

Was esse ich an einem Tag? – Tägliche Verzehrempfehlungen

Lebensmittelgruppe	Verzehrempfehlung
Getränke	täglich ca. 1,5 l Wasser und andere alkoholfreie, energiearme Getränke, besonders empfehlenswert sind kalziumreiche Mineralwässer mit ≥ 400 mg Ca/l
Obst	mind. 2 Portionen bzw. mind. 250 g täglich
Gemüse und kleine Mengen Meeresalgen	mind. 3 Portionen bzw. mind. 400 g täglich Meeresalgen (Nori): täglich ca. 1 gehäufter TL Nori-Flocken oder 1,5 Nori-Blätter*
Vollkorngetreide und Kartoffeln	3 Portionen täglich; 1 Portion entspricht: Getreide und Reis: ca. 60–75 g (trocken) oder ca. 200–250 g (gegart) oder Vollkornbrot: 2–3 Scheiben à 50 g oder Vollkornnudeln: 125–150 g (trocken) oder Kartoffeln: 2–3 Stück, mittelgroß (ca. 200–350 g)
Nüsse und Samen	1–2 Portionen täglich, 1 Portion entspricht ca. 30 g
Hülsenfrüchte und weitere Proteinquellen	ca. 1 Portion täglich; 1 Portion entspricht: Hülsenfrüchte: 40–50 g (trocken) oder ca. 150–220 g (gegart) oder Tofu, Tempeh, Seitan und Lupinenprodukte: 50–100 g
Milchalternativen	1–3 Portionen täglich; 1 Portion entspricht: 100–200 g, ungesüßte Varianten bevorzugen**
pflanzliche Fette und Öle	2–3 EL täglich; davon 1 EL DHA-angereichertes Leinöl
Snacks, Süßigkeiten und Alkohol	in Maßen, falls gewünscht
sonstige Empfehlungen	tägliche Aufenthalte und Bewegung im Freien (mind. 30 Min. pro Tag); täglich jodiertes Speisesalz oder mit jodhaltigen Algen angereichertes Meersalz (sparsam); in sonnenarmen Monaten zwischen Oktober und März Vitamin-D-Supplementierung

* Für die Berechnungen wurden Nori-Algen mit einem Jodgehalt von 5 bzw. 15 mg/100g (Noriblätter bzw. Noriflocken) zugrunde gelegt.
** möglichst mit Kalzium angereichert
*** DHA-Gehalt 1000 mg/100 ml, EPA-Gehalt 500 mg/100 ml, DHA: Docosahexaensäure, EPA: Eicosapentaensäure

Vitamin D (»Sonnenvitamin«) und Jod (Zufuhr durch angereichertes Salz) gelten ebenfalls als kritische Nährstoffe, jedoch nicht nur bei einer pflanzlichen Ernährung, sondern auch für die von der DGE empfohlene Mischkost. Vitamin B_{12} nimmt eine Sonderrolle ein, weil es in pflanzlichen Lebensmitteln unter den heutigen Hygiene- und Verarbeitungsmethoden nicht ausreichend vorkommt und daher supplementiert werden muss. Selen kann bequem über ein angereichertes Salz in den täglichen Speiseplan eingebaut werden.

Auf den nächsten Seiten finden Sie eine Auswahl von nährstoffreichen Lebensmitteln, die die Wahl von Alternativen zu tierischen Lebensmitteln erleichtern soll. Wussten Sie, dass vegan lebende Menschen mit bestimmten Nährstoffen häufig sogar besser versorgt sind als Mischköstlerinnen und Mischköstler? Sie haben in der Regel eine sehr gute Versorgung mit Provitamin A (Beta-Carotin), Vitamin E, Vitamin B1, Folsäure, Vitamin C, Kalium und Magnesium. Auch die Zufuhr von gesundheitsfördernden sekundären Pflanzenstoffen und Ballaststoffen ist meist deutlich höher als bei omnivor lebenden Menschen.

Proteine

Proteine sind Makromoleküle, die aus Aminosäuren bestehen und eine Vielzahl lebenswichtiger Funktionen im Körper ausüben. Sie dienen zum Beispiel als Bausteine von Geweben wie Muskeln, Haut und Haaren und spielen auch eine entscheidende Rolle bei der Regulation von Stoffwechselprozessen, der Übertragung von Signalen zwischen Zellen und der Immunabwehr. Pflanzliche Proteine enthalten alle neun essenziellen Aminosäuren in variabler Konzentration, weshalb eine Kombination verschiedener pflanzlicher Quellen zur Verbesserung der biologischen Wertigkeit sinnvoll ist. Die biologische Wertigkeit eines Proteins gibt an, wie effizient das über die Nahrung aufgenommene Protein in körpereigenes Protein umgewandelt werden kann. Gute Kombinationen sind zum Beispiel Vollkorngetreide, Hülsenfrüchte (vor allem Soja) und Nüssen/Saaten. Die Proteinempfehlung für Erwachsene liegt bei 0,8 g/kg Körpergewicht täglich. Allerdings ist der Proteinbedarf in bestimmten Lebensphasen wie Wachstum, Schwangerschaft und Stillzeit erhöht.

Proteingehalt von Lebensmitteln

Lebensmittel	Protein in g/100 g [12, 13]	übliche mittlere Portionsgröße	Protein in g/Portion [12, 13]
Hanfsamen	37	15 g (1 EL)	5,55
Kürbiskerne	35	15 g (1 EL)	5,25
Weizenkeime	28	10 g (1 EL)	2,8
Erdnüsse	25	50 g	12,5
Linsen, trocken	24	60 g	14,4
Leinsamen	24	15 g (1 EL)	3,6
Mohnsamen	20	15 g	3
Mandeln, süß	19	15 g (10 Stück)	2,85
Sesamsamen	18	15 g (1 EL)	2,7
Tofu, gebraten	16	100 g	16
Amaranth	15	20 g	3
Quinoa	15	20 g	3
Brennnesseln	8	50 g	4
Erbsen, grün	6	200 g	12
Löwenzahn	3	50 g	1,5

Zum Vergleich: Der durchschnittliche Tagesbedarf eines durchschnittlich schweren Erwachsenen im Alter von 25 bis unter 51 Jahren liegt bei Männern bei 57 g/Tag und Frauen bei 48 g/Tag (0,8 g/kg Körpergewicht/Tag).

Omega-3-Fettsäuren

Omega-3-Fettsäuren sind essenzielle Fettsäuren, die der Körper nicht selbst herstellen kann und daher über die Nahrung aufnehmen muss. Sie sind wichtig für die Struktur von Zellmembranen und spielen eine entscheidende Rolle bei der Regulation von Entzündungsprozessen im Körper. Omega-3-Fettsäuren werden auch mit der Unterstützung der Herzgesundheit und der Gehirnfunktion in Verbindung gebracht.

Die Deutsche Gesellschaft für Ernährung empfiehlt ein Verhältnis von Omega-3- zu Omega-6-Fettsäuren von 1:5. Leider neigen viele Menschen aufgrund ihres Lebensstils und ihrer Ernährungsgewohnheiten dazu, mit Omega-6-Fettsäuren überversorgt zu sein, das heißt, sie nehmen die daraus resultierende entzündliche Arachidonsäure in hohen Mengen auf.

Insbesondere der übermäßige Konsum von tierischen Produkten wie Fleisch und Milchprodukten trägt dazu bei, dass dieses empfohlene Verhältnis oft nicht eingehalten wird. Darüber hinaus tragen auch die Verwendung von Omega-6-reichen Fetten wie Sonnenblumenöl oder Maiskeimöl in vielen Haushalten zu diesem Ungleichgewicht bei.

Bei veganer Ernährung fallen viele der Hauptquellen von Omega-6-Fettsäuren durch das Weglassen arachidonsäurehaltiger, tierischer Lebensmittel bereits weg. Weil jedoch auch einige wichtige Omega-3-Quellen wegfallen, ist es wichtig, täglich auf eine Zufuhr an Omega-3-Fettsäuren zu achten. Eine vielseitige Auswahl von Nahrungsmitteln, die reich an Omega-3-Fettsäuren sind, wie Leinsamen oder Walnüsse, kann dazu beitragen, die Balance zu fördern und die gesundheitlichen Vorteile beider Fettsäuren optimal zu nutzen. Zudem enthält Rapsöl ein gutes Verhältnis dieser Fettsäuren und sollte in der Küche – neben hochwertigem Olivenöl und Leinöl – nicht fehlen.

Gehalt von Omega-3-Fettsäuren in Lebensmitteln

Lebensmittel	Omega-3-Fettsäuren in g/100 g [12, 13]	übliche mittlere Portionsgröße	Omega-3-Fettsäuren in g/Portion
Chia-Samen	193	15 g (1 EL)	2,85
Leinsamen	134	15 g (1 EL)	2
Leinöl	54	10 g (1 EL)	5,4
Hanföl	18	10 g (1 EL)	1,8
Walnussöl	13	10 g (1 EL)	1,3
Rapsöl	9	10 g (1 EL)	0,9
Walnüsse	8	20 g (5 Stück)	1,6
Sojaöl	8	10 g (1 EL)	0,8

Nüsse – mehr als gesunde Snacks

Nüsse können vielfältig in den täglichen Speiseplan eingebaut werden. Nussmus eignet sich für Saucen, im Müsli, in Süßspeisen oder als Brotbelag. Nüsse können als Topping für Salate oder in Müslis, Porridge und Süßspeisen verwendet werden. Sie passen zu Gemüsegerichten, als Basis von Aufstrichen oder als deftige Beilage, zum Beispiel als Nussbraten (Seite 150).

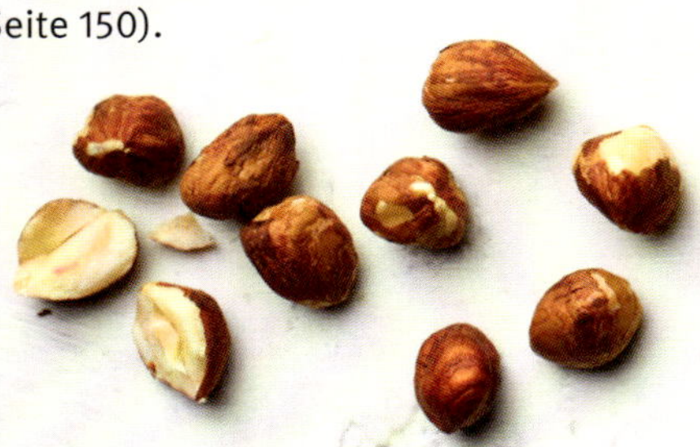

Haselnüsse

sind in Deutschland heimische Nüsse. Besonders beliebt sind sie in Süßspeisen oder als Haselnusscreme.

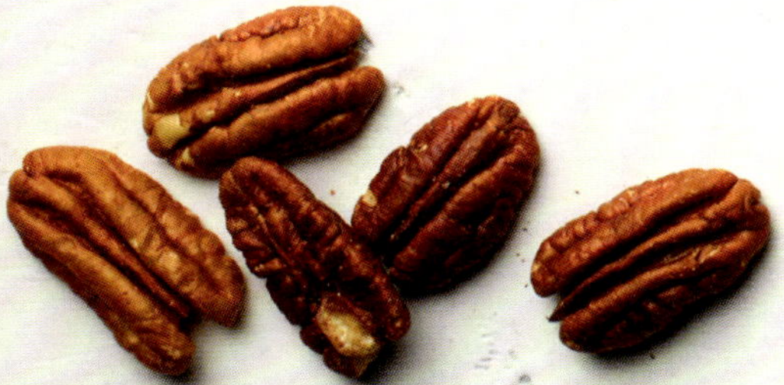

Pekannüsse

weisen besonders hohe Mengen an Polyphenolen auf. Sie sind eine der energiereichsten Nusssorten. Ihr Geschmack ist milder als der von Walnüssen und leicht süßlich.

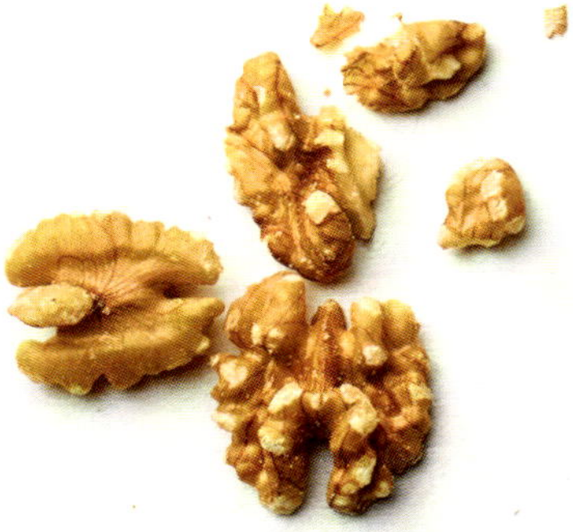

Walnüsse

sind die einzigen Nüsse, die in Deutschland in größeren Mengen angebaut werden. Sie haben einen besonders hohen Gehalt an Polyphenolen und sind bekannt dafür, reich an ungesättigten Fettsäuren, vor allem Omega-3-Fettsäuren zu sein.

Paranüsse

sind das pflanzliche Lebensmittel mit dem höchsten Selengehalt. Da sie jedoch in radium- und uranreichen Böden wachsen, sollten sie aufgrund der möglichen radioaktiven Belastung eher in Maßen genossen werden.

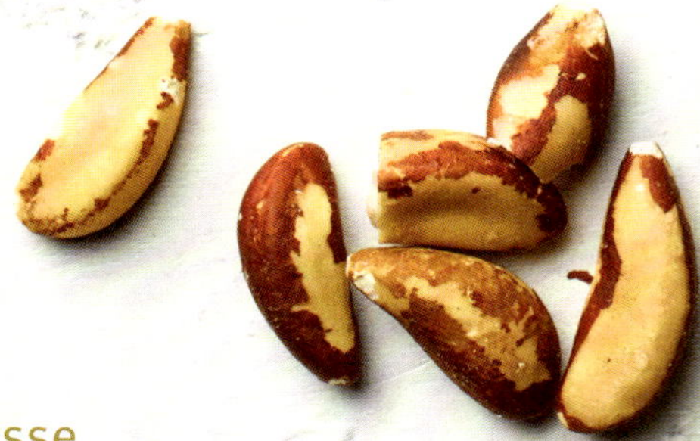

Erdnüsse

sind nur dem Namen nach Nüsse. Botanisch zählen sie zu den Hülsenfrüchten und wachsen unterirdisch.

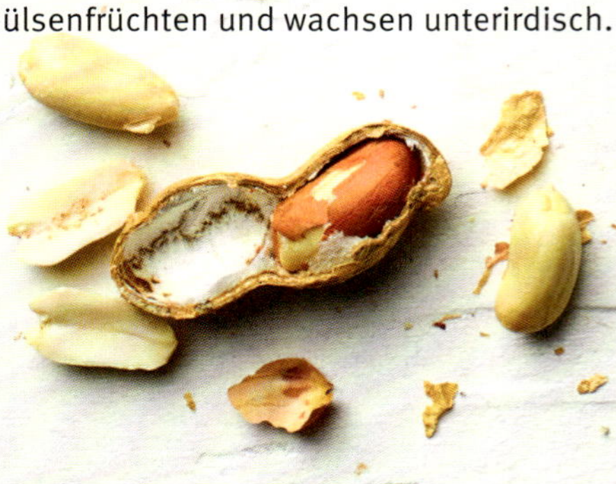

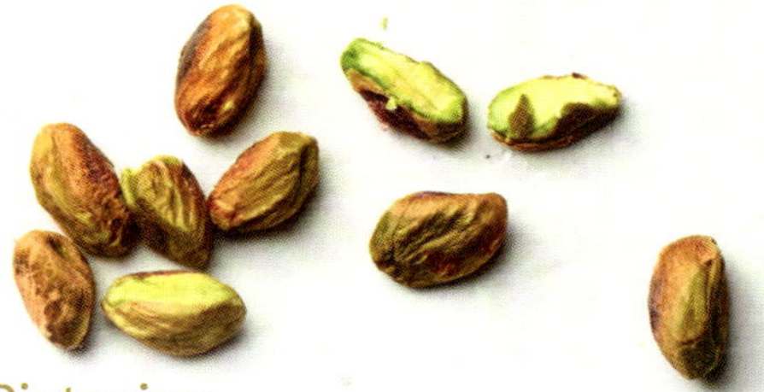

Pistazien

gehören zu den Steinfrüchten. Ihr hoher Eisengehalt macht sie zu einem idealen Snack. Meist werden Pistazien geröstet und gesalzen verzehrt oder als Basis für Süßspeisen verwendet.

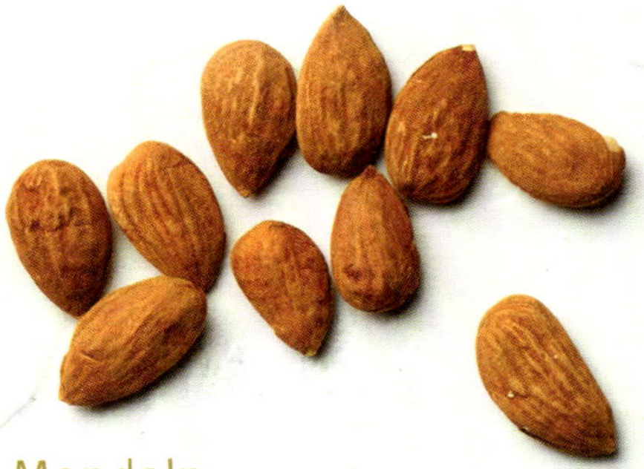

Mandeln

zählen ebenfalls zu den Steinfrüchten. Nur Süßmandeln sind für den menschlichen Verzehr geeignet. Bittermandeln enthalten Amygdalin, das zu Blausäure umgewandelt wird. Bittermandeln werden nur für die Herstellung von Aromen für die Backwarenindustrie verwendet. Weniger bekannt sind die für Süßspeisen und Backwaren verwendeten Krachmandeln. Sie dienen als Grundlage für Marzipan.

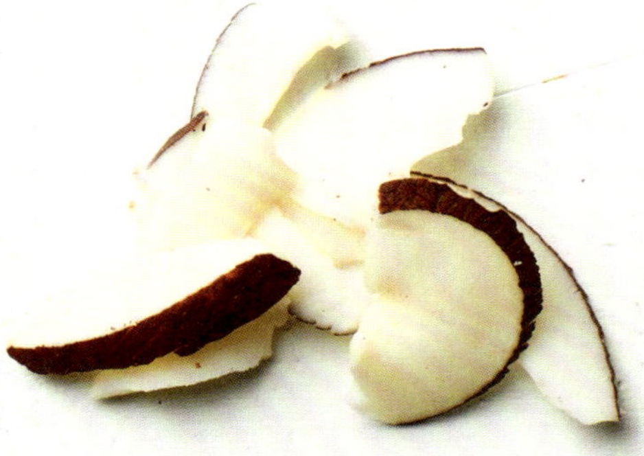

Kokosnüsse

sind ebenfalls Steinfrüchte. Ihr Vorteil ist ihr hoher Gehalt an Kalium, was Kokoswasser zu einem idealen isotonischen Getränk macht, und ihr niedriger Kaloriengehalt. Kokosmilch wird für herzhafte und süße Speisen verwendet, das Fruchtfleisch ist frisch und getrocknet ein gesunder Snack.

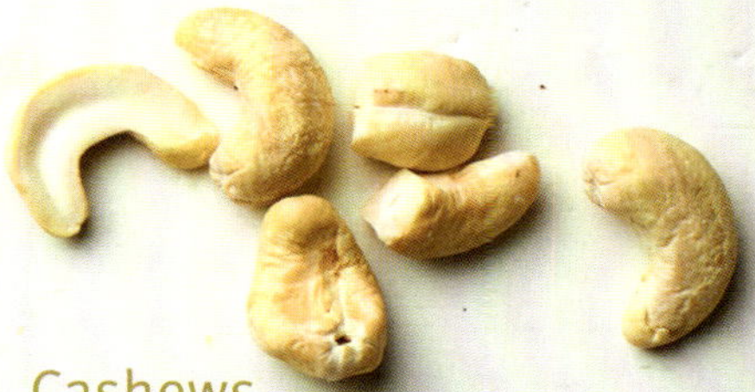

Cashews

sind keine Nüsse, sondern die Kerne des Cashewapfels. Cashewkerne sind in der veganen Küche beliebt als Basis von Saucen, Cremes, Aufstrichen oder Rohkosttorten.

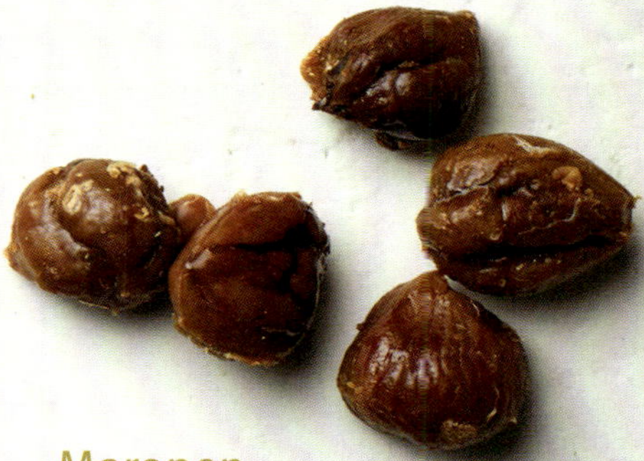

Maronen

oder Esskastanien zählen zu den echten Nüssen. Sie sind die energieärmsten Nüsse und reich an Ballaststoffen und Vitamin C. Maronen sind pur im Ofen geröstet ein beliebter Snack und können zu herzhaften Speisen oder als süßes Mus verzehrt werden.

Macadamias

werden als Königin der Nüsse bezeichnet. Sie sind reich an Omega-3-Fettsäuren und sehr energiereich. Beliebt sind sie wegen ihres buttrigen Geschmacks in Desserts, Keksen und Backwaren.

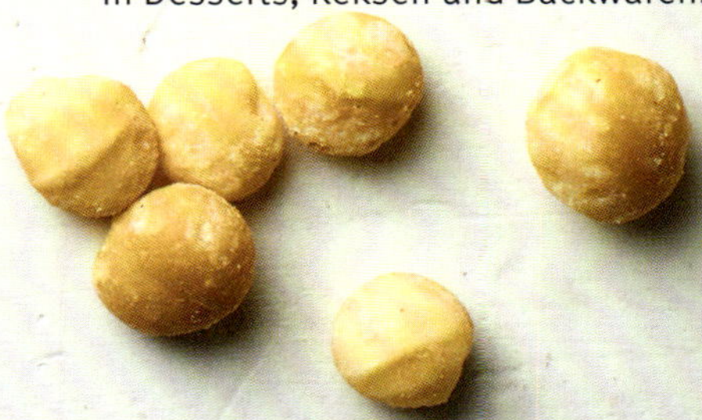

Eisen

Eisen ist ein wichtiges Spurenelement, das für den Transport von Sauerstoff im Blut durch Hämoglobin und die Sauerstoffspeicherung im Muskel durch Myoglobin sowie für verschiedene Stoffwechselprozesse im Körper unerlässlich ist. Es spielt eine Schlüsselrolle bei der Energieproduktion, der DNA-Synthese und der Funktion des Immunsystems. Ein Eisenmangel beeinträchtigt die körperliche Leistungsfähigkeit, die Thermoregulation und das Immunsystem, und kann zur Eisenmangelanämie (Blutarmut) führen.

Eisen aus tierischen Lebensmitteln (Hämeisen Fe^{2+}) kann besser verwertet werden als aus pflanzlichen Quellen (Nicht-Hämeisen, Fe^{3+}), weil das pflanzliche erst noch in die zweiwertige Form überführt werden muss. Verbessert wird die Aufnahme von Eisen aus pflanzlichen Quellen durch Vitamin C, das zum Beispiel in Orangen oder Paprika steckt sowie Zitronen- und Milchsäure. Einige Substanzen können die Aufnahme allerdings verschlechtern. Dazu gehören Tannine in Tee und Kaffee, Phytate in Vollkornprodukten und Hülsenfrüchten, Kalziumsalze und einige Medikamente.

Gehalt von Eisen in Lebensmitteln

Lebensmittel	Eisen in mg/100 g [12, 13]	übliche mittlere Portionsgröße	Eisen in mg/Portion
Weizenkleie	16,6	6g (1 EL)	1
Sesamsamen	10	15g (1 EL)	1,5
Mohnsamen	9,5	15g (1 EL)	1,4
Amaranth	9	20g	1,8
Leinsamen	8,2	15g (1 EL)	1,2
Pistazien	7,3	40g	2,9
Bohnenkraut	6,2	2g (1 TL)	0,12
Haferflocken, entspelzt	5,8	60g	3,5
Basilikum	5,5	2g	0,11
Kürbiskerne	4,9	15g	0,74
Aprikose, getrocknet	4,4	10g (1 Stück)	0,44
Roggenschrot	3,7	10g (1 EL)	0,37
Spinat, roh	3,4	200g	6,8

Zum Vergleich: Der durchschnittliche Eisen-Tagesbedarf eines durchschnittlichen Erwachsenen im Alter von 25 bis unter 51 Jahren liegt bei Männern bei 10 mg/Tag und Frauen bei 15 mg/Tag.

Zink

Zink ist ein lebenswichtiges Spurenelement, das an einer Vielzahl von enzymatischen Reaktionen im Körper beteiligt ist und eine entscheidende Rolle bei der Regulation des Immunsystems, der Zellteilung, der Wundheilung und dem Stoffwechsel spielt. Darüber hinaus ist Zink wichtig für die Funktion von Proteinen, die an der DNA-Synthese und dem Zellwachstum beteiligt sind.

Die Zinkaufnahme wird beeinträchtigt durch bestimmte Lebensmittelinhaltsstoffe wie Phytate, Phosphate in Wurst, Schmelzkäse und Cola sowie durch Kaffee, Tee Wein oder höhere Dosen an Kalzium, Kupfer und Eisen. Durch Zubereitungsmethoden wie Einweichen, Keimen oder Sauerteiggärung werden Phytate abgebaut und die Bioverfügbarkeit von Zink erhöht.

Gehalt von Zink in Lebensmitteln

Lebensmittel	Zink in mg/100 g [12, 13]	übliche mittlere Portionsgröße	Zink in mg/Portion
Weizenkleie	9	6 g (1 EL)	0,54
Mohnsamen	8	15 g (1 EL)	1,2
Sesamsamen	7,7	15 g (1 EL)	1,2
Wildreis	6	30 g	1,8
Leinsamen	5,5	15 g (1 EL)	0,8
Pekannuss	5,3	40 g	2,1
Linsen, trocken	3,4	60 g	2
Müsli mit Nüssen	3,4	90 g	3,1
Buchweizen, geschält	2,7	15 g	0,4
Knäckebrot aus Roggen	2,3	10 g	0,23

Zum Vergleich: Der durchschnittliche Zink-Tagesbedarf eines durchschnittlichen Erwachsenen im Alter von 25 bis unter 51 Jahren liegt bei Männern bei 10 mg/Tag und Frauen bei 7 mg/Tag.

Kalzium

Kalzium ist ein Mengenelement (Mineralstoff), der für die Bildung und Erhaltung von Knochen und Zähnen unerlässlich ist. Es spielt auch eine entscheidende Rolle bei der Signalübertragung zwischen Nervenzellen, der Muskelkontraktion und der Blutgerinnung. Darüber hinaus ist Kalzium an der Regulation des Herzrhythmus und der Aktivierung von Enzymen beteiligt, die an verschiedenen Stoffwechselprozessen beteiligt sind.

Neben den Lebensmitteln in der Tabelle sind auch angereicherte pflanzliche Drinks sowie kalziumreiches Mineralwasser (> 400 mg/Liter) geeignete Quellen. Für die Aufnahme von Kalzium aus dem Darm und für den Einbau in die Knochen ist zudem Vitamin D unerlässlich. Die Bioverfügbarkeit von Kalzium ist entscheidend bei pflanzlichen Quellen, denn Inhibitoren wie Phytate und Oxalate können die Absorption behindern.

Gehalt von Kalzium in Lebensmitteln

Lebensmittel	Kalzium in mg/100 g [12, 13]	übliche mittlere Portionsgröße	Kalzium in mg/Portion
Mohnsamen	1460	15 g (1 EL)	219
Sesamsamen	780	15 g (1 EL)	117
Brennnesseln	710	50 g	355
Bohnenkraut	350	2 g (1 TL)	7
Leinsamen	250	15 g (1 EL)	37,5
Haselnüsse	225	40 g	90
Grünkohl	210	200 g	420
Tofu, gebraten	195	100 g	195
Feigen, getrocknet	190	20 g	38
Rucola	160	50 g	80
Mohnsamen	1460	15 g (1 EL)	219
Sesamsamen	780	1 5g (1 EL)	117

Zum Vergleich: Der durchschnittliche Kalzium-Tagesbedarf eines durchschnittlichen Erwachsenen im Alter von 25 bis unter 51 Jahren liegt bei 1000 mg/Tag. Geeignete Quellen sind auch kalziumreiches Mineralwasser (ab 400 mg/Liter).

Vitamin B_2

Vitamin B_2, auch Riboflavin genannt, ist ein wasserlösliches Vitamin, das eine wichtige Rolle im Energiestoffwechsel spielt, indem es bei der Umwandlung von Nahrung in Energie hilft. Darüber hinaus ist es für die Produktion von roten Blutkörperchen und die Aufrechterhaltung der Hautgesundheit entscheidend. Riboflavin ist auch an der Funktion von Enzymen beteiligt, die an der Entgiftung von Stoffen im Körper beteiligt sind. Es ist hitzestabil, aber lichtempfindlich, daher sollten riboflavinhaltige Lebensmittel lichtgeschützt gelagert und schonend zubereitet werden, um Vitaminverluste zu minimieren.

Eine unzureichende Versorgung gilt als Risikofaktor für erhöhte Homocysteinspiegel, was das Risiko für Herz-Kreislauf-Erkrankungen erhöhen kann. Vor allem bei Stress und sportlicher Betätigung kann der Bedarf steigen.

Gehalt an Vitamin B_2 in Lebensmitteln

Lebensmittel	Vitamin B_2 in mg/100 g [12, 13]	übliche mittlere Portionsgröße	Vitamin B_2 in mg/Portion
Weizenkeime	0,72	10 g (1 EL)	0,072
Mandeln, süß	0,62	15 g (10 Stück)	0,093
Weizenkleie	0,51	6 g (1 EL)	0,031
Dill	0,43	2 g (1 TL)	0,009
Champignons	0,42	150 g	0,63
Rosmarin	0,4	2 g (1 TL)	0,008
Cashewkerne	0,26	40 g	0,104
Grünkohl	0,25	200 g	0,5
Spinat, roh	0,2	200 g	0,4
Löwenzahn	0,17	50 g	0,085

Im Vergleich dazu beträgt der durchschnittliche tägliche Bedarf an Vitamin B_2 für einen durchschnittlichen Erwachsenen im Alter von 25 bis unter 51 Jahren etwa 1,4 mg pro Tag für Männer und 1,1 mg pro Tag für Frauen.

Superfoods

Als Superfoods bezeichnet man Lebensmittel, die einen besonderen gesundheitlichen Nutzen haben sollen. Der Begriff ist jedoch nicht gesetzlich reguliert und wird daher oftmals als Marketingwerkzeug für exotische Lebensmittel wie Goji-Beeren, Açai, Chiasamen, Moringa oder Maca verwendet. Da der Hype um solche Lebensmittel ökologisch und politisch fragwürdig ist, versuchen Fachleute ein Augenmerk auf regionale Lebensmittel mit Superfood-Potenzial zu lenken. Leinsamen, Aroniabeere und Grünkohl stehen den Pendants aus Übersee in nichts nach. Heimische Superfoods sind nährstoffreiche Alternativen zu exotischen Superfoods. Diese lokalen Produkte bieten frische, kostengünstige und ökologisch vertretbare Vorteile. Heimische Superfoods profitieren zudem von strengeren Lebensmittelkontrollen in Europa. Sie weisen daher in der Regel niedrigere Pestizid- und Schadstoffbelastungen auf. Zusätzlich unterstützen Sie mit dem Kauf heimischer Superfoods regionale Bauern und leisten so einen Beitrag zu nachhaltiger Landwirtschaft.

Die Bezeichnung Superfood bezieht sich meist auf einen bestimmten Inhaltsstoff, zum Beispiel Anthocyane in Heidelbeeren oder Flavonoide in Kakao. Inwiefern sie tatsächlich den nachgesagten gesundheitlichen Nutzen haben, kann nicht mit hundertprozentiger Sicherheit festgestellt werden, weil die wissenschaftlichen Erkenntnisse meist aus Labor- oder Tierversuchen stammen. Streng genommen können aber allgemein pflanzliche, wenig bis gar nicht verarbeitete Lebensmittel aufgrund ihrer hohen Nährstoffdichte als Superfoods gelten. Durch ihr Potenzial und ihren Nährwert ist es sinnvoll, sie in einen abwechslungsreichen Speiseplan einzubauen. Auf eine spezielle Gesundheitswirkung einzelner spezieller Lebensmittel sollten Sie sich aber nicht verlassen. Wichtiger ist es hier, auf einen abwechslungsreichen Speiseplan zu achten, der eine große Palette an gesundheitsförderlichen Lebensmitteln bietet. Eine einseitige Ernährung, die auf die Gesundheitswirkung einiger weniger Lebensmittel vertraut, kann nicht nur kostspielig sein, sondern auch zu einer Mangelernährung werden.

Exotische Superfoods und ihre heimischen Alternativen

exotisch	heimisch
Açai	dunkle Beeren, Schlehen oder Aronia
Chiasamen	Leinsamen
Moringa, Spirulina	Grünkohl
Maca	Basilikum

Weitere heimische Lebensmittel mit Superfood-Charakter: Zwiebeln, Knoblauch, Kohlgemüse, Hülsenfrüchte, Nüsse, Kartoffeln, Vollkorngetreide, Brennnessel, Pilze

Gamechanger der veganen Ernährung

Keimlinge, Sprossen, Microgreens

Das ganze Jahr über frisches Grün – kein Problem mit Keimsprossen, die Sie problemlos zu Hause auf dem Fensterbrett ziehen können. Mit unterschiedlichen Keimzeiten können Sie hierbei sowohl Keimlinge als auch die sich daraus entwickelnden Sprossen und bei weiterer Wachstumszeit die Microgreens (»Mini-Pflänzchen« wie zum Beispiel Kresse) in Ihre Ernährung integrieren. Alle drei Varianten sind reich an Vitaminen, Mineralstoffen und Ballaststoffen sowie sehr gute Proteinlieferanten.

Durch eine Vielfalt an Sorten können verschiedenste Aromen von frisch bis scharf in den Speiseplan eingebaut werden: Zur Auswahl stehen Kresse, Rucola, Radieschen, Meerrettich, Mungbohnen, Bockshornklee und viele andere nicht giftige Gemüse- und Getreidesamen. Das frische Grün eignet sich für vielfältige Verwendungszwecke, zum Beispiel als Topping auf dem Brot, als essbare Deko oder als Aromageber in Quark und Salaten.

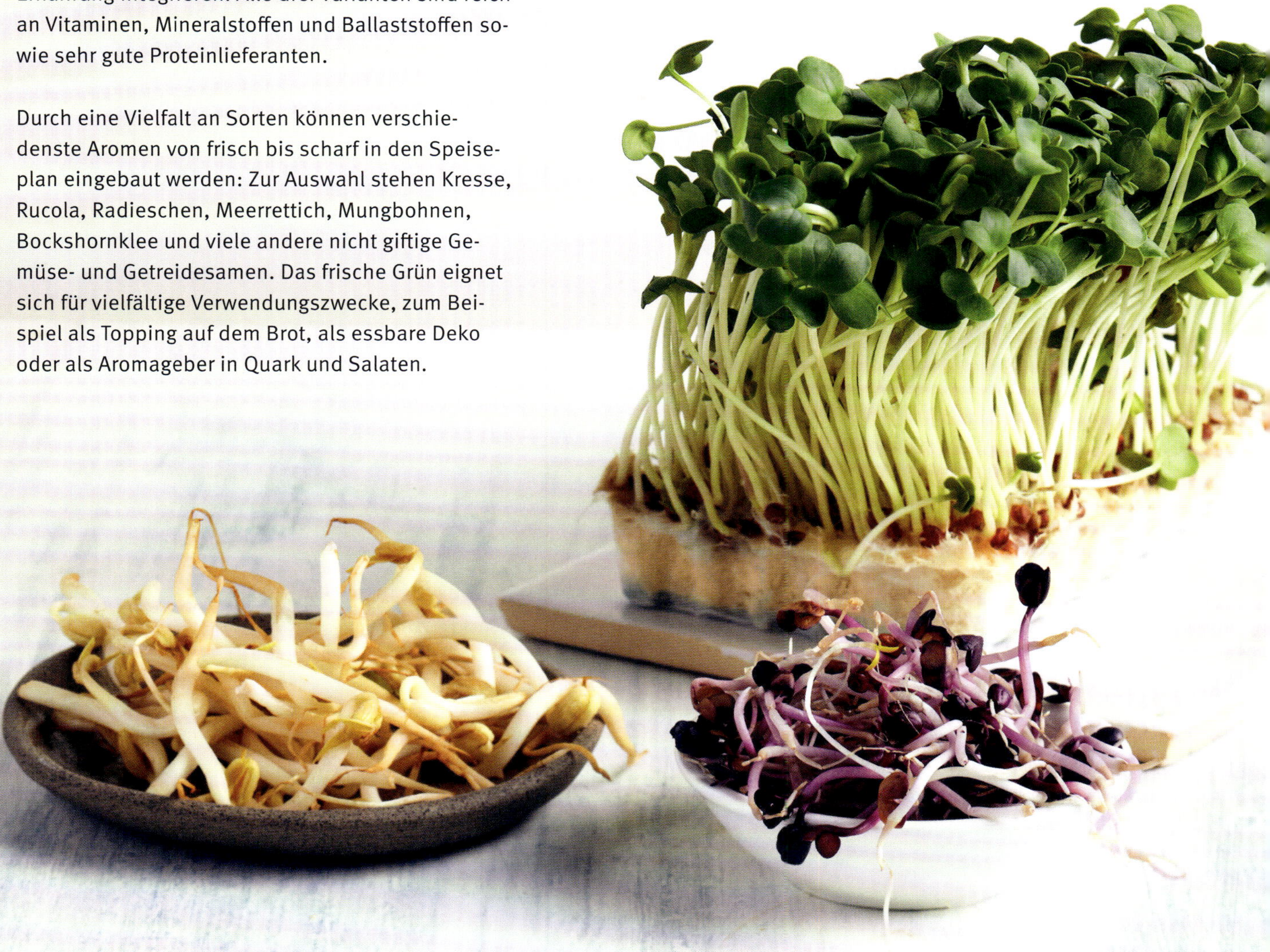

Praktische Tipps für die vegane Ernährung

Gesunde Mahlzeiten fangen schon mit der Auswahl, Lagerung und schonenden Zubereitung an. Ist das Gericht dann fertig, essen Sie nicht nebenbei, sondern nehmen Sie sich Zeit zum Genießen – das tut Ihrem Körper und Ihrer Seele gut.

Im Supermarkt haben Sie die Qual der Wahl: lieber bio oder regional oder doch ganz konventionell? Achten Sie dann zu Hause auf eine nährstoffschonende Lagerung und Zubereitung. Ist das Essen fertig, genießen Sie es mit allen Sinnen.

Bio oder konventionell – was ist die bessere Wahl?

Mittlerweile gibt es in jedem Supermarkt und Discounter ein großes Angebot an Obst und Gemüse: aus biologischem Anbau, konventionell, regional, überregional, in Folie oder Papier. Einkaufen ist dadurch nicht unbedingt einfacher geworden, nicht selten stellt man sich die Frage, was denn nun die bessere Wahl für die Gesundheit ist. Vorab kann festgehalten werden: Wenn der Geldbeutel es zulässt, sind sicherlich in den meisten Fällen biologisch hergestellte, regionale und saisonale Produkte ohne Verpackung die beste Wahl. Sollte es jedoch finanziell nicht möglich sein, im Bioladen einzukaufen, helfen die Negativ- und Positivlisten für Pestizidbelastung, eine gesundheitsfreundliche Entscheidung zu treffen.

Das Problem mit Pestizidrückständen

Rückstände von Pflanzenschutzmitteln auf und in Lebensmitteln stellen ein gesundheitliches Risiko dar. Pestizide stehen in Verdacht, das Risiko für verschiedene Erkrankungen, u.a. Krebs, hormonelle Störungen und neurologische Erkrankungen zu erhöhen. Auch wenn Höchstwerte für die Rückstandsbelastung gelten, können einige Substanzen im Körper akkumulieren und so langfristig zu Schäden führen. Sorgen Sie daher bei der Zubereitung von Lebensmittel für gute Hygiene (gründliches Waschen, ggf. unter Zuhilfenahme von Natron) und achten Sie schon beim Einkauf auf Lebensmittel mit geringer Pestizidbelastung.

Listen als Einkaufshilfe

2021 wurden die derzeit aktuellen Messungen zu Pflanzenschutzmittelrückständen in Deutschland durchgeführt. Bei diesen Untersuchungen werden verschiedene, unverarbeitete und verarbeitete Lebensmittel im Labor auf Rückstände von Pflanzenschutzmitteln untersucht. Besonderes Augenmerk wird auf Lebensmittel gelegt, die in der Vergangenheit schon erhöhte Werte von Pestizidrückstände aufwiesen. Die

Ergebnisse dieser Analysen werden nach definierten Kriterien in Listen zusammengefasst.

Für den Einkauf sind die Listen für Obst und Gemüse hilfreich. Die Liste rechts zeigt alle untersuchten Lebensmittel mit >= 100 Proben, bei denen maximal ein Prozent der Proben die Grenze für Rückstandshöchstgehalte überschritten hat bzw. alle Lebensmittel, bei denen die Anzahl der beanstandeten Proben über einem Prozent liegt.

Aus der Liste wird ersichtlich, dass nur eine begrenzte Auswahl an Obst- und Gemüsesorten in die Auswertung eingegangen ist. Besonders hohe Beanstandungsquoten betrafen vor allem exotische und selten verzehrte Obst- und Gemüsesorten, von denen weniger als 100 zu untersuchende Proben vorlagen und die somit nicht in den Listen aufgeführt werden. Besonders nennenswert sind hier Gotukula (indischer Wassernabel) mit 52,4 Prozent, Weinblätter mit 35,7 Prozent und Guaven mit 30,8 Prozent zu beanstandenden Proben. Dennoch können die Daten eine gute Entscheidungshilfe beim Einkauf sein. Die Lebensmittel in der Positiv-Spalte können Sie auch aus konventioneller Herkunft einkaufen. Bei den Lebensmitteln mit Rückständen sollten Sie besser auf biologisch erzeugte Produkte zurückgreifen. Insgesamt wurden in Produkten aus biologischer Erzeugung bedeutend weniger Proben mit Rückständen (1,3 Prozent) und noch weniger mit Rückständen über dem Rückstandshöchstgehalt (0,5 Prozent) gefunden.

Die in Deutschland erhobenen Daten werden an die Europäische Behörde für Lebensmittelsicherheit (EFSA) übermittelt und zu einem Gesamtbericht zusammengefasst, der online einsehbar ist [221].

Fazit

Allein aus gesundheitlicher Sicht spricht also alles für die Wahl von biologisch erzeugten Produkten. Die Tabelle für Obst und Gemüse lässt außerdem eine klare Tendenz für regionale und saisonale Pro-

Positiv- und Negativliste von Gemüse- und Obstsorten in Deutschland [222]

Positiv-Liste*	Negativ-Liste*
Erbsen, ohne Hülsen, tiefgefroren (0 %)	Granatäpfel (17,9 %)
Feldsalat (0 %)	frische Kräuter (5,0 %)
grüne Salate (0 %)	Sesamsamen (4,3 %)
Heidelbeeren (0 %)	Bohnen, mit Hülsen (4,3 %)
Karotten (0 %)	Grapefruits, Pomelos, Sweeties (4,1 %)
Kartoffeln (0 %)	Mandarinen (3,1 %)
Kohlrabi (0 %)	Aubergine/Eierfrüchte (2,7 %)
Rettiche, Radieschen (0 %)	Paprika, Chilis (2,5 %)
Rosenkohl, Kohlsprossen (0 %)	Himbeeren (2,3 %)
Sonnenblumenkerne (0 %)	Mangos (2,2 %)
Süßkartoffeln (0 %)	Tee, schwarz und grün (2 %)
Tomaten (0 %)	Kirschen (2 %)
Wildpilze (0 %)	Spinat (1,6 %)
Äpfel (0,2 %)	Gurken, Salatgurken (1,5 %)
Aprikosen (0,4 %)	Orangen (1,5 %)
Pflaumen (0,4 %)	Johannisbeeren, schwarz, rot und weiß (1,4 %)
Erdbeeren (0,5 %)	Salatrauke, Rucola (1,4 %)
Kulturpilze (0,5 %)	Bananen (1,3 %)
Kiwis (0,8 %)	Melonen (1,3 %)
Brokkoli (0,8 %)	Knollensellerie (1,2 %)
Tafeltrauben (0,8 %)	Spargel (1,1 %)
Zwiebeln (0,9 %)	Zucchini (1,1 %)
Birnen (1 %)	
Chinakohl (1 %)	
Pfirsiche (1 %)	

* in Klammern: Prozent der Proben mit Rückständen über dem Rückstandshöchstgehalt

Gamechanger der veganen Ernährung

Dunkelgrünes Blattgemüse

Hier gilt die Faustregel: Je dunkler, desto gesünder! Dunkelgrünes Blattgemüse wie Grünkohl, Salate, Spinat, Mangold, Brennnessel, Löwenzahn oder auch Brokkoli sind reich an Mineralien wie Eisen, Zink und Kalzium. Sie enthalten hohe Mengen an Vitamin C, Vitamin E und B-Vitaminen. Besonders wertvoll werden sie durch ihren Gehalt an Bitterstoffen, Ballaststoffen und sekundären Pflanzenstoffen wie Glucosinolaten, Carotinoiden und Flavonoiden.

Gegart oder als Smoothie gehören sie zu den wichtigen Proteinlieferanten der pflanzlichen Küche.

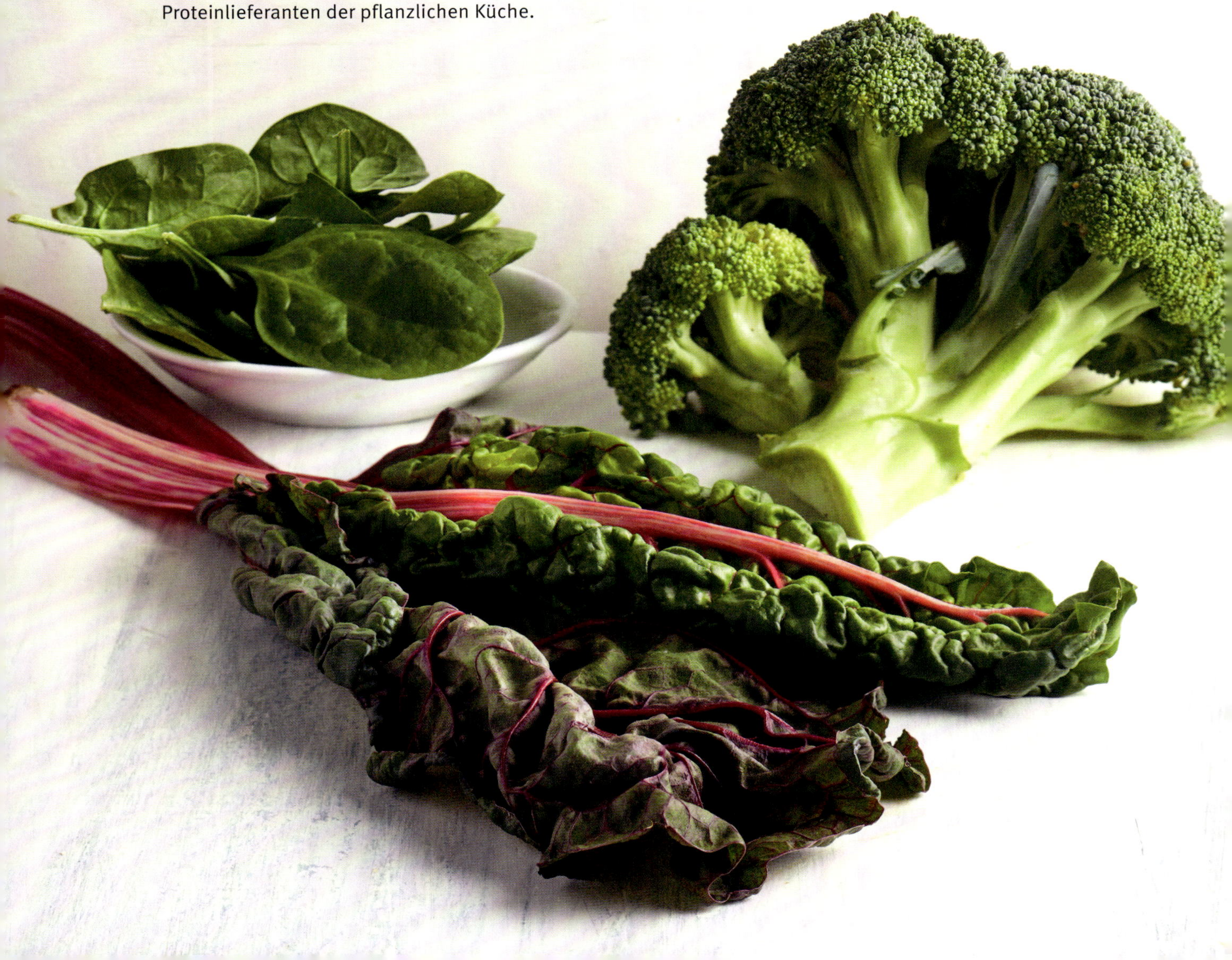

dukte erkennen. Weiterhin sollten in Ihre Entscheidung zur Wahl von Bio- oder konventionellen Produkten noch ökologische Aspekte, wie zum Beispiel Transportweg, Verpackung oder CO_2-Verbrauch bei Lagerung einfließen. Der Gang zum regionalen Wochenmarkt oder zu Hofläden kann die richtige Wahl sein, weil dort verkaufte Produkte in Hinsicht auf Pestizidbelastung durchaus Bio-Qualität haben können, auch wenn die Höfe nicht zertifiziert sind.

Austauschliste für tierische Produkte

Es gibt für viele tierische Produkte geschmackvolle, pflanzliche und gesunde Alternativen. Die Sortimentsvielfalt ist in den letzten Jahren immens gestiegen, ebenso auch die Qualität der Produkte. Oft sind Produkte 1 zu 1 ersetzbar.

Nährstoffschonende Lagerung und Zubereitung

Heutzutage sind Lebensmittel beinahe rund um die Uhr verfügbar. Dafür müssen sie entweder im Lebensmittelhandel oder in unseren heimischen Küchen gelagert werden. Ständig gut gefüllte Kühlschränke sind ein Privileg, das Lebensqualität schenkt. Aber auch die Kostenfrage, zum Beispiel bei Sonderangeboten oder Zeitmangel durch ein beschleunigtes Leben, machen es notwendig, Lebensmittel zu lagern.

Die richtige Lagerung der Lebensmittel ist wichtig, um Qualitätsmerkmale wie Farbe, Geschmack, Konsistenz und Geruch zu wahren. Noch viel wichtiger ist es jedoch, die Lebensmittel so zu lagern, dass ihr Gehalt an Nährstoffen möglichst geschont wird. Außerdem sollten Sie auf schonendes Zubereiten und Erhitzen achten, um einem unnötigen Verlust von Nährstoffen sowie der Entstehung von gesundheitsschädlichen Stoffen vorzubeugen.

Regional und saisonal ist nährstoffschonend

Lebensmittel sind von der Ernte bis hin zur Verarbeitung und Zubereitung verschiedenen Faktoren ausgeliefert, die Einfluss auf den Gehalt an Mineralstoffen, Vitaminen und sekundären Pflanzenstoffen haben. Kälte, Wärme, Feuchtigkeit, Licht und Sauerstoff sowie die Dauer der Lagerung und damit verbundene Veränderung durch Enzyme sorgen für biochemische Veränderungen der Nährstoffe.

Um möglichst nährstoffreiche Lebensmittel zu kaufen, bietet es sich an, auf regionale und saisonale Lebensmittel Wert zu legen. Bei der Lagerung gehen wichtige Vitamine verloren. Als empfindlichstes Vitamin gilt das Vitamin C. Dieses kann bei schlecht lagerfähigen Lebensmitteln innerhalb weniger Tage komplett verloren gehen. Bei gut lagerfähigen Lebensmitteln wie Weißkohl, Äpfeln oder Karotten liegt der Verlust pro Monat Lagerung nur im niedrigen einstelligen Prozentbereich.

Auch die Haltbarmachung von Lebensmitteln geht je nach Art mit Nährstoffverlusten einher. So werden bei der Herstellung von Konserven wasserlösliche und hitzeempfindliche Vitamine wie die der B-Gruppe und Vitamin C in größerem Maße zerstört. Eine gute Alternative sind hier tiefgefrorene Produkte, da einige Nährstoffe im gefrorenen Zustand besser haltbar sind.

Nährstoffschonende Lagerung

Auch die Lagerung zu Hause können Sie nährstoffschonend gestalten. So sollten Sie Obst und Gemüse am besten dunkel und kühl und nur kurz lagern. Beachten Sie im Kühlschrank die Kältezonen: Gemüse wird am besten ganz unten im Kühlschrank gelagert. Obst und Gemüse mediterraner Herkunft können Sie bei Raumtemperatur lagern, sollten es aber nicht überlagern. Achten Sie darauf, Früchte mit Reifegasen wie Äpfel separat zu legen. Auch hier gilt: Kaufen Sie größere Mengen ein, bietet sich bei vielen Obst- und Gemüsesorten das Einfrieren an.

Austauschliste für tierische Produkte

Tierisches Produkt	Pflanzliches Austauschprodukt
Tiermilch	jegliche Drinks aus Soja, Hafer, Reis, Mandel, Dinkel, Kokos (dünnflüssig) sowie jegliche Misch-Versionen, bitte ohne Zuckerzusatz, gerne mit Kalziumzusatz
Butter	pflanzliche Margarine ohne gehärtete Fette, gerne bio; je nach vorgesehener Verwendung auch Öle (z. B. Olivenöl auf Brot); Albaöl hat eine buttrige Note zum Kochen
Sahne	Soja-, Hafer-, Mandelsahne, Kokosmilch (dickflüssig), Nussmuse (etwas verdünnt verwenden, z. B. Mandelmus oder Cashewmus), Tahin (etwas bitterer, herber Geschmack)
Eier	für Kuchen und Eierkuchen als Bindemittel: Linsen, Leinsamen, Chiasamen oder Sojamehl (1 bis 2 EL = 1 Ei), Kichererbsenmehl; in süßen Kuchen auch gequetschte Banane, Apfelmus und Maisstärke; für Eischnee: z. B. Aquafaba (Kichererbsenwasser), Kala-Namak-Salz (mit Schwefel für Eigeschmack); für Rührei: Tofu (Seiden-, Räucher- und Naturtofu) + Kala Namak + KurKuma (Farbe)
Joghurt	Soja-, Lupinen-, Hafer-, Kokos-, Mandeljoghurt, Seidentofu mit etwas Zitronensaft
Mayonnaise	vegane Mayonnaise (Seite 129), Sojannaise (selbst gemacht aus Öl und Sojadrink)
Crème fraîche, Quark	Soja-Sour-Creme-Zubereitungen, vegane Crème fraîche, Natur-Soja-Joghurt, Seidentofu, jeweils mit Öl angereichert und evtl. mit Zitrone abgesäuert, auch Soja- und Hafersahne mit Zitronensaft
Gelatine	Agar-Agar, Carrageen, Apfelpektin, Pfeilwurzelmehl, Konjakmehl, Johannisbrotkernmehl, Guarkernmehl, Sago, Stärke
Käse	Hefeaufstrich, Tempeh, Miso (z. B. Shiro), Nusszubereitungen und Nussmuse mit Hefe gewürzt (z. B. Cashewparmesan), eigene Mozzarella-Zubereitung mit Cashewmus und Flohsamenschalen; zum Überbacken: Hefe-Mehl-Würzzubereitung (Hefeschmelz); in Maßen: Sojakäse oder Nusskäse, veganer Streukäse, Mac'n'Cheese-Soße aus Kartoffeln, Möhren, Hefeflocken und Knoblauch (gekocht)
Parmesan	Cashew- oder Mandel-Hefeflocken-Zubereitung mit Schabzigerklee, Hefeflocken (Cashewparmesan), Gomasio (Sesam und Salz)
Wurst	herzhafte pflanzliche Brotaufstriche »wie Leberwurst« aus Bohnen, Linsen, Sonnenblumen, Tofu und andere Aufstriche, Räuchertofu, marinierte Tofu-Sorten in Maßen: Bio-Tofuwürstchen, veganer Bio-Aufschnitt, Bio-Bratlinge und pflanzliche Bio-Burgervarianten
Fleisch	Tofuvarianten, texturiertes Sojaeiweiß (TVP), Jackfruit, Pilz-»Fleisch« (Shitake, Seitlinge; Steinpilze usw.), Seitan (aus Weizeneiweiß), Tempeh, Hackfleisch aus Sonnenblumenkernen, veganes Mett aus Reiswaffeln + Tomatenmark + Zwiebeln + Gewürzen; in Maßen: Bio-Lupinenschnetzel und andere Bio-Fleischalternativen
Hackfleisch	Tofu, Seitan, Sojagranulat, Oliven, Sonnenblumenkerne, Grünkern, Linsen
Speck	Räuchertofu (scharf angebraten), marinierter Räuchertofu
Fleischbrühe	Gemüsebrühe, Hefeflocken, Gewürze
Fischbrühe	Algenbrühe, Nori-Algen, Algensalz
Fisch	Soja- und Seitan-Zubereitungen mit Algen, Fischgeschmack durch Algen (Noristreifen, Algensalz usw.), Lax (Karottenstreifen mit Algenöl), veganer Heringssalat aus Auberginen (Seite 134)
Honig	Ahornsirup, Agavendicksaft, Fruchtdicksäfte, Rohrohrzucker, (z. B. Apfel-, Birnendicksaft), Dattelsirup, Früchtsüße, Säfte

Schonende Zubereitung

Beim Zubereiten von Lebensmitteln gehen Nährstoffe verloren und gesundheitsschädliche Stoffe können entstehen. Wasserlösliche Vitamine und Mineralstoffe gehen nicht nur beim Kochen in das Kochwasser über, sondern können schon beim Waschen der Lebensmittel mit dem Abwaschwasser ausgespült werden. Aus diesem Grund sollten Sie Obst und Gemüse möglichst im Ganzen mit Schale waschen.

Das Kochwasser kann, außer bei Ausnahmen, zum Beispiel Bohnen, weiterverwendet werden. Sie können es portionsweise einfrieren und als Basis für Suppen oder Saucen verwenden oder abgekühlt im Smoothie verarbeiten.

Beim Zerkleinern von Lebensmitteln werden Enzyme aus den Pflanzenzellen freigesetzt und der Abbau von Vitaminen wie Vitamin C angestoßen. Aus diesem Grund sollten Obst und Gemüse erst kurz vor dem Verzehr oder der Zubereitung zerkleinert werden. Möchten Sie aus Zeitgründen Lebensmittel vorbereiten (Meal Prep), ist es empfehlenswert, die zerkleinerten Lebensmittel entweder direkt einzufrieren und portionsweise aufzutauen oder die Speisen komplett zuzubereiten und dann portionsweise einzufrieren.

Darüber hinaus ist es wichtig, Lebensmittel schonend zu erhitzen. Zum einen werden durch zu starkes Erhitzen kostbare Nährstoffe wie Vitamine zerstört. Zum anderen sollte die Entstehung von krebserregenden und zellschädigenden Stoffen wie Akrylamid und AGEs (Advanced Glycation End Products, auf Deutsch: fortgeschrittene Glykationsendprodukte (Seite 55)) vermieden werden. Diese sogenannten Gerontotoxine werden vor allem beim heißen Braten und Frittieren gebildet. Sie behindern die Arbeit von Anti-Aging-Enzymen (Sirtuinen), die unsere DNA jung halten. So tragen sie zur Zellalterung, einem erhöhten Krebsrisiko und einem allgemein schnelleren Altern bei. Zudem spielen sie wahrscheinlich eine wichtige Rolle bei der Entstehung vieler chronischer Erkrankungen wie Herzgefäßerkrankungen, Parkinson und Demenz.

Obwohl beim Erhitzen von Lebensmitteln wärmeempfindliche Vitamine verloren gehen, ist es dennoch sinnvoll, zwischen gegarten und rohen Lebensmitteln zu variieren. Durch das Erhitzen wird der Geschmack milder, die Konsistenz weicher und es bilden sich Aromastoffe. Einige Lebensmittel werden durch das Garen überhaupt erst bekömmlich, und einige Nährstoffe sind aus gegarten Speisen besser verfügbar. Um Nährstoffe dennoch zu schonen und die Entstehung giftiger Stoffe zu

10 Tipps bei veganer Ernährung

1. Wählen Sie Vollkorngetreide statt heller Sorten.
2. Essen Sie täglich eine Handvoll Nüsse und Saaten.
3. Züchten Sie Keimlinge und Sprossen selbst.
4. Essen Sie täglich dunkle Beeren in jeder Saison (auch tiefgekühlt) sowie andere zuckerarme Früchte.
5. Essen Sie täglich grünes Blattgemüse wie Spinat, Mangold und wilde Kräuter.
6. Bereiten Sie Kreuzblütler wie Kohl (zum Beispiel Grünkohl, Blumenkohl, Brokkoli), Meerrettich und andere farbenfrohe Gemüse schonend zu oder genießen Sie sie je nach Verträglichkeit auch roh.
7. Verwenden Sie Öle, die reich an Omega-3-Fettsäuren sind, und Leinsamen.
8. Kombinieren Sie Hülsenfrüchte, Soja, Linsen und Co. als »Hauptdarsteller«.
9. Bevorzugen Sie kalziumreiches Wasser.
10. Würzen Sie täglich mit Kräutern und Gewürzen wie Kurkuma, Ingwer, Kümmel, Basilikum, Bohnenkraut usw.

vermeiden, sollten Sie die möglichst schonendste Form der Zubereitung wählen: so warm wie nötig, so kurz wie möglich. Empfehlenswert sind hier das Dämpfen und Dünsten. Am schädlichsten für die Nährstoffe sind Frittieren, heißes Braten und langes Kochen. Ein anschließendes Warmhalten, zum Beispiel am Buffet, sollten Sie ebenfalls vermeiden.

Tipps aus der Praxis

Mit unseren erprobten Praxistipps wird das Kochen entspannter und Sie bringen überraschende Geschmackserlebnisse auf den Tisch.

Vorratsschrank auffüllen: Stellen Sie sicher, dass der Vorratsschrank mit Trockenprodukten wie Getreide, Linsen, Gewürzen, Würzpasten, Hefeflocken und gegebenenfalls auch Linsen oder Bohnen aus dem Glas gut gefüllt ist.

Vorkochen und Einweichen: Nehmen Sie sich Zeit, um Getreide und Hülsenfrüchte für mehrere Tage vorzukochen, wenn nötig. Das spart Zeit bei der täglichen Zubereitung.

Sprossen ausprobieren: Besorgen Sie sich ein Sprossenglas oder Keimsieb und experimentieren Sie mit verschiedenen Sprossen. Sie sind nicht nur gesund, sondern auch eine frische und knackige Ergänzung zu Salaten, Sandwiches und anderen Gerichten.

Trockenes Topping-Büffet: Richten Sie ein »trockenes Topping«-Büffet ein, das immer nur einen Handgriff entfernt ist. Dazu gehören beispielsweise Leinsamen oder Leinsamenschrot, gemahlene Nüsse, Cashews, Kürbiskerne und Hefeflocken.

Getränke verfeinern: Denken Sie auch an die Verfeinerung von Getränken. So können Sie beispielsweise grünen Tee mit frischem Rosmarin, Gurkenscheiben, ungespritzten Orangenscheiben, Ingwer, Beeren oder Safran aufpeppen.

Mahlzeiten gestalten – Wann und wie?

Die Themen bewusste Essenspausen und verschiedene Formen des Fastens gewinnen zunehmend an Beliebtheit. Die sogenannte »Chrononutrition« befasst sich mit Erkenntnissen darüber, wann wir am besten was essen sollten.

Nahrungspausen

Eine Nahrungspause ist eine zeitliche Unterbrechung der Nahrungsaufnahme. Sie gibt dem Körper Zeit, Nahrung zu verdauen. Wenn der Körper nicht dauerhaft mit Nahrung beschäftigt ist, bleibt mehr Zeit für regenerative Prozesse, zum Beispiel Autophagie (Nutzung und Auflösung dysfunktionaler Zellbestandteile). Am besten sind Pausen von mindestens drei bis sechs Stunden.

16:8-Fasten

Beim 16:8-Fasten fastet man täglich für 16 Stunden, zum Beispiel vom Abendessen bis zum Frühstück, und isst seine Mahlzeiten innerhalb eines 8-Stunden-Fensters. Diese Methode kann helfen, den Blutzuckerspiegel zu regulieren und den Stoffwechsel zu verbessern, weil der Körper kurzzeitig in eine ketogene Phase kommt, also Fett für die Energiegewinnung verbrennen muss. Ketonkörper als Energiebaustoff stehen im Zusammenhang mit einer positiven Wirkung auf die Gesundheit [14, 15]. Während der Fastenphase werden normalerweise keine Kalorien zugeführt, Wasser, Tee oder Kaffee (ohne Zucker und Milch) dürfen Sie jedoch trinken.

Entlastungstage

Entlastungstage sind Tage, an denen Sie die Kalorienaufnahme reduzieren, um Ihren Körper zu entlasten und den Verdauungstrakt zu regenerieren. Sie helfen auch, den Stoffwechsel zu regulieren. Das kann in Form von leichten Mahlzeiten, Suppen oder Smoothies erfolgen. Auch eine 1-tägige Suppenkur oder ein Gemüsebrühe- und Safttag sind niedrigkalorische Varianten.

Beachten Sie, dass Fasten nicht für alle geeignet ist. Menschen in bestimmten gesundheitlichen Situationen, unter Medikamenteneinnahme oder bei möglichen Essstörungen sollten vor Beginn eines Fastenprogramms einen Arzt, eine Ärztin oder ausgebildete Fastenberaterinnen oder -berater konsultieren. Darüber hinaus ist es wichtig, während des Fastens ausreichend Flüssigkeit zu sich zu nehmen und auf die Bedürfnisse des eigenen Körpers zu hören.

Achtsam und genussvoll essen – sich »Ma(h)l-Zeit« nehmen

Genuss beim Essen kann eine wichtige Rolle in unserer Ernährung und in unserem allgemeinen Wohlbefinden spielen. Achtsamkeit in Bezug auf das Essen ist eine wunderbare Praxis, die uns helfen kann, ein besseres Verhältnis zu unserem Essen zu entwickeln und uns bewusster mit unserer Ernährung auseinanderzusetzen. Das bedeutet, dass wir uns beim Essen auf den Geschmack, die Textur, das Aroma und das Aussehen einer Mahlzeit konzentrieren und sie bewusst mit allen Sinnen wahrnehmen. Sehen, riechen, tasten, hören, schmecken … Bissen für Bissen und ganz ohne Ablenkung. Das kann dabei helfen, Überessen zu vermeiden, weil wir besser merken, wann wir satt sind.

Anleitung zum achtsamen Essen

Achtsam zu essen tut nicht nur Ihrem Körper, sondern auch Ihrer Seele gut. Probieren Sie es ruhig einmal aus.

1. Lenken Sie Ihre Aufmerksamkeit auf das Essen: Das ist der grundlegende Schritt und bedeutet, während des Essens bewusst präsent zu sein. Das kann dazu beitragen, das Essen mehr zu schätzen und die Erfahrung insgesamt zu verbessern.
2. Beobachten Sie: Achtsames Essen beinhaltet das Beobachten der eigenen Gedanken, Gewohnheiten und Verhaltensweisen in Bezug auf das Essen. Das kann dazu beitragen, ungesunde Essmuster zu erkennen und anzugehen.
3. Seien Sie im Moment: Anstatt auf Autopilot zu essen, geht es beim achtsamen Essen darum, den gegenwärtigen Moment mit allen Sinnen (Sehen, Riechen, Schmecken, Tasten, Hören) zu erleben. Das kann die Wahrnehmung und das Geschmackserlebnis verbessern.
4. Achten Sie auf die Umgebung: Die Umgebung, in der Sie essen, hat Einfluss auf die Wahrnehmung des Essens. Deshalb ist es wichtig, den Ort und die Atmosphäre angenehm zu gestalten.
5. Nehmen Sie sich an: Sich selbst anzunehmen, mit allen Stärken und Schwächen, ist ein Schlüssel zur Achtsamkeit beim Essen. Das hilft, das Verhältnis zu Essen und Körper positiver zu gestalten [16].
6. Kauen Sie gründlich: Das gründliche Kauen von Nahrungsmitteln ist ein wichtiger Aspekt des achtsamen Essens. Es hilft nicht nur bei der Verdauung, sondern auch dabei, den Genuss beim Essen zu steigern. Durch langsames und gründliches Kauen können Aromen und Texturen einer Mahlzeit besser wahrgenommen und geschmacklich erfahren werden.

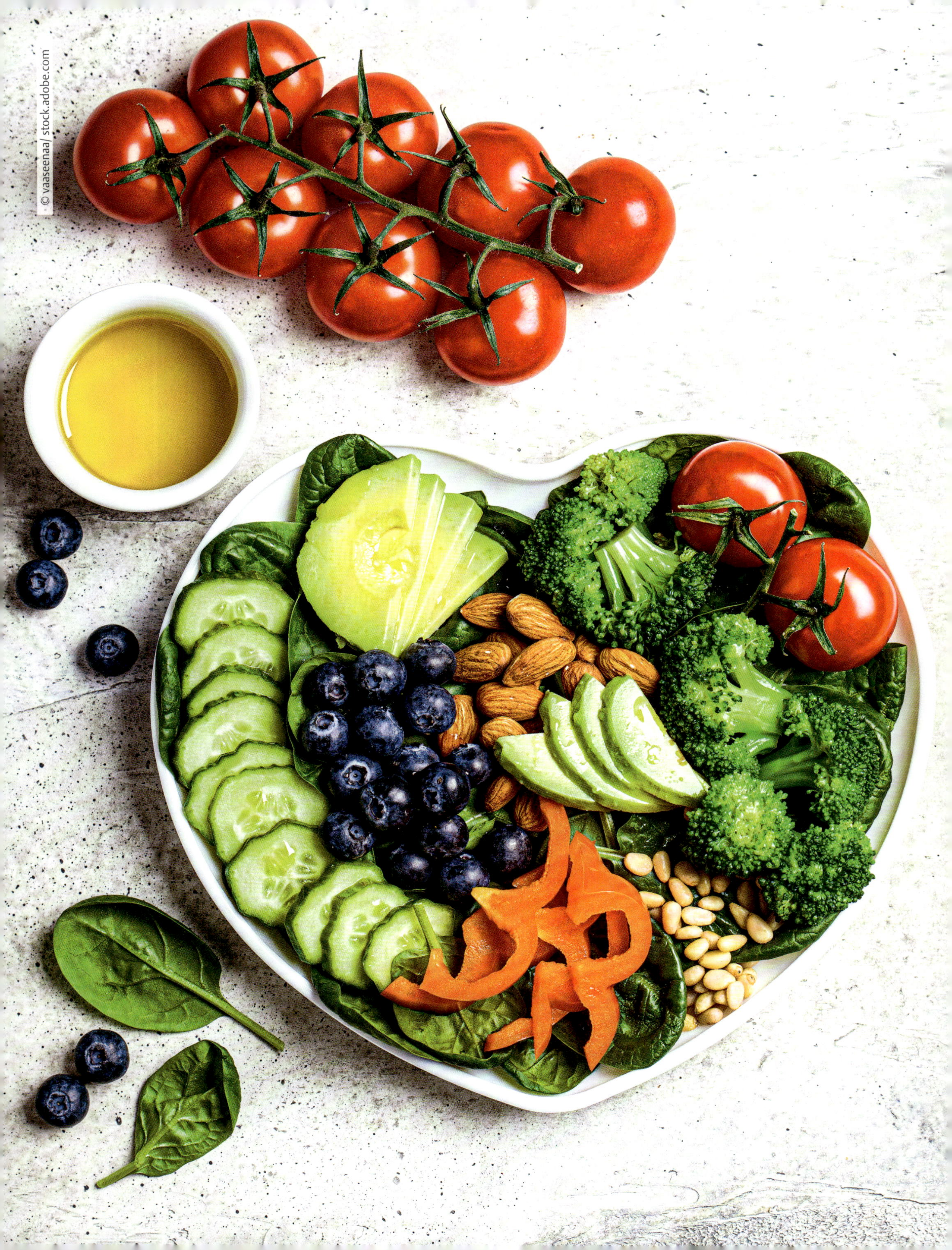

Vegan essen zur Vorbeugung gegen Krankheiten

Wenn Sie sich vollwertig ernähren und gleichzeitig weniger gesättigte Fettsäuren, Zucker und Salz zu sich nehmen, können Sie viel zur Vorbeugung und Behandlung von chronischen Erkrankungen beitragen.

Empfehlungen bei bestimmten Erkrankungen

Studien haben gezeigt, dass die Ernährung großen Einfluss auf unsere Gesundheit hat und vor verschiedenen Erkrankungen schützen kann. Besonders eine pflanzenbasierte Ernährung hat viele Vorteile und kann zum gesunden Altern beitragen.

Bei einer vollwertigen, pflanzenbasierten Ernährung werden Lebensmittel in ihrer natürlichen oder gering verarbeiteten Form genossen. Das bedeutet, Sie entscheiden sich für einen ganzen Apfel anstelle von Apfelsaft oder für Nüsse statt Nussbutter. Vollwertige Lebensmittel enthalten mehr Vitamine, sekundäre Pflanzenstoffe, Mineralien und Ballaststoffe als verarbeitete Lebensmittel und sind aufgrund des hohen Wasser- und Ballaststoffgehalts kalorienärmer bei gleichzeitig größerem Volumen. Dadurch machen sie schnell und länger satt. Außerdem enthalten sie komplexe Kohlenhydrate, die langsam verdaut werden, über den Tag langanhaltend Energie liefern und Blutzucker- sowie Insulinspitzen verhindern. Zudem nähren lösliche Ballaststoffe unser Mikrobiom im Darm. Aufgrund dieser Eigenschaften gelten vollwertige pflanzliche Ernährungsweisen als besonders gesund. Der Verzehr von frischen und vollwertigen Lebensmitteln wie Gemüse, Obst, Hülsenfrüchten, Vollkornprodukten, Nüssen, Samen sowie Kräutern und Gewürzen bei gleichzeitig reduzierter Aufnahme von verarbeiteten Produkten, gesättigten Fettsäuren, Zucker und Salz, kann wesentlich zur Prävention und Behandlung chronischer Erkrankungen beitragen [17].

Im Folgenden gehen wir näher darauf ein, wie eine solche Ernährungsweise effektiv zur Regulierung von Blutzucker, Blutdruck und Cholesterinspiegel beitragen und Entzündungsreaktionen im Körper reduzieren kann, um das Risiko für chronische Krankheiten wie Herz-Kreislauf-Erkrankungen, Typ-2-Diabetes und Krebs zu reduzieren [17]. Das wiederum beeinflusst die Gehirngesundheit positiv und kann den Weg zu einem langen und gesunden Leben ebnen [18, 19].

Leaky Gut und das Mikrobiom im Darm

Das menschliche Mikrobiom besteht aus Billionen von Mikroorganismen wie Bakterien, Viren, Pilzen und anderen winzigen Lebewesen, die in und auf unserem Körper leben, vor allem im Darm. Diese mikrobielle Gemeinschaft ist von entscheidender Bedeutung für unsere Gesundheit, weil sie eine zentrale Rolle bei der Verdauung von Nahrungsmitteln, der Stärkung des Immunsystems und dem Schutz vor Krankheitserregern spielt. Das Mikrobiom reguliert zudem verschiedene Stoffwechselprozesse und fördert die Darmbeweglichkeit, was die Aufnahme von Nährstoffen verbessert und Verstopfung vorbeugt.

Unser Darm bildet die größte Kontaktfläche zur Umwelt. Mit zahlreichen winzigen Ausstülpungen und Falten erstreckt er sich über eine Oberfläche von etwa 500 m², vergleichbar mit der Größe eines Tennisplatzes. Darm und Mikrobiom spielen gemeinsam eine bedeutende Rolle bei der Herstellung von Hormonen, Vitaminen und anderen wichtigen Substanzen für unseren Körper.

Leaky Gut – der »durchlässige« Darm

Die Zusammensetzung und Vielfalt des Mikrobioms wird maßgeblich durch unsere Ernährung beeinflusst [20]. Eine zucker- und fettreiche westliche Ernährungsweise mit vielen tierischen Produkten und hoch verarbeiteten Lebensmitteln kann das Wachstum bestimmter, potenziell schädlicher Bakterienarten fördern. Das kann zu einer verringerten Vielfalt und zu Entzündungen im Darm führen und sogar die Integrität der Darmschleimhaut beeinträchtigen, sodass ein sogenannter »Leaky Gut« entsteht. Bei einem Leaky Gut (auf Deutsch: durchlässiger Darm) ist die Barrierefunktion des Darms beeinträchtigt. Das hat zur Folge, dass Bakterien, Toxine und unverdaute Nahrungsbestandteile leichter in den Blutkreislauf gelangen können, was Entzündungen und eine Vielzahl von gesundheitlichen Problemen auslösen kann. Neben Antibiotika und Alkohol scheinen eine fett- und zuckerreiche Ernährung sowie Zusatzstoffe wie Süßstoffe und Emulgatoren, die vielen Fertigprodukten zugefügt sind, besonders schädlich für die Barrierefunktion zu sein [21, 22, 23, 24].

Füttern Sie Ihr Mikrobiom

Eine vollwertige, pflanzenbasierte Ernährung, die reich an Ballaststoffen (sogenannten Präbiotika) sowie fermentierten Lebensmittel (Probiotika) ist, hat sich als besonders vorteilhaft für ein gesundes Mikrobiom erwiesen.

Ballaststoffe, die in Obst, Gemüse, Vollkornprodukten und Hülsenfrüchten vorkommen, sind für den Menschen unverdaulich, dienen jedoch den Darmbakterien als Nahrungsquelle. Bei der Fermentation von Ballaststoffen durch das Mikrobiom entstehen kurzkettige Fettsäuren, wie zum Beispiel Butyrat, die für die Darmgesundheit förderlich sind, weil sie Entzündungen reduzieren und als wichtigster Energielieferant die Bildung von Schleimhautzellen stimulieren, die eine schützende Schleimschicht über die Darmwand legen. Dadurch können Toxine und unerwünschte Stoffe nicht in den Körper gelangen [20]. Auch sekundäre Pflanzenstoffe wie Polyphenole, Flavonoide, Proanthocyanidine und Glucosinolate sind wichtig für ein gesundes Mikrobiom. Sie fördern das Wachstum nützlicher Bakterien und hemmen gleichzeitig die Vermehrung krankheitserregender Mikroorganismen [25].

Fermentierte Lebensmittel wie Sauerkraut, Joghurt und Kimchi enthalten lebende Mikroorganismen, die als Probiotika bekannt sind. Diese können das Mikrobiom direkt durch die Zufuhr von gesundheitsfördernden Bakterien bereichern und tragen so zur Vielfalt und Gesundheit des Mikrobioms bei [26].

Die Forschung zeigt, dass eine Ernährung, die auf pflanzlichen Lebensmitteln basiert, mit bevorzugt natürlichen, unverarbeiteten Zutaten zur Förderung eines gesunden Mikrobioms beiträgt und das Risiko für Leaky Gut und damit auch für die meisten chronischen Krankheiten senken kann [20].

Herz-Kreislauf-Erkrankungen

Jährlich sterben in Deutschland weit über 300 000 Menschen an Herz-Kreislauf-Erkrankungen. Damit

Gesundes Kauen

Durch bewusstes Kauen unterstützen wir die Verdauung unserer Nahrung erheblich, wodurch Magen und Darm weniger belastet werden. Durch unzureichendes Kauen und zu schnelles Schlucken nehmen wir das Sättigungsgefühl meist zu spät wahr.

Achtsames Kauen wurde in der Vorbeugung gegen Erkrankungen wie Fettleibigkeit, Bluthochdruck oder Diabetes bisher deutlich unterschätzt [27, 28]. Studien zeigen, dass gründliches Kauen zu einem niedrigeren Blutzucker- und Insulinanstieg führt [29].

Gesundheitsförderndes Kauen bedeutet, dass die Nahrung erst geschluckt wird, wenn sie breiförmig ist. Dabei ist es wichtig, intensiv zu kauen und die Bissen etappenweise zu schlucken. Dadurch wird die Nahrung optimal zerkleinert und mit Speichel durchmischt. Idealerweise sollte jeder Bissen etwa 30-mal gekaut werden. Dadurch entfalten sich auch neue Geschmacksnuancen. So setzen beispielsweise Enzyme des Speichels Zuckermoleküle aus den aufgenommenen Kohlenhydraten frei [30].

Kauen und die Abnehmspritze

Auf molekularer Ebene zeigt sich, dass beim ausreichenden Kauen und achtsamen Essen bestimmte Hormone, die das Sättigungsgefühl beeinflussen, stärker reagieren als beim schnellen Essen. GLP-1 (Glukagon-ähnliches Peptid-1), ein Hormon, das die Sättigung fördert und auch für die Wirkung einer populären Abnehmspritze verantwortlich ist, sowie Peptid YY, das ebenfalls das Sättigungsgefühl erhöht, weisen nach bewussterem Kauen eine deutlich höhere Konzentration auf [31, 32]. Menschen, die dazu neigen, aus emotionalen Gründen zu essen, scheinen weniger empfänglich für GLP-1 zu sein [33].

Kauen und das Mikrobiom

Unzureichend zerkautes Essen verhindert zudem die vollständige Wirkung der Verdauungssäfte im Magen und Dünndarm. Aufgabe der Verdauungssäfte ist es, die Nahrungsproteine so klein zu spalten, dass sie im Darm absorbiert werden können. Größere Bestandteile können jedoch nicht aufgenommen werden. Im Dickdarm angelangt, vermehren sich deshalb die eiweißspaltenden Bakterien und zersetzen das, was noch nicht verdaut wurde. Dadurch verändert sich die Zusammensetzung des Darmmikrobioms negativ und Entzündungsreaktionen in der Darmschleimhaut werden gefördert. Langfristig können Schleimhautveränderungen entstehen, die zu einer höheren Durchlässigkeit führen, dem sogenannten Leaky Gut (Seite 52). Die nicht vollständig verdauten Partikel gelangen ins Blut und können die Leber belasten, Entzündungen sowie Störungen des Fettstoffwechsels hervorrufen und so zu einem höheren Körpergewicht und chronischen Erkrankungen beitragen [34].

sind sie die häufigste Todesursache in Deutschland [35]. Herz-Kreislauf-Erkrankungen bilden sich vor allem auf dem Boden krankhaft verengter Gefäße, auch Arteriosklerose genannt, einem Prozess, bei dem es zu Ablagerungen an den Wänden der Arterien kommt. Diese Ablagerungen können aus verschiedenen Substanzen bestehen, darunter Cholesterin, Fett, Kalzium und anderen Stoffen im Blut. Über die Jahre hinweg verengen und verhärten diese Ablagerungen die Arterien, was den Blutfluss unter anderem zum Herzen reduziert und zu Herzkrankheiten wie Herzinsuffizienz, Herzrhythmusstörungen bis hin zum Herzinfarkt führen kann und auch einer der Hauptgründe für Schlaganfälle ist.

Gefäßschädigende Stoffe in tierischen Lebensmitteln

Unsere Ernährungs- und Lebensstilentscheidungen beeinflussen maßgeblich das Risiko für Arteriosklerose. Schon in der Kindheit beginnt dieser Prozess. Fettstreifen finden sich bereits in den Arterien von Teenagern, die mit einer westlichen Standardernährung, das heißt mit viel Weißmehl, Fastfood, Fertignahrung, Softdrinks, viel Fleisch, Zucker und wenig Ballaststoffen, aufgewachsen sind [36]. Besonders Stoffe, die vor allem in tierischen Lebensmitteln vorkommen, erhöhen das Risiko für Arteriosklerose. Dazu zählen beispielsweise bekannte Übeltäter wie gesättigte Fettsäuren und Cholesterin, aber auch erst vor kurzem entdeckte Substanzen wie AGEs (fortgeschrittene Glykationsendprodukte, Seite 55) und TMAO (Trimethylamin-N-Oxid, Seite 55).

Fortgeschrittene Glykationsendprodukte (AGEs)

AGEs (Advanced Glycation End Products, auf Deutsch: fortgeschrittene Glykationsendprodukte) sind schädliche Verbindungen, die entstehen, wenn Proteine oder Fette mit Zucker reagieren. Dieser Prozess wird als Glykation bezeichnet und findet vor allem während des Frittierens, Bratens oder Grillens von tierischen Nahrungsmitteln, die reich an Fett und Proteinen sind, statt. AGEs führen zu Entzündungen und oxidativem Stress, was eine Schädigung der Gefäßwände bewirken kann, und so die Entstehung und das Fortschreiten von Arteriosklerose unterstützt [37].

Trimethylamin-N-Oxid (TMAO)

Ein weiterer, bisher eher unbekannter, aber wichtiger Stoff bei der Entstehung von Arteriosklerose ist TMAO (Trimethylamin-N-Oxid). Es handelt sich dabei um eine chemische Verbindung, die im Körper aus bestimmten Nährstoffen, die vor allem in Fleisch, Eiern und Milchprodukten enthalten sind, gebildet wird. TMAO regt Prozesse an, die zu Arteriosklerose führen können. Dazu gehören unter anderem ebenfalls Entzündungen und oxidativer Stress sowie Veränderungen im Cholesterintransport, die die Bildung von Plaque-Ablagerungen fördern [38].

Helfende Farben und Fasern aus Pflanzen

Im Gegensatz dazu enthalten pflanzliche Lebensmittel zahlreiche Substanzen, die zum Schutz und zur Förderung der Gesundheit unserer Gefäße beitragen können. Diese Substanzen können dabei helfen, das Risiko für Herz-Kreislauf-Erkrankungen zu reduzieren. Sekundäre Pflanzenstoffe wie beispielsweise Anthocyane (Pigmente, die Obst und Gemüse ihre leuchtenden Farben von Rot, Blau bis Violett geben) können Arterien weiten und die Entstehung von Plaques in den Blutgefäßen verhindern. Außerdem wirken sie als Antioxidantien, die Zellen vor Schäden durch freie Radikale schützen. Freie Radikale sind instabile Moleküle, die im Körper Schäden anrichten und zur Entwicklung von Arteriosklerose beitragen. Indem Anthocyane diesen oxidativen Stress reduzieren, können sie die Gefäßwände schützen und Entzündungen verringern, was wiederum das Risiko für eine koronare Herzkrankheit senkt [39].

Auch Ballaststoffe, die ausschließlich in pflanzlichen Lebensmitteln wie Gemüse, Obst und Vollkornprodukten vorkommen, tragen zum Schutz vor Herz-Kreislauf-Erkrankungen bei. Sie binden Gallensäuren im Darm, die aus Cholesterin gebildet werden, und unterstützen somit die Ausscheidung dieser Gallensäuren. Dadurch wird der Cholesterinspiegel im Blut gesenkt [40].

Mikrohelfer fürs Herz

Auch Mineralstoffe und Vitamine sind von großer Bedeutung für die Herz-Kreislauf-Gesundheit:

- Kalium hilft dabei, den Blutdruck zu senken und das Herz gesund zu halten.
- Magnesium unterstützt die Herzfunktion und reguliert den Blutdruck.
- Kalzium ist an der Kontraktion der Herzmuskulatur beteiligt und reguliert die Blutgerinnung.
- Vitamin E wirkt als Antioxidans und trägt dazu bei, den Cholesterinspiegel zu senken.
- Vitamin C hat ebenfalls antioxidative Eigenschaften, unterstützt die Regeneration von Vitamin E und kann den Blutdruck regulieren sowie die Elastizität der Blutgefäße verbessern.
- Vitamin K ist an der Regulierung des zirkulierenden Kalziums beteiligt und unterstützt so ebenfalls die Elastizität der Gefäße.
- Die Vitamine B_6, B_9 (Folsäure) und B_{12} spielen eine entscheidende Rolle im Homocystein-Stoffwechsel und können dazu beitragen, den Homocystein-Spiegel im Blut zu senken. Ein hoher Homocystein-Spiegel wird mit einem erhöhten Risiko für Herz-Kreislauf-Erkrankungen in Verbindung gebracht, weil er die Blutgefäße schädigen und Entzündungen sowie die Bildung von Plaque in den Arterien fördern kann [41].

Wichtig: Vitamin B_{12} kommt in pflanzlichen Lebensmitteln kaum vor und muss daher bei einer rein veganen Ernährung substituiert werden, um einen Mangel zu vermeiden.

Ist Arteriosklerose reversibel?

Arteriosklerose gilt zwar generell als nicht umkehrbar, dennoch gibt es Gründe zur Hoffnung. Untersuchungen deuten darauf hin, dass eine fettarme, vollwertige, pflanzenbasierte Ernährung in Kombination mit anderen Lebensstiländerungen nicht nur das Fortschreiten von atherosklerotischen Herzerkrankungen verlangsamen, sondern in manchen Fällen auch dazu beitragen kann, sie ein Stück weit rückgängig zu machen. Das haben Medikamente bisher nicht geschafft. So wurde gezeigt, dass bei bis zu 91 Prozent der untersuchten Betroffenen eine Umkehr der Arteriosklerose zu verzeichnen war und teilweise sogar zuvor blockierte Blutgefäße wieder geöffnet werden konnten [42, 43, 44, 45]. Eine vollwertige pflanzenbasierte Ernährung kann das Risiko, an einer koronaren Herzkrankheit zu erkranken sowie das Risiko, daran zu versterben, um jeweils 40 Prozent reduzieren. Auch der Cholesterinspiegel und das Risiko, an hohem Blutdruck zu erkranken, kann durch eine Ernährung, die viele Ballaststoffe aus Gemüse, Vollkorngetreide, Hülsenfrüchten und Obst enthält, gesenkt werden. Das verringert nicht nur das Risiko für Herzkrankheiten, sondern auch das für Schlaganfälle [44, 46, 47].

Bluthochdruck

Bluthochdruck zählt zu den sogenannten »lifestyle diseases« und ist die Hauptursache für Herz-Kreislauf-Erkrankungen. Zwischen 20 und 30 Millionen Erwachsene in Deutschland leiden unter Bluthochdruck. Das bedeutet, dass fast jeder dritte Erwachsene betroffen ist. Hauptursachen für hohen Blutdruck sind ungesunde Ernährung, mangelnde Bewegung, Übergewicht, Stress und Alkoholkonsum [48].

Gemüse gegen Bluthochdruck

Ein bekanntes Beispiel für einen sekundären Pflanzenstoff, der auf Herz und Kreislauf schützend wirkt, ist das in Knoblauch und Zwiebeln enthaltene Allicin. Allicin kann dazu beitragen, den Blutdruck zu senken, und hat zudem antimikrobielle Eigenschaften [49, 50].

Ebenso spielen nitratreiche Gemüsesorten wie Rote Bete eine wichtige Rolle bei der Blutdruckregulierung. Nitrate werden im Körper zu Stickstoffmonoxid umgewandelt, ein Molekül, das dabei hilft, die Blutgefäße zu erweitern. Das führt zu einer Verbesserung der Flexibilität der Gefäßwände und macht es für das Blut einfacher, durch den Körper zu fließen [51]. Neueste Erkenntnisse legen zudem nahe, dass neben den Nitraten wahrscheinlich auch ein bestimmter sekundärer Pflanzenstoff, das Betanin (auch Betenrot genannt), zur blutdruckregulierenden Eigenschaft der Roten Bete beiträgt. Betanin scheint darüber hinaus noch viele andere gesundheitliche Vorteile zu haben. Es soll zum Beispiel die Zellen schützen, Entzündungen und Krebs vorbeugen, den Fettgehalt im Blut senken und auch gegen Diabetes und Übergewicht helfen [52].

Eine weitere wichtige Komponente für die Blutdruckregulation ist Kalium. Kaliumreiche Lebensmittel, zum Beispiel Bananen, Süßkartoffeln, Spinat, Grünkohl und andere Blattgemüse, unterstützen den Körper dabei, das Gleichgewicht zwischen Salz und Wasser zu halten und können so ebenfalls zu einem gesunden Blutdruck beitragen [53].

Andere wertvolle pflanzliche Lebensmittel gegen einen zu hohen Blutdruck sind Beeren, insbesondere Blaubeeren und Erdbeeren. Sie enthalten Flavonoide, die ebenfalls nachweislich den Blutdruck senken können [54].

Auch der Verzehr von Nüssen und Samen, insbesondere Walnüssen und Leinsamen, kann aufgrund ihres hohen Gehalts an Omega-3-Fettsäuren, die als ungesättigte Fettsäuren dazu beitragen, Zellmembranen flexibel zu halten, bei der Regulierung des Blutdrucks helfen [55].

Salzalternativen

Um den Salzverzehr zu senken, ohne auf vollmundige, geschmacksintensive Gerichte zu verzichten, gibt es verschiedene Möglichkeiten:

- Kräuter oder Gewürze
- Kräutersalz
- geröstete Saaten und Nüsse als Topping
- Sojasauce (Varianten mit weniger Salz)
- Misopaste (fermentierte, würzige Sojapaste)
- Balsamicoessig, Apfelessig oder Saft von Zitrusfrüchten
- Knoblauch oder Zwiebeln
- Gomasio (Sesam- und Salzgemisch)

Rezept für Gomasio als Salzalternative:
Eine Tasse Sesamsaat goldbraun rösten. Mit 1 EL Meersalz mörsern. Gomasio können Sie über alle möglichen Gerichte streuen.

Vollkornreis

In einer Studie über sechs Wochen erhielten übergewichtige Frauen entweder eine Diät mit täglich etwa einer Tasse gekochtem weißem Reis oder Vollkornreis. Anschließend wurden die Gruppen gewechselt. Die Gruppe, die Vollkornreis aß, zeigte einen signifikant niedrigeren Blutdruck. Als positive Nebeneffekte wurden zudem ein stärkerer Gewichtsverlust und weniger Entzündungsreaktionen im Körper beobachtet, was indirekt auch zu einem gesunden Blutdruck beiträgt [56]. Neben einem zu hohen Gewicht und Entzündungen ist auch ein hoher Blutzucker, wie beim Diabetes, ein Risikofaktor

Zuckeralternativen

Die Reduktion von Zucker funktioniert langfristig am besten, wenn Sie sich Schritt für Schritt an weniger gesüßte Speisen gewöhnen. Gesündere Alternativen, weil sie neben Zucker auch Ballaststoffe und Mikronährstoffe enthalten, sind Bananen, Datteln und Apfelmus.
Sirup enthält ebenfalls kleine Mengen an Vitaminen und Mineralstoffen und besitzt meist einen geringeren glykämischen Index als Zucker. Sie können ihn deshalb als Alternative zu raffiniertem Zucker verwenden, sollten ihn aber auch nur in Maßen genießen. Beispiele für geeignete Siruparten sind: Ahornsirup, Dattelsirup, Zuckerrübensirup oder Melasse, Apfeldicksaft, Birnendicksaft, Agavendicksaft und Kokosblütensirup. Gesundheitlich wertvoll soll Yacon-Sirup sein.

für hohen Blutdruck. Hoher Blutzucker kann die Arterien versteifen und ihre Fähigkeit zur Entspannung innerhalb einer Stunde halbieren [57]. Vollkornreis hat auch blutzuckersenkende Effekte und kann so indirekt zu einem normalen Blutdruck beitragen [58, 59].

Druck rausnehmen durch weniger Salz

Ein weiterer Schlüsselfaktor bei der Blutdruckregulierung ist die Vermeidung von zu viel Salz. Salz bringt den Körper dazu, Wasser zurückzuhalten. Das erhöht den Blutdruck, indem es das Blutvolumen in den Arterien vergrößert. Dieser erhöhte Druck auf die Arterienwände kann zu Bluthochdruck führen [60].

Diabetes mellitus Typ 2

In Deutschland leben derzeit etwa 9 Millionen Menschen mit Typ-2-Diabetes, jährlich kommen mehr als 500 000 neue Fälle von Diabetes hinzu [61]. Typ-2-Diabetes ist eine chronische Stoffwechselerkrankung, die durch einen hohen Blutzuckerspiegel gekennzeichnet ist. Diese Erkrankung entsteht, wenn der Körper nicht mehr effektiv auf Insulin reagieren kann – eine als Insulinresistenz bekannte Bedingung – oder wenn die Bauchspeicheldrüse nicht mehr ausreichend Insulin produziert, um den Bedarf des Körpers zu decken.

Insulin ist ein Hormon, das den Zucker aus dem Blut in die Zellen transportiert, wo er zur Energiegewinnung verwendet wird. Im Unterschied zu Typ-1-Diabetes, der meistens in der Kindheit oder im Jugendalter auftritt und bei dem das Immunsystem die insulinproduzierenden Zellen zerstört, wurde Typ-2-Diabetes früher auch als Altersdiabetes bezeichnet. Aufgrund der weltweit zunehmenden Pandemie von Übergewicht und Fettleibigkeit sowie eines zunehmend inaktiven Lebensstils tritt er jedoch mittlerweile auch vermehrt bei jüngeren Menschen und sogar schon bei Kindern auf [62, 63].

Ändern Sie Ihren Lebensstil

Typ-2-Diabetes hängt vor allem mit Lebensstilfaktoren wie ungesunder Ernährung und mangelnder körperlicher Aktivität sowie daraus resultierendem Übergewicht zusammen. Genetische Faktoren und andere Risikofaktoren wie hohes Alter spielen eine nachrangige Rolle. Somit ist auch die wichtigste Behandlungsstrategie eine Änderung des Lebensstils. Insbesondere rückt hier eine gesündere Ernährung in den Vordergrund, aber auch regelmäßige körperliche Aktivität und Gewichtsverlust bei Übergewicht spielen eine wichtige Rolle [64, 65].

Gamechanger der veganen Ernährung

Kräuter und Gewürze

Küchenkräuter und Gewürze können durch ihre starken und vielfältigen Aromen dabei helfen, den Salzgehalt von Speisen zu reduzieren. Darüber hinaus sind Kräuter reich an Vitaminen und Mineralstoffen wie insbesondere B-Vitaminen, Kalzium, Kalium und Eisen. Dazu gehören vor allem Petersilie, Koriander und Schnittlauch, aber auch mediterrane Kräuter wie Rosmarin, Basilikum, Thymian, Oregano und Salbei.

Sowohl Kräuter als auch Gewürze haben aufgrund ihres hohen Gehalts an sekundären Pflanzenstoffen vielfältige gesundheitliche Wirkungen und sollten täglich mehrfach in die Ernährung eingebaut werden.

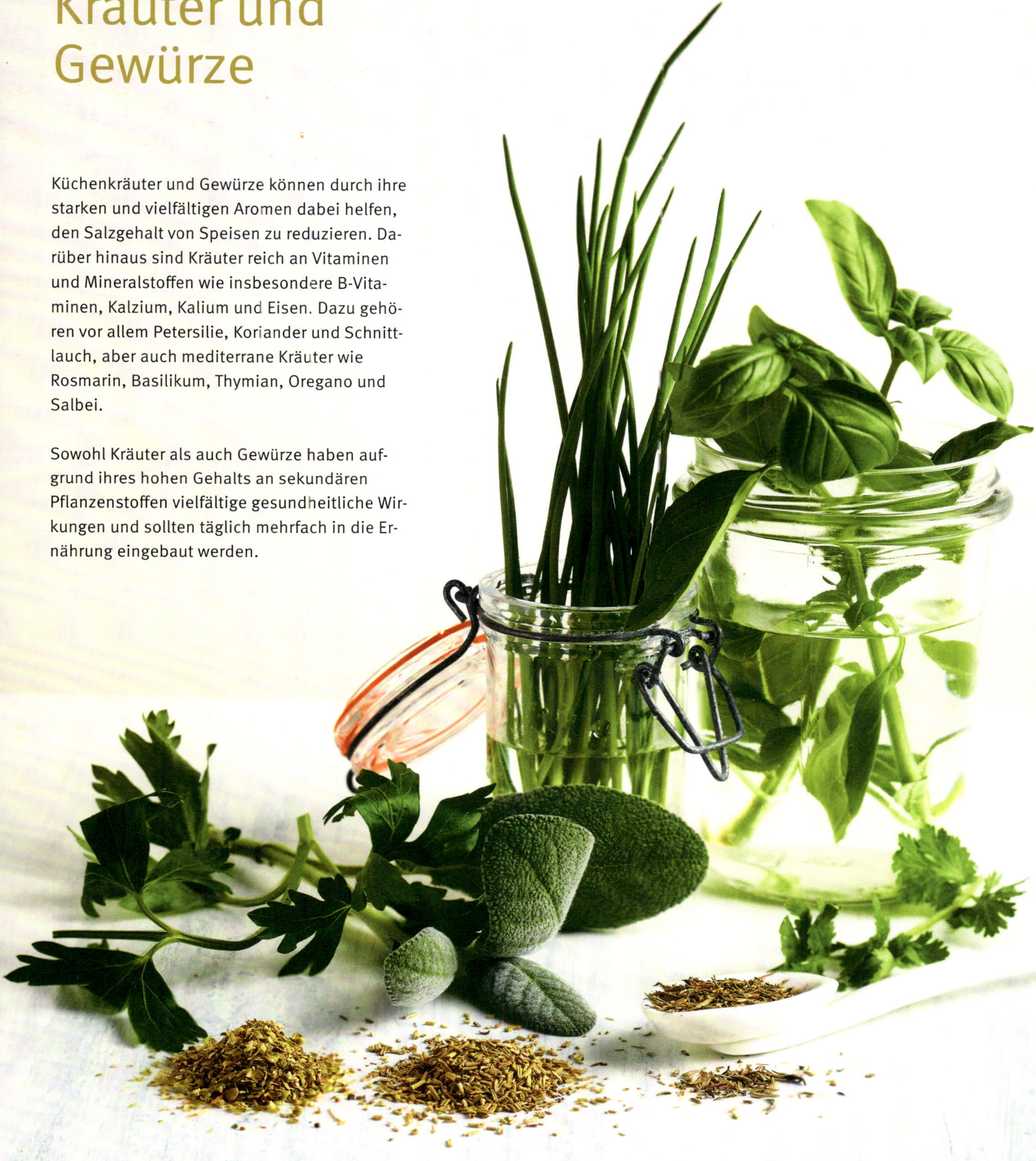

Reicht eine Lebensstiländerung nicht aus, kommen Medikamente hinzu, die die Insulinempfindlichkeit erhöhen oder die Glukoseaufnahme im Darm reduzieren. In einigen Fällen können auch Insulin oder andere injizierbare Medikamente erforderlich sein. Frühzeitige Diagnose und Behandlung sind entscheidend, um Langzeitschäden und -komplikationen wie Herzkrankheiten, Nierenschäden, Sehstörungen und Nervenschäden zu vermeiden [65].

Offiziellen Schätzungen zufolge könnten etwa 50 Prozent der in Deutschland an Typ-2-Diabetes erkrankten Personen durch spezielle Schulungen zu einem gesunden Lebensstil, einschließlich Ernährungsumstellung, Bewegung und Gewichtsabnahme, erfolgreich ohne Medikamente behandelt werden [61].

Die Vorteile von Vollkorn

Die Verbindung zwischen Ernährung und Typ-2-Diabetes ist seit langem Gegenstand zahlreicher wissenschaftlicher Untersuchungen. Historische Daten reichen bis in die 1930er-Jahre zurück, als Rabinowitch die potenziellen Vorteile einer kalorienreduzierten Ernährung, reich an vollwertigen Kohlenhydraten, für die Behandlung von Diabetes untersuchte [223]. Vorteilhaft sind vollwertige Kohlenhydrate, die vor allem in Vollkornprodukten, Gemüse und Obst enthalten sind und reich an Ballaststoffen, Mineralien, Vitaminen und sekundären Pflanzenstoffen sind. Nachteilig wirken sich raffinierte und einfache, »leere« Kohlenhydrate wie Weißmehlprodukte und Zucker aus. So wurde beispielsweise in mehreren Studien ein regelmäßiger Konsum von weißem Reis mit einem erhöhten Risiko für Typ-2-Diabetes in Verbindung gebracht, während Vollkornreis mit einem geringeren Risiko verbunden war [66, 67]. Es wurde geschätzt, dass der Ersatz von einer drittel Portion weißen Reises pro Tag durch die gleiche Menge an Vollkorngetreide das Diabetesrisiko um 36 Prozent senken könnte [66]. Spätere Studien bestätigten diese Ergebnisse und zeigten ähnliche positive Effekte bei Menschen mit Prädiabetes und Übergewicht [56, 58].

Safran, dunkle Gemüse und Co.

Mit Vollkornreis gut kombinierbar und unterstützend wirken können Safran, ein Gewürz, dem therapeutisches Potenzial gegen Diabetes zugesprochen wird, Bohnen und andere Hülsenfrüchte, denen ebenfalls antidiabetische Eigenschaften zugeschrieben werden [68, 69].

Auch zahlreiche andere pflanzliche Lebensmittel und Lebensmittelbestandteile können zur Prävention und Kontrolle von Diabetes beitragen. Gemüsesorten wie dunkelgrünes Blattgemüse, Brokkoli, Gurken, Paprika, Zucchini, Lauch, Zwiebeln und Knoblauch sind für an Diabetes Erkrankte sehr vorteilhaft, weil sie reich an Nährstoffen und Ballaststoffen sind und einen niedrigen glykämischen Index aufweisen, was die Blutzuckerkontrolle unterstützt [70]. Ballaststoffe sind besonders wichtig in der Ernährung von Menschen mit Diabetes, weil sie den Blutzuckerspiegel nach den Mahlzeiten stabilisieren, die Gesundheit des Darmmikrobioms fördern und schneller und länger ein Sättigungsgefühl hervorrufen [71].

Zimt kann den Blutzuckerspiegel senken und die Insulinsensitivität verbessern [72]. Chia- sowie Leinsamen, die reich an Omega-3-Fettsäuren, sekundären Pflanzenstoffen wie Polyphenole und Ballaststoffen sind, tragen zur Verbesserung der Blutzuckerkontrolle bei und reduzieren das Risiko für Herz-Kreislauf-Erkrankungen [73, 74, 75]. Kurkuma, das den gut erforschten, entzündungshemmenden Inhaltsstoff Curcumin enthält, kann die Insulinsensitivität verbessern [76].

Es scheint also, dass eine ausgewogene, pflanzenbasierte Ernährung mit vollwertigen, ballaststoffreichen Lebensmitteln wesentlich für die effektive Kontrolle und Prävention von Diabetes ist [77].

Adipositas

Die Häufigkeit von Übergewicht hat sich in den letzten vier Jahrzehnten verdreifacht und stellt eine enorme Belastung für die Gesundheit der Menschen dar. Weltweit leiden mittlerweile mehr Menschen an Übergewicht oder Adipositas (Fettleibigkeit) als an Unterernährung. Damit gehören nicht Hunger und Mangelernährung, sondern eine ungesunde Überernährung und Übergewicht zu den häufigsten vermeidbaren Ursachen für Krankheiten und vorzeitigen Tod [78, 79]. Bedingt durch eine sogenannte adipogene (adipositasfördernde) Umgebung mit preiswerter kalorienreicher Nahrung, Technologien und Strukturen, die körperliche Aktivität reduzieren oder ersetzen, sowie kostengünstigen Unterhaltungsangeboten, die keine körperliche Betätigung erfordern, ist Fettleibigkeit zu einer weltweiten Pandemie geworden [62].

In Deutschland leidet mehr als die Hälfte der Bevölkerung (53,5 Prozent) unter Übergewicht oder Adipositas. Das betrifft 46,6 Prozent der Frauen und 60,5 Prozent der Männer. Zudem weisen 19,0 Prozent der Erwachsenen eine Adipositas auf [80]. Menschen, die sich vegan ernähren, sind selten übergewichtig oder adipös, was zur Risikosenkung zahlreicher Zivilisationskrankheiten beiträgt [81].

Adipositas fördert weitere Erkrankungen

Übergewicht und Fettleibigkeit sind bedeutende Risikofaktoren für eine Vielzahl von Erkrankungen, die die Lebensqualität erheblich beeinträchtigen können. Mit einem steigenden Body-Mass-Index (BMI) erhöht sich das Risiko für zahlreiche Begleiterkrankungen wesentlich. Dazu gehören Bluthochdruck, Herz-Kreislauf-Erkrankungen und Diabetes mellitus Typ 2. Auch Dyslipidämien (Störungen im Fettstoffwechsel) sowie Störungen der Hämostase (Blutstillung) werden durch Übergewicht begünstigt. Weitere Folgeerkrankungen sind Gicht, Gallensteine, Schlafapnoe, nichtalkoholische Fettleber, verschiedene Krebsarten, Hauterkrankungen sowie Erkrankungen des Skelett- und Bewegungsapparates. Darüber hinaus können Störungen der Fertilität auftreten, was die Fruchtbarkeit beeinträchtigt. Nicht zuletzt führt Übergewicht oft zu reduzierter Beweglichkeit und Ausdauer sowie zu psychosozialen Problemen, die das Wohlbefinden und die sozialen Interaktionen der Betroffenen weiter negativ beeinflussen [82].

Gene oder Lebensstil?

Bei der Entstehung von Adipositas spielen sowohl genetische als auch Lebensstilfaktoren eine Rolle. Aktuelle Studien zeigen, dass etwa 100 genetische Marker mit Adipositas in Verbindung gebracht werden. Allerdings erklären diese Marker insgesamt weniger als drei Prozent der Unterschiede im Body-Mass-Index (BMI) zwischen den Menschen [83, 84]. Der Vergleich des Gewichts von biologischen und adoptierten Kindern verdeutlicht den geringen Einfluss der Genetik und legt nahe, dass eher der Lebensstil vererbt wird. Adoptierte Kinder mit zwei übergewichtigen Stiefeltern haben ein fast genauso hohes Risiko, übergewichtig zu werden, wie Kinder in Familien mit zwei übergewichtigen biologischen Eltern [85]. Es lässt sich schlussfolgern, dass genetische Faktoren zwar eine Rolle bei Adipositas spielen können, aber die Ernährung und der Lebensstil einen weitaus größeren Einfluss haben.

Viszerales Fett – ein aktives Organ

Ein wichtiger Aspekt bei überschüssigem Körperfett ist der Unterschied zwischen viszeralem und subkutanem Fett. Während subkutanes Fett unter der Haut gespeichert wird, befindet sich viszerales Fett um die Organe im Bauchraum. Personen mit einer größeren Menge an viszeralem Fett (Apfeltyp) haben ein höheres Risiko für gesundheitliche Probleme als solche mit mehr subkutanem Fett

(Birnentyp), weil viszerales Fett mit einem erhöhten Risiko für metabolisches Syndrom, Herz-Kreislauf-Erkrankungen und Typ-2-Diabetes verbunden ist. So weisen Personen mit einem schlanken Erscheinungsbild vom Apfeltyp ein höheres Risiko für Folgeerkrankungen auf als äußerlich stärker übergewichtige Personen vom Birnentyp [86].

Die Bestimmung des Taillenumfangs ist eine einfache und effektive Methode, um den Anteil des viszeralen Fettes abzuschätzen und das Risiko von Krankheiten, die durch Übergewicht verursacht werden, zu bewerten. Bei einem Taillenumfang von über 80 cm bei Frauen und mehr als 95 cm bei Männern ist das Risiko für gewichtsbedingte Gesundheitsprobleme bereits erhöht. Überschreitet der Umfang 88 cm bei Frauen bzw. 102 cm bei Männern, steigt das Risiko für metabolische Folgeerkrankungen deutlich an [87].

Vegane Ernährung am effektivsten

Laut aktueller wissenschaftlicher Datenlage ist vor allem eine fettarme, vollwertige, pflanzenbasierte Ernährung, besonders auch wegen der geringen Kaloriendichte, für eine Gewichtsreduktion und nachhaltige Gewichtsstabilisierung geeignet [88]. Eine Auswertung klinischer Studien hat gezeigt, dass eine rein vegane Ernährung im Vergleich zu anderen Ernährungsformen über einen mittleren Zeitraum von 18 Wochen den größten Gewichtsverlust erzielte (Tabelle, Seite 62). Dieser Effekt blieb bestehen, sogar wenn eine vegane Ernährung ohne Kalorienbeschränkung mit einer vegetarischen Diät mit eingeschränkter Kalorienzufuhr verglichen wurde [89].

Gewichtsverlust bei veganer Ernährung im Vergleich zu nicht veganen Ernährungsformen [89]

Ernährungsform	Gewichtsverlust (durchschnittlich, über 18 Wochen)
vegane Ernährung	2,52 kg
vegetarische Diät (mit kalorischer Einschränkung)	2,21 kg
vegetarische Ernährung	1,48 kg
omnivore Ernährung	1,23 kg

Eine übermäßige Energiezufuhr durch preiswerte, hochkalorische Lebensmittel wie stark verarbeitete Fertigprodukte und tierische Lebensmittel, deren Konsum seit den 1980er-Jahren weltweit massiv zugenommen hat, scheint der Hauptauslöser der Adipositas-Pandemie zu sein [90].

Andere Untersuchungen haben gezeigt, dass eine Umstellung auf eine fettarme, vollwertige, vegane Ernährung eine messbare Verbesserung der Ernährungsqualität bewirken konnte. Neben der Gewichtsreduktion ging das auch mit einer besseren Stoffwechselgesundheit einher. Eine erhöhte Aufnahme von Hülsenfrüchten scheint hierbei eine besonders wichtige Rolle zu spielen [91].

Bereits eine moderate Gewichtsabnahme von fünf bis zehn Prozent des Körpergewichts bringt erhebliche Vorteile mit sich, kann signifikante positive Auswirkungen auf den Cholesterinspiegel und andere Gesundheitsmarker haben und somit das Herz-Kreislauf-System spürbar entlasten [93]. Das Ziel sollte nicht nur eine Gewichtsreduktion sein, sondern vor allem eine langfristige alltagskompatible Umsetzung einer ausgewogenen Ernährung und damit eine nachhaltige Gewichtsstabilisierung. Angesichts der zahlreichen Ursachen für Übergewicht beinhalten die effektivsten Programme Elemente der Ernährungs-, Bewegungs- und Verhaltenstherapie. Langfristige Ernährungstherapien, insbesondere solche, die auf einer realistischen Umstellung der Ernährungsgewohnheiten basieren, zeigen auch bei Personen mit einem hohen Body-Mass-Index (BMI) gute Erfolge.

Der Aufbau einer Mahlzeit spielt eine Rolle

Studien zeigen, dass ballaststoff- und wasserreiches Gemüse oder Obst zu Beginn einer Mahlzeit, zum Beispiel ein Salat oder ein Apfel, dazu beitragen können, insgesamt weniger zu essen. Gemüse und Obst, die viel Wasser enthalten, machen nicht nur satt, sondern haben auch weniger Kalorien. Wenn wir solche Lebensmittel essen, fühlen wir uns voller, ohne zu viele Kalorien zu uns zu nehmen. Dadurch essen wir bei der nächsten Mahlzeit automatisch weniger, und es dauert länger, bis wir wieder hungrig sind. Kurz gesagt: Ballaststoff- und wasserreiches Essen hilft uns, weniger zu essen und länger satt zu bleiben [92].

Effektive Ernährungsformen zeichnen sich durch eine hohe Aufnahme von Gemüse, Obst, Hülsenfrüchten und Vollkornprodukten aus und minimieren den Konsum von Fett, Zucker, verarbeiteten Lebensmitteln und tierischen Produkten [91, 94].

Gesund Altern – »Longevity«

Ein charakteristisches Merkmal des Alterns ist die nachlassende Leistungsfähigkeit unseres Immunsystems [101]. Sichtbar wird dies zum Beispiel daran, dass ältere Menschen schneller eine Grippe bekommen oder dass Impfungen bei ihnen nicht mehr so gut anschlagen. Schon vor ungefähr 20 Jahren haben Forschende festgestellt, dass die Abwehrzellen von 80-Jährigen mehr entzündungsfördernde Stoffe produzieren. Das bedeutet, dass der Teil des Immunsystems, der gezielt Infektionen bekämpft, schwächer wird, während gleichzeitig Reaktionen zunehmen, die zu Entzündungen führen können, ohne dass eine spezifische Infektion vorliegt [102]. Dieses Phänomen nennt man »Inflamm-Aging«, also eine Art Entzündung, die mit dem Altern einhergeht. Diese dauerhaft leicht erhöhte Entzündungsbereitschaft ist typisch für das Älterwerden und könnte ein Grund dafür sein, dass mit dem Alter auch die Anfälligkeit für Krankheiten steigt [103, 104].

»Inflamm-Aging« – altern wir durch Entzündungen?

»Inflamm-Aging« scheint somit eine bedeutende Folge des Alterns zu sein. Ein Schlüssel zum gesunden Altern und einem langen Leben könnte sein, solche Entzündungen zu reduzieren, ohne die Abwehr gegen Krankheiten zu schwächen. Die Ernährung spielt dabei eine zentrale Rolle. Studien zeigen, dass bestimmte Ernährungsformen, besonders die typische westliche Ernährung, die viel Fleisch und hochverarbeitete Produkte enthält, Entzündungen fördert. Dagegen kann eine pflanzenbasierte Kost mit viel Gemüse und Obst Entzündungen verringern. Eine Umstellung auf eine pflanzenreiche Ernährung könnte also helfen, gesünder zu altern [105].

Gesundes Altern bedeutet, auch im hohen Alter noch körperlich und geistig fit und wohlauf zu sein. Eine Möglichkeit, dieses Ziel zu erreichen, könnte eine Ernährung mit pflanzlichen anstelle von tierischen Eiweißen sein. Studien haben gezeigt, dass Menschen, die vermehrt pflanzliche Proteine zu sich nehmen, im Alter tendenziell weniger gesundheitliche Einschränkungen haben [106].

Was wir essen, beeinflusst Entzündungen im Körper

Studien, die sich damit beschäftigten, wie pflanzliche und tierische Proteine den Entzündungssta-

Der Biorhythmus des Essens

Die Idee, »morgens wie ein Kaiser, mittags wie ein Edelmann und abends wie ein Bettler« zu essen, ist ein weit verbreitetes Sprichwort. Wissenschaftliche Forschung hat gezeigt, dass es tatsächlich eine Berechtigung für diese Regel gibt.

Die Chrononutrition befasst sich mit dem Konzept, dass der Zeitpunkt der Nahrungsaufnahme den Stoffwechsel und das Wohlbefinden beeinflussen kann. Verschiedene biologische Prozesse spielen eine Rolle dabei, wann und wie unser Körper Nährstoffe verarbeitet [95]. Die Chrononutrition basiert zudem auf der Hypothese, dass moderne Essgewohnheiten zu einer Desynchronisierung zwischen dem Ernährungsrhythmus und dem inneren zirkadianen Rhythmus führen. Diese kann einen negativen Einfluss auf den Stoffwechsel haben und zur Entwicklung von Übergewicht und metabolischem Syndrom beitragen. Der zirkadiane Rhythmus, unser innerer biologischer Takt, beeinflusst u.a. den Zeitpunkt, zu dem Nahrung und Flüssigkeit eingenommen werden sollten. Die innere Uhr im Gehirn, auch als »Master Clock« bekannt, synchronisiert den Stoffwechsel und die Freisetzung von Hormonen [96].

Frühstücken ist vorteilhaft

Eine Studie aus Schottland ergab, dass die Verteilung der täglichen Kalorien auf verschiedene Mahlzeiten zwar keinen signifikanten Einfluss auf den Energiestoffwechsel hat, aber dass Menschen, die ein größeres Frühstück zu sich nehmen, tendenziell ihren Appetit besser unter Kontrolle haben und sich für den Rest des Tages satter fühlen [97]. Weitere Forschungen haben gezeigt, dass der Blutzuckerspiegel nach späten Mahlzeiten tendenziell stärker ansteigt als nach morgendlichen Mahlzeiten. Das könnte darauf hinweisen, dass konsumierte Kalorien morgens anders verarbeitet werden als abends. Insulin ist ein Schlüsselhormon, das den Blutzuckerspiegel reguliert und die Aufnahme von Glukose in die Zellen ermöglicht [98]. Einige Untersuchungen deuten darauf hin, dass die Insulinempfindlichkeit und -antwort im Laufe des Tages variieren kann. So empfehlen sich kohlenhydratreiche Mahlzeiten eher in der ersten Tageshälfte. Weiterhin empfiehlt es sich, eher proteinreiche Abendmahlzeiten zu genießen, weil die Insulinwirkung ab 18 Uhr stark abnimmt [99].

Ein reichhaltiges Frühstück kann also dazu beitragen, den Stoffwechsel anzukurbeln. Dennoch sollten Sie beachten, dass die Gesamtkalorienaufnahme über den Tag verteilt wichtig ist und auch, was und wie viel Sie essen [100]. Die Chronobiologie in der Ernährung ist komplex und individuelle Unterschiede spielen eine große Rolle. Weil es keine allgemeingültige Lösung gibt, sollten Sie auf Ihren Körper hören, seinen Bedürfnissen folgen und die Ernährung anpassen.

tus bei Menschen mit Übergewicht und metabolischem Syndrom beeinflussen, haben ergeben, dass Menschen, die viel tierisches Protein und Fett aus Fleisch essen, höhere Werte von Entzündungsmarkern im Blut haben. Das bedeutet, dass der Verzehr von Fleisch bei übergewichtigen Erwachsenen zu einer stärkeren Entzündungsreaktion im Körper führen kann. Im Gegensatz dazu wirken viele pflanzliche Lebensmittel entzündungshemmend [107, 108]. So konnte gezeigt werden, dass der Verzehr von fünf Portionen Obst und Gemüse am Tag, besonders wenn es sich um sehr antioxidative Sorten wie Beeren oder Blattgemüse handelt, Entzündungen im Körper verringert und so zum Beispiel Leberfunktionsstörungen verbessert [109, 110, 111]. In einer umfangreichen Untersuchung mit über 400 000 Teilnehmenden fand man heraus, dass bereits das Ersetzen von drei Prozent tierischen Eiweißes durch pflanzliches Eiweiß das Risiko, früher zu sterben, um zehn Prozent senken kann [112].

Telomere und natürlich junge Haut

Eine vollwertige, pflanzliche Ernährung kann auch zu einer jüngeren, schöneren Haut verhelfen. Das wird unter anderem darauf zurückgeführt, dass eine solche Ernährung die Verlängerung der Telomere begünstigt. Telomere sind die Schutzkappen unserer Chromosomen, die mit dem Alter schrumpfen, bis sich Zellen nicht mehr teilen können, wodurch die Erneuerung von Gewebe eingeschränkt wird. Zusätzlich reduzieren sekundäre Pflanzenstoffe sogenannte Gerontotoxine (Giftstoffe, die den Alterungsprozess beschleunigen) und verbessern die Fähigkeit unserer Zellen, sich vor Schäden durch freie Radikale zu schützen [113].

Die »Longevity Diet«

Basierend auf einer Reihe von Studien hat Valter Longo, ein bekannter »Longevity«-Forscher, die sogenannte »Longevity Diet« (eine Ernährungsweise für ein langes Leben) entwickelt. Diese Ernährungsweise zeichnet sich durch einen hohen Anteil an vollwertigen Kohlenhydraten und eine niedrige, aber ausreichende Proteinzufuhr, insbesondere durch den hohen Verzehr von Hülsenfrüchten, aus. Sie führt im Körper zu einer Reduzierung von Signalwegen, die mit dem Alterungsprozess in Verbindung gebracht werden [18].

Als Vorbilder hierfür haben traditionelle Ernährungsweisen gedient, beispielsweise die der Okinawaner in Japan, bei denen tierische Produkte nur etwa ein Prozent der Nahrung ausmachen. Ähnliche Essgewohnheiten finden sich auch in anderen Regionen wie Ikaria in Griechenland, Sardinien in Italien, die Nicoya-Halbinsel in Costa Rica und Loma Linda in den USA. Alle diese Regionen zusammen werden als »Blue Zones« bezeichnet und sind für eine hohe Anzahl an gesund alternden Hundertjährigen bekannt. Die Ernährung basiert auf natürlichen, saisonalen und lokalen Produkten. Ein Großteil der Lebensmittel wird eigenhändig angebaut. Traditionelle Zubereitungsarten wie die Fermentation zur Haltbarmachung sind üblich. Industriell verarbeitete Fertigprodukte, Fast-Food und raffinierter Zucker sind in dieser Ernährungsweise nicht zu finden [114].

Eine Umstellung von der typisch westlichen Ernährung auf eine vollwertige, pflanzenbasierte Ernährung, reich an Hülsenfrüchten, Gemüse, Obst, Vollkornprodukten, Nüssen und Samen, verfeinert mit Gewürzen und frischen (Wild-)Kräutern, kann die Lebenserwartung erheblich steigern. Wichtig ist allerdings auch, besonders bei über 65-Jährigen, Mangelernährung zu vermeiden, um Gebrechlichkeit und Krankheiten vorzubeugen. Idealerweise beinhaltet eine solche Ernährung auch eine tägliche Fastenperiode von 12 bis 16 Stunden [18].

Vielfalt der **Hülsenfrüchte**

Die Sortenvielfalt der Hülsenfrüchte ist groß. Es gibt verschiedenste Sorten von Erbsen, Linsen und Busch-, Stangen-, Acker- und Feuerbohnen, die sich in Farbe, Konsistenz und Verwendung unterscheiden. Die meisten Hülsenfrüchte (bis auf wenige Ausnahmen wie Zuckerschoten, Markerbsen und Schlangenbohnen) sind roh aufgrund des hohen Gehalts an Phasin giftig.

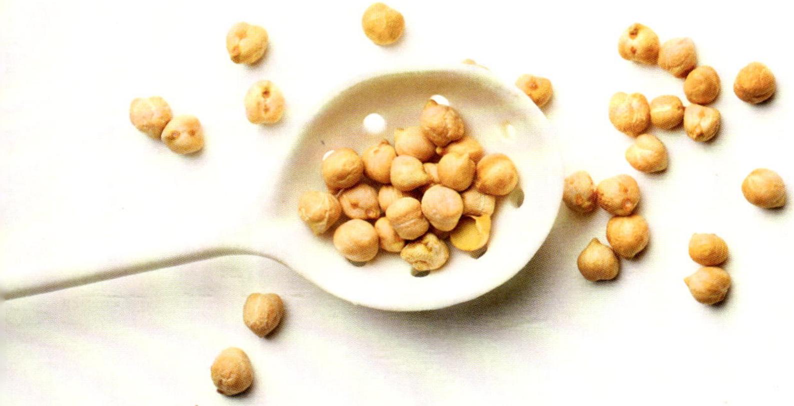

Kichererbsen

stammen hauptsächlich aus Indien, werden aber auch in Griechenland und Italien angebaut. Sie eignen sich als Einlage in Suppen sowie warm oder kalt in Salaten. Beliebt sind Kichererbsen geröstet und gewürzt als Snack. Besonders bekannt sind sie als Hauptzutat von Hummus und Falafel. Glutenfreies Kichererbsenmehl ist proteinreich. Es bindet als Eiersatz viele herzhafte Speisen und ist auch zum Backen geeignet.

Erbsen

Weltweit gibt es über 250 Erbsensorten. Je größer die Sorte ist, desto mehr Stärke enthält sie und desto weicher ist sie nach dem Kochen. Geschälte getrocknete Erbsen sind leichter verdaulich und schneller zubereitet als ungeschälte getrocknete Hülsenfrüchte. Erbsen eignen sich für Eintöpfe, Suppen oder als Gemüsebeilage. Auch Milchalternativen auf Erbsenbasis und Fleischalternativen aus Erbsenprotein finden sich in vielen Supermarktregalen.

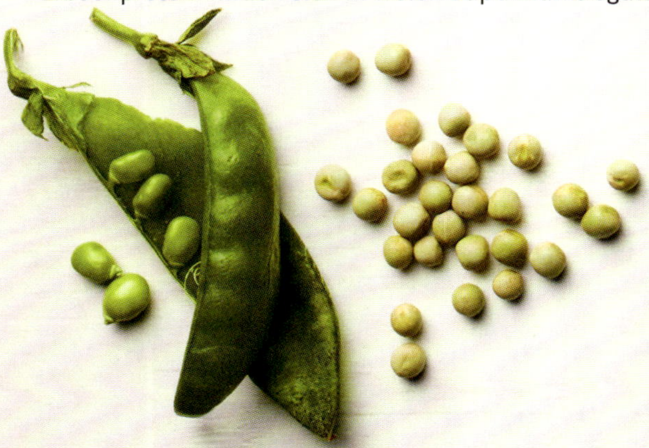

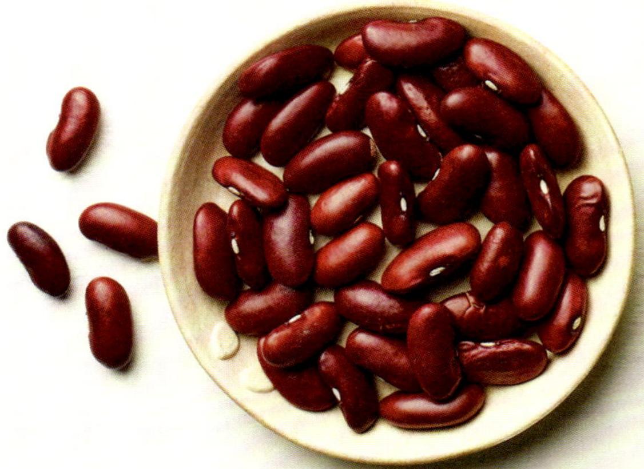

Kidneybohnen

sind aus der mexikanischen und südamerikanischen Küche bekannt, zum Beispiel im beliebten Chili sin carne (fleischfreie Variante des Chili con carne). Die Kidneybohne hat eine feste Schale, einen mehligen Kern und einen charakteristischen Geschmack. Sie eignet sich gut für bohnenbasierte Aufstriche.

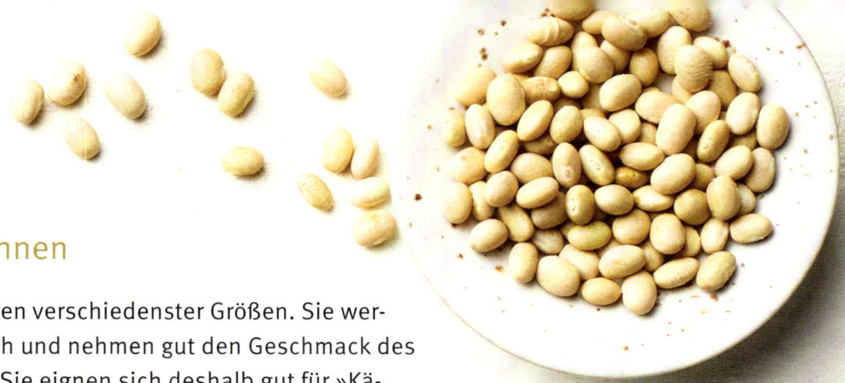

Weiße Bohnen

gibt es in Sorten verschiedenster Größen. Sie werden sehr weich und nehmen gut den Geschmack des Gerichtes an. Sie eignen sich deshalb gut für »Käse«-Cremes oder als Einlage in Suppen.

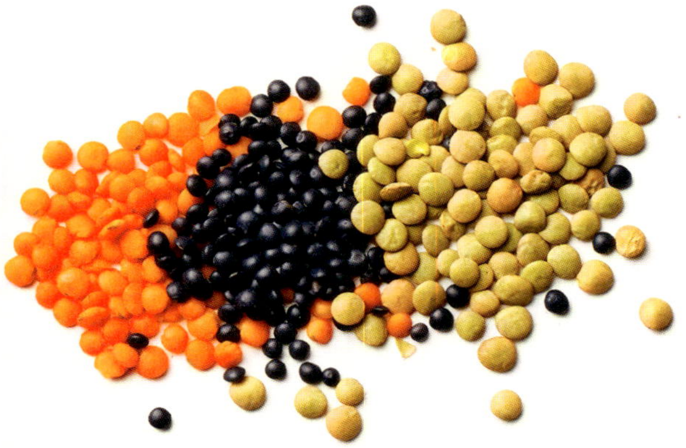

Linsen

Je kleiner die Linsensorte, desto intensiver ihr Geschmack. Klassische Tellerlinsen sind Linsen mit einer Größe von sechs bis sieben Millimeter. Linsen kochen weich und müssen nicht eingeweicht werden. Rote Linsen garen besonders schnell. Linsen eignen sich für eine Vielzahl von Gerichten, zum Beispiel Belugalinsen im Salat, Tellerlinsen für Eintöpfe und Cremesuppen, rote Linsen im Daal (indische Linsensuppe). Auch als Basis für Aufstriche und als Fleischalternativen, zum Beispiel Linsenbratlinge oder als Linsenbraten, eignen sich Linsen sehr gut.

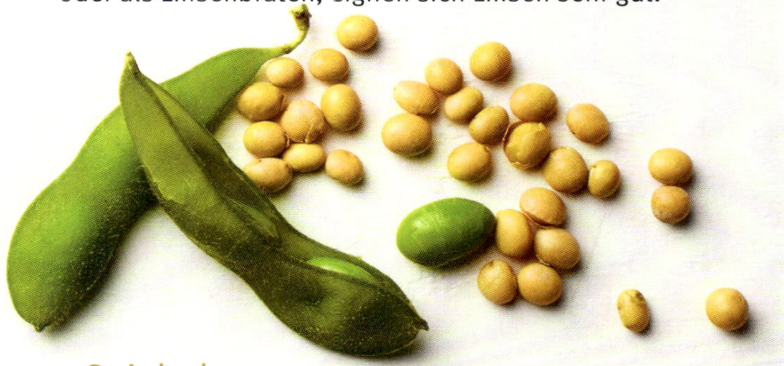

Adzukibohnen

sind besonders bekannt aus der traditionellen japanischen Küche. Aufgrund ihres süßlichen Geschmacks werden sie häufig für Süßspeisen verwendet, zum Beispiel Klebereisbällchen mit Rote-Bohnenpaste-Füllung (Mochi).

Sojabohnen

spielen aufgrund ihres besonders hohen Eiweißanteils von etwa 40 Prozent eine besonders wichtige Rolle in der pflanzlichen Ernährung. Sie dienen als Rohstoff für verschiedenste Produkte wie Sojaöl, Sojasauce, Sojadrinks, Tofu, Tempeh, texturiertes Sojagranulat oder Fleischalternativen. Auch geröstet und gewürzt als Knabberartikel oder gegart als Edamame kann die Sojabohne in die Ernährung integriert werden.

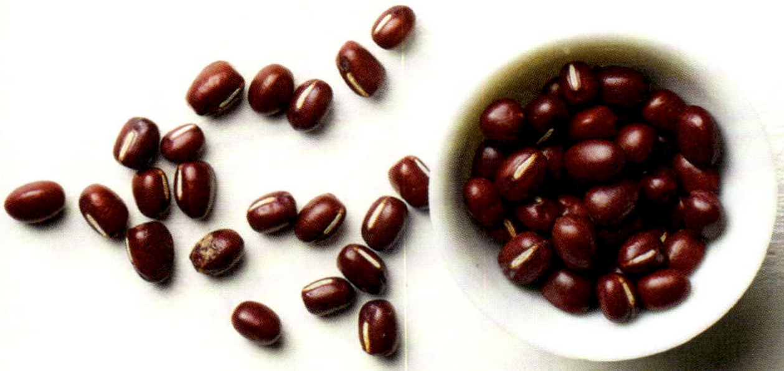

Schwarze Bohnen

dienen als Grundnahrungsmittel in Mittel- und Südamerika. Wegen ihrer guten Festigkeit und dem kräftigen Aroma sind sie gut für Bohneneintöpfe geeignet.

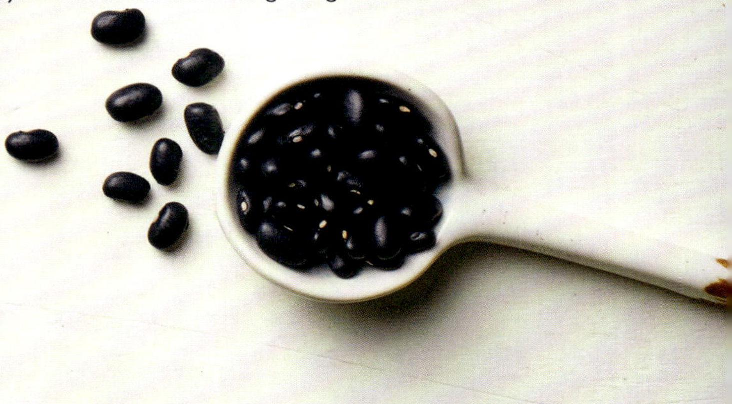

Demenz

Demenz zählt derzeit weltweit als die siebthäufigste Todesursache und ist zudem einer der Hauptgründe für Pflegebedürftigkeit im Alter. Aufgrund des demografischen Wandels ist mit einer starken Zunahme der Erkrankungsfälle zu rechnen. Zurzeit sind weltweit über 50 Millionen Menschen von Demenz betroffen, und es wird erwartet, dass ohne signifikante Fortschritte in der Prävention oder Behandlung diese Zahl bis zum Jahr 2050 auf über 150 Millionen Betroffene ansteigen wird [115]. In Deutschland waren bis zum Jahresende 2021 nahezu zwei Millionen Menschen von Demenz betroffen. Im selben Jahr erkrankten über 400 000 Personen über 65 Jahren an Demenz [116].

Risikofaktoren für das Vergessen

Neuesten Forschungsergebnissen zufolge gibt es zwölf beeinflussbare Risikofaktoren. Drei Faktoren – Fettleibigkeit, Bluthochdruck und Diabetes – stehen in direktem Zusammenhang mit einer ungesunden Ernährung. Zudem zählen körperliche Inaktivität, übermäßiger Alkoholkonsum, Rauchen, Kopfverletzungen, Luftverschmutzung, ein niedriger Bildungsstand, Schwerhörigkeit, soziale Isolation und Depression dazu. Durch die Modifizierung dieser zwölf Risikofaktoren könnten bis zu 40 Prozent der Demenzerkrankungen vorgebeugt oder deren Beginn verzögert werden [19, 224].

Die häufigste Form: Alzheimer-Demenz

Alzheimer ist mit etwa 65 Prozent die häufigste Form der Demenz [116]. Studien in verschiedenen Ländern zeigen, dass der bedeutendste Ernährungsfaktor für die Entwicklung von Alzheimer der Fleischkonsum zu sein scheint, wobei auch Eier und fetthaltige Milchprodukte möglicherweise einen Beitrag leisten. Insgesamt sehen die Studien einen Zusammenhang zwischen dem Auftreten von Alzheimer und einer Ernährung, die reich an Fleisch, raffiniertem Zucker und Fett ist, während die meisten pflanzlichen Lebensmittel mit einem verringerten Risiko verbunden sind [117, 118].

Tierische Produkte enthalten viele Stoffe, die Entzündungen im Körper fördern können [119]. Ein Zusammenhang lässt sich besonders gut am Beispiel Japans beobachten, wo in den vergangenen Jahrzehnten der Konsum von tierischem Fett und Fleisch um rund 600 Prozent zugenommen hat und gleichzeitig die Alzheimer-Erkrankungen ebenfalls um etwa 600 Prozent angestiegen sind [117]. Es wird angenommen, dass dieser dramatische Anstieg zu einem großen Teil auf den zunehmenden Verzehr von Cholesterin, gesättigten Fettsäuren und Häm-Eisen aus tierischen Produkten zurückzuführen ist [120].

Gefäße und Durchblutung als Ursache: Vaskuläre Demenz

Vaskuläre Demenz ist nach Alzheimer die zweithäufigste Form der Demenz. Bei dieser Krankheit wird die Versorgung des Gehirns mit Blut und Sauerstoff durch krankhafte Veränderungen des Gefäßsystems beeinträchtigt. Verschiedene Faktoren können die Entstehung begünstigen, darunter Herz-Kreislauf-Erkrankungen, Bluthochdruck, Diabetes, Übergewicht, mangelnde körperliche Aktivität, erhöhte Cholesterinwerte und Rauchen [121]. Obwohl es deutlich weniger Forschung zur vaskulären Demenz gibt als zur Alzheimer-Demenz, weisen vorhandene Daten darauf hin, dass die Ernährung auch hier eine wichtige Rolle spielen könnte.

Besonders überzeugende Hinweise gibt es für die Bedeutung von einigen Mikronährstoffen, insbesondere von Vitamin E und C. Diese Vitamine sind bekannt für ihre antioxidativen Eigenschaften, die helfen können, die Zellen vor Schäden zu schützen – einschließlich der Gehirnzellen [122]. Vitamin E kommt in Nüssen, Samen, Weizenkeimen und einigen Gemüsearten wie Spinat und Brokkoli vor.

Vitamin C ist in den meisten Obst- und Gemüsesorten enthalten, wobei Hagebutten, schwarze Johannisbeeren, Paprika, Petersilie, Kiwis, Zitrusfrüchte und auch Brokkoli besonders hohe Mengen aufweisen [123, 124, 125].

Die »MIND-Diet«

Die »MIND-Diet«ist eine wissenschaftlich entwickelte Ernährungsweise, die speziell darauf abzielt, das Gehirn im Alter zu unterstützen und kognitiven Abbau zu verhindern. Diese Kostform besteht hauptsächlich aus Gemüse, Vollkornprodukten, Hülsenfrüchten, Obst, Nüssen und Samen, ist reich an mehrfach und einfach ungesättigten Fettsäuren und enthält möglichst wenig verarbeitete oder tierische Lebensmittel [126]. Sie ist nicht nur gut für Blutgefäße und Herz, was zur Vermeidung von Gefäßerkrankungen beiträgt. Sondern sie unterstützt auch aufgrund des hohen Gehalts an bestimmten Vitaminen und sekundären Pflanzenstoffen wie Carotinoiden und Flavonoiden die Reduzierung von Entzündungen im Körper und schützt durch ihre antioxidativen Effekte die Körperzellen vor Schäden [127, 128]. Eine Studie hat gezeigt, dass Menschen, die sich möglichst eng an die MIND-Diät halten, ein um 53 Prozent reduziertes Risiko hatten, Alzheimer zu entwickeln [129].

Pillen gegen Demenz?

Die Versorgung mit Vitaminen und anderen Mikronährstoffen sollte durch eine ausgewogene Ernährung erfolgen und nicht durch die Einnahme von Nahrungsergänzungsmitteln. Eine aktuelle Übersichtsarbeit lieferte keine Hinweise darauf, dass die prophylaktische Einnahme von Nahrungsergänzungsmitteln, also ohne den Nachweis eines Mangels, Demenz verhindern kann [19]. Auch die Weltgesundheitsorganisation (WHO) empfiehlt, den Fokus auf eine gesunde Ernährung zu legen, anstatt Nahrungsergänzungsmittel einzunehmen [130]. Lediglich bei einer bereits bestehenden Mangelversorgung, wenn die Deckung über die Nahrung nicht ausreicht oder bei Aufnahmestörungen aufgrund von Vorerkrankungen, kann die Ergänzung bestimmter Nährstoffe, zum Beispiel einige B-Vitamine (wie Vitamin B_{12} bei vegan lebenden Menschen), Vitamin D und Omega-3-Fettsäuren, sinnvoll sein [118].

Brainfoods

Die Ernährung scheint also eine wichtige Rolle bei der Vorbeugung von Demenz zu spielen. Ernährungsgewohnheiten, die reich an gesättigten Fetten, Fleisch, Zucker und insgesamt kalorienreich sind, erhöhen das Risiko für Demenz.

Eine optimale Ernährung für das Gehirn zeichnet sich durch eine Vielzahl an sogenannten Brainfoods aus: dunkles Blattgemüse, Brokkoli und andere Kreuzblütler, Hülsenfrüchte wie Linsen, Kichererbsen und Bohnen, Vollkornprodukte wie Hirse, brauner Reis und Vollkornnudeln, Beeren, Algen sowie Nüsse und Samen, insbesondere Walnüsse, Mandeln, Lein- und Chiasamen. Ergänzt wird diese Auswahl durch eine Vielfalt an Gewürzen und frischen Kräutern, darunter Kurkuma, Koriander und Safran, sowie durch hochwertige Pflanzenöle, vorrangig Oliven- und Leinöl. Diese Nahrungsmittel sind reich an essenziellen Mikronährstoffen, unter anderem B-Vitamine, antioxidative Vitamine wie Vitamin A, C, E und Mineralien wie Selen. Omega-3-Fettsäuren, Polyphenole und Anthocyane unterstützen das Nervensystem, fördern die geistige Leistungsfähigkeit, wirken entzündungshemmend und tragen dazu bei, Risikofaktoren für Herz-Kreislauf-Erkrankungen, Diabetes und Übergewicht zu senken.

Getränke wie grüner und schwarzer Tee, moderat konsumierter Kaffee und hochprozentiger Kakao (mindestens 80 Prozent) ergänzen diese Ernährung und unterstützen zusätzlich die kognitive Funktion [131, 132, 133].

Gamechanger der veganen Ernährung

Nuss- und Saatenmuse

Nuss- und Saatenmuse sind wie die Rohstoffe, aus denen sie hergestellt werden, reich an Nährstoffen wie Protein, Kalzium, Zink, Selen oder B-Vitaminen. Nussmuse eignen sich als Basis für Saucen, als Toppings für Müsli und Desserts, als Aufstrich oder als Topping für Gemüsegerichte.

Ein besonders guter Kalziumlieferant ist Tahin, ein Mus aus Sesamsaat. Auch die Klassiker Erdnussmus und Mandelmus oder Sorten wie Haselnussmus, Kürbiskernmus, Hanfsamenmus usw. sind wertvolle Nährstofflieferanten.

Je nach Verwendungszweck können Sie zwischen unterschiedlichen Feinheitsgraden, zum Beispiel braunes Mandelmus oder weißes Mandelmus aus blanchierten Mandeln, und verschiedenen Geschmackssorten wie pur, gesalzen oder aromatisiert mit Gewürzen wie Kakao, Vanille, Zimt oder Chili wählen.

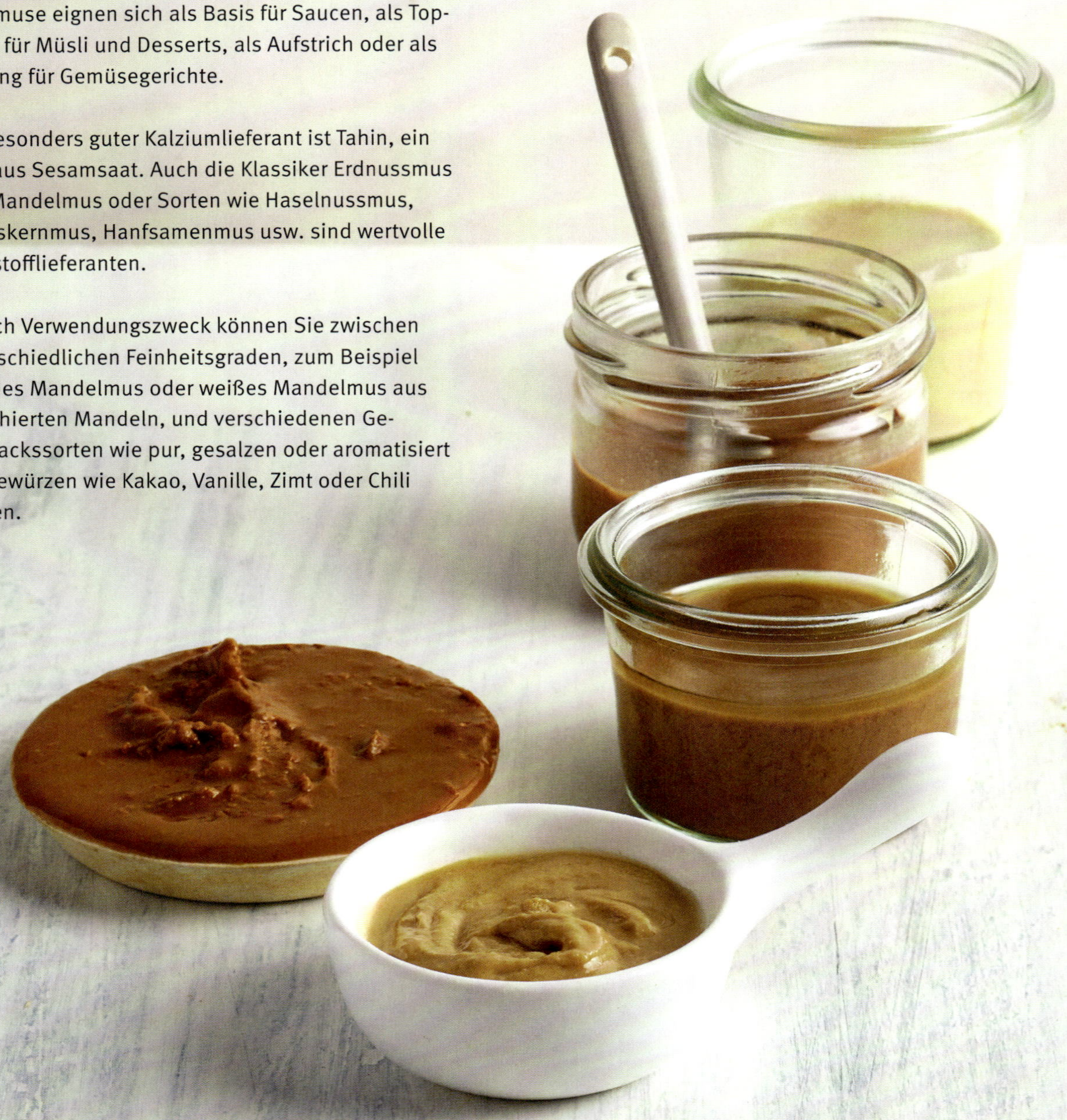

Krebserkrankungen

Krebs umfasst eine Reihe verschiedener Krankheitsbilder, bei denen es zu bösartigen Veränderungen von Körperzellen kommt. Diese Krebszellen zeichnen sich durch unkontrolliertes Wachstum aus und können das umliegende Gewebe zerstören. Die genauen Ursachen von Krebs sind komplex und nicht vollständig verstanden. Obwohl Krebs nicht direkt vererbt wird, spielen genetische Prädispositionen bei einigen Krebsarten eine Rolle und können das Risiko einer Erkrankung erhöhen. Zu den bekannten Risikofaktoren für Krebs gehören Lebensstilfaktoren wie Tabak- und Alkoholkonsum, unausgewogene Ernährung, Bewegungsmangel, Stress sowie die Exposition gegenüber Strahlung, Industriegiften und anderen krebserregenden Substanzen. Auch Infektionen mit bestimmten Viren können krebsfördernd wirken. Warum einige Menschen trotz gleicher Risikofaktoren an Krebs erkranken und andere nicht, ist Teil der laufenden Forschung und noch nicht vollständig geklärt [134].

Die kontinuierliche Zunahme des Auftretens von Krebserkrankungen stellt ein bedeutsames medizinisches Problem dar. In Deutschland sind Krebserkrankungen mit jährlich über 200 000 Sterbefällen die zweithäufigste Todesursache nach den Herz-Kreislauf-Erkrankungen. Bei Frauen tritt Brustkrebs am häufigsten auf, gefolgt von Darm- und Lungenkrebs, während bei Männern Prostatakrebs die häufigste Krebsart darstellt, gefolgt von Lungen- und Darmkrebs. Jedes Jahr erhalten rund 500 000 Menschen in Deutschland die Diagnose Krebs [135]. Entscheidend für die Überlebenschancen ist oft, wie früh die Krebserkrankung entdeckt wird. Eine frühzeitige Erkennung und der Beginn einer fachgerechten Behandlung können die Heilungschancen erheblich verbessern. Die aktuelle Forschung zeigt aber auch, dass der Lebensstil den wichtigsten Risikofaktor darstellt und bis zu 50 Prozent der häufigsten Krebsarten durch eine Veränderung der Ernährungs- und Lebensgewohnheiten verhindert werden könnten [134, 136, 137].

Krebsvorbeugend essen

Bezüglich Ernährung zeigt die Datenlage deutlich, dass eine vollwertige Ernährung, reich an pflanzlichen Lebensmitteln, einschließlich Hülsenfrüchten, Vollkornprodukten, Gemüse und Obst, am vorteilhaftesten ist [138]. Zudem gibt es auch Hinweise darauf, dass ein höherer Konsum von pflanzlichen Lebensmitteln mit einer besseren Prognose bei Menschen mit Krebs verbunden ist [139, 140].

Besonders der Gehalt an Ballaststoffen, die ausschließlich in pflanzlichen Lebensmitteln vorkommen und in verarbeiteten Produkten meist stark reduziert sind, spielt bei einigen Krebsarten eine entscheidende Rolle. Studien zeigten, dass Personen, die die höchsten Mengen an Ballaststoffen zu sich nehmen, ein geringeres Risiko aufweisen, an bestimmte Krebsarten zu erkranken. Das scheint unter anderem daran zu liegen, dass Ballaststoffe das Stuhlvolumen erhöhen und wichtig für einen regelmäßigen Stuhlgang sind, wodurch die Konzentration von krebserregenden Stoffen im Darm verringert und die Verweildauer dieser Stoffe im Kontakt mit der Darmwand verkürzt wird. Ballaststoffe binden außerdem krebserregende Substanzen auch direkt, sie werden dann über den Stuhl ausgeschieden. Zudem verarbeiten bestimmte Bakterien im Mikrobiom Ballaststoffe zu kurzkettigen Fettsäuren, zum Beispiel Butyrat, die das Wachstum von Krebszellen hemmen und entzündungshemmende Eigenschaften haben, was ebenfalls zur Krebsprävention beitragen kann [141].

Andererseits gibt es auch Nahrungsmittel, die mit einem hohen Krebsrisiko assoziiert sind, wie etwa verarbeitetes Fleisch. Die Weltgesundheitsorganisation (WHO) hat Wurst und anderes verarbeitetes Fleisch qualitativ in die gleiche Kategorie wie Rauchen, Asbest und Dieselabgase als sicher krebserregend eingestuft (Gruppe 1 karzinogen). Rotes Fleisch befindet sich in Gruppe 2 A (wahrscheinlich krebserregend) [142]. Die Art und Weise, wie Lebensmittel zubereitet werden, ist ebenfalls von Bedeutung.

Besonders beim Frittieren, Grillen, Braten, Backen oder Rösten können schädliche Stoffe wie Acrylamid und fortgeschrittene Glykationsendprodukte (AGEs, Seite 55) entstehen, die potenziell stark krebserregend sind. Fettreiche Fleisch- und Milchprodukte, gehärtete Fette und stark verarbeitete Lebensmittel sind besonders reich an AGEs [143, 144].

Darüber hinaus ist es wichtig, den Konsum von Zucker und insbesondere von Fruktose-Glukose-Sirup zu thematisieren. Sie können Entzündungsprozesse im Körper fördern und das Wachstum von Krebszellen unterstützen. Einige Studien haben gezeigt, dass Personen, die häufig gesüßte Getränke konsumieren, ein bis zu 200 Prozent höheres Risiko haben, an Krebs zu erkranken [145, 146, 147].

Auf den folgenden Seiten wollen wir die drei häufigsten Krebserkrankungen– Brustkrebs, Prostatakrebs und Darmkrebs – näher betrachten. Für diese Krebsarten gibt es bereits solide Hinweise, dass eine gesunde Ernährung das Erkrankungsrisiko mindern kann. Aber wahrscheinlich wirkt eine vollwertige pflanzenbasierte Ernährung bei der Prävention aller Krebsarten. So weisen ebenfalls bereits einige Daten darauf hin, dass bei Magenkrebs insbesondere viel frisches Obst und Gemüse sowie Vollkornprodukte das Risiko zu reduzieren scheinen, während der Verzehr von stark gesalzenen und konservierten Lebensmitteln das Risiko erhöhen kann. Das Leberkrebsrisiko steigt mit Übergewicht und einer Ernährung, die reich an fettigen Lebensmitteln ist. Außerdem ist die Leber aufgrund ihrer Funktion als Entgiftungsorgan besonders von einem erhöhten Alkoholkonsum betroffen, was einen der wichtigsten Risikofaktoren darstellt. Beim Speiseröhrenkrebs spielen ebenfalls sowohl Alkohol als auch der Verzehr von verarbeitetem Fleisch eine wichtige Rolle. Zudem scheint der Konsum von sehr heißen Getränken ein Risikofaktor zu sein. Übergewicht und insbesondere der Verzehr von rotem und verarbeitetem Fleisch können das Risiko für Bauchspeicheldrüsenkrebs erhöhen [150, 151].

Neben einer gesunden Ernährung sind das Nichtrauchen und ein geringer Alkoholkonsum, regelmäßige körperliche Bewegung, Stressprävention, Vermeidung von Übergewicht und der Exposition gegenüber krebserregenden Stoffen sowie regelmäßige Vorsorgeuntersuchungen wichtig in der Krebsprävention [153].

Darmkrebs

Darmkrebs ist in Deutschland die zweithäufigste Krebserkrankung bei Frauen und die dritthäufigste bei Männern. In Deutschland sind fast eine halbe Million Menschen an Darmkrebs erkrankt, es treten jährlich etwa 50 000 Neuerkrankungen auf. Um die 25 000 Todesfälle werden pro Jahr in Deutschland verzeichnet. Darmkrebs ist mit etwa sieben Prozent eine der häufigsten krebsbedingten Todesursachen [135]. Die Entstehung von Darmkrebs beginnt meist mit der Bildung von Polypen (kleine, gutartige Wucherungen an der Darminnenwand). Nicht alle Polypen werden zu Krebs, aber bestimmte Arten haben ein höheres Risiko, sich zu Krebszellen zu entwickeln. Der Prozess der Krebsentwicklung kann Jahre dauern und durchläuft typischerweise mehrere Stadien. Verschiedene Faktoren können das Risiko für Darmkrebs erhöhen, darunter genetische Veranlagung, mangelnde körperliche Aktivität, Rauchen und eine ernährungsbedingte geringe Aufnahme von Ballaststoffen. Eine wichtige Vorsorgeuntersuchung ist die Darmspiegelung – eine zuverlässige Methode, um den Zustand des Darms zu beurteilen und festzustellen, ob Anomalien wie Polypen vorliegen [154].

Interessanterweise variiert das Vorkommen von Darmkrebs weltweit beträchtlich. Ländliche Regionen Afrikas weisen beispielsweise eine zehnfach geringere Inzidenzrate auf als westliche Länder [155]. Diese Unterschiede lassen vermuten, dass Umwelt- und Ernährungsfaktoren eine wesentliche Rolle spielen. Ältere Studien mit japa-

Fruktose-Glukose-Sirup

Fruktose-Glukose-Sirup, auch bekannt als High Fructose Corn Syrup (HFCS), ist ein Süßungsmittel, das zunehmend anstelle von Zucker in Lebensmitteln und Getränken verwendet wird, weil es kostengünstiger ist und eine höhere Süßkraft besitzt. Es besteht aus Fruktose und Glukose, wobei der Fruktoseanteil höher ist als in herkömmlichem Haushaltszucker. Dieser hohe Fruktoseanteil kann den Stoffwechsel negativ beeinflussen, indem er die Insulinresistenz erhöht, zu einer übermäßigen Fetteinlagerung führt und Entzündungsprozesse im Körper verstärkt. Diese Faktoren können wiederum das Risiko für die Entwicklung von Krebs und anderen chronischen Krankheiten erhöhen. Der Einsatz von HFCS wird oft kritisiert, weil er aufgrund seiner Zusammensetzung und seiner Auswirkungen auf den Stoffwechsel als noch schädlicher als Zucker angesehen wird [148, 149].

nischen Einwanderern in Hawaii bestätigen das: Innerhalb einer Generation stiegen die Darmkrebsraten signifikant an, was die Bedeutung genetischer Faktoren relativiert [156].

Krebserregende Stoffe in Wurst und Fleisch

Neben der allgemein bekannten Tatsache, dass gebratenes oder gegrilltes Fleisch aufgrund des entstehenden Acrylamids und der bereits erwähnten AGEs (Advanced Glycation Endproducts Seite 55) krebserregend sein kann, warnt die Weltgesundheitsorganisation (WHO) seit einiger Zeit vor den gesundheitlichen Risiken, die mit dem Verzehr von rotem Fleisch verbunden sind, und stuft es als wahrscheinlich krebserregend ein, insbesondere im Hinblick auf das erhöhte Risiko für Darmkrebs. Ein Grund dafür ist eine darin enthaltene Eisen-Verbindung, das sogenannte Häm-Eisen. Es beschädigt die Erbsubstanz der Zellen und kann beispielsweise mit dazu führen, dass Polypen entstehen oder bereits bestehende Polypen zu Krebs entarten [157].

Eine Studie hat gezeigt, dass es große Unterschiede zwischen dem Darm von Menschen aus westlichen Ländern und denen aus ländlichen afrikanischen Gebieten gibt. Während bei Menschen aus westlichen Ländern häufiger Probleme wie Polypen und Ausstülpungen im Darm festgestellt wurden, zeigte sich der Darm von Afrikanerinnen und Afrikanern oft in einem viel gesünderen Zustand [155]. In der gleichen Studie wurde auch die Ernährung von westlichen und afrikanischen Teilnehmenden für zwei Wochen getauscht. Die westlichen Teilnehmenden aßen dabei die fettarme und ballaststoffreiche afrikanische Kost und die afrikanischen Teilnehmenden eine typisch westliche Ernährung mit viel Fett, Proteinen und wenig Ballaststoffen. Vor und nach dem Ernährungswechsel wurden bei allen Teilnehmenden Darmspiegelungen mit Biopsien durchgeführt. Diese zeigten, dass Amerikaner und Amerikanerinnen, die zur afrikanischen Kost wechselten, eine verringerte Zellteilung und weniger Entzündungen aufwiesen, während es bei den afrikanischen Teilnehmenden unter der westlichen Kost zu einer Zunahme dieser Marker kam. Die Analyse von Stuhlproben ergab zudem, dass die afrikanische Kost zu einer gesünderen Zusammensetzung des Mikrobioms führte. Es erhöhte sich die Anzahl der Bakterien, die Butyrat produzieren, eine kurzkettige Fettsäure, die Entzündungen unterdrückt und die Produktion krebsfördernder Stoffe verringert. Die Menge der Bakterien, die Entzündungen und die Entwicklung von Krebs fördern, nahm hingegen ab.

Diese beeindruckenden Ergebnisse zeigen, dass schon eine zweiwöchige Umstellung auf eine vollwertige, pflanzenbasierte Ernährung positive Veränderungen im Darm bewirken kann, die mit einem verringerten Krebsrisiko in Verbindung stehen [155]. Um das Risiko für Darmkrebs signifikant zu reduzieren, scheint es sich also zu lohnen, den Konsum von verarbeitetem und rotem Fleisch sowie von Weißmehl- und Fertigprodukten so weit wie möglich zu meiden [158].

Brustkrebs

In Deutschland ist Brustkrebs die vorherrschende Krebsart bei Frauen und macht etwa 30 Prozent aller Krebsdiagnosen aus. Jährlich wird bei etwa 70 000 Frauen Brustkrebs diagnostiziert, was bedeutet, dass im Durchschnitt jede achte Frau in Deutschland im Verlauf ihres Lebens betroffen ist. Das durchschnittliche Alter bei der Diagnose liegt bei etwa 65 Jahren, jedoch erkrankt etwa eine von sechs Frauen bereits vor dem 50. Lebensjahr an Brustkrebs [135].

Bei Brustkrebs spielen sowohl nichtbeeinflussbare als auch vermeidbare Risikofaktoren eine Rolle. Zu den nichtbeeinflussbaren Faktoren zählen ein weibliches Geschlecht, ein höheres Alter und eine familiäre Vorgeschichte von Brust- oder Eierstockkrebs. Zudem können ein früher Beginn der Menstruation sowie eine späte Menopause, bestimmte genetische Mutationen und die Dichte des Brustgewebes das Risiko erhöhen. Die beeinflussbaren Risikofaktoren umfassen Lebensstilentscheidungen und Umweltfaktoren. Die Anwendung einer Hormonersatztherapie, oft zur Linderung von Wechseljahresbeschwerden eingesetzt, kann das Risiko ebenfalls erhöhen. Auch eine übermäßige Exposition gegenüber künstlichem Licht, insbesondere bei Nachtschichtarbeit, wurde mit einem erhöhten Brustkrebsrisiko in Verbindung gebracht, weil sie den natürlichen Rhythmus von Melatonin stört. Durch eine Anpassung des Lebensstils mit Steigerung der körperlichen Aktivität, Reduzierung von Übergewicht, Verzicht auf Alkohol und Rauchen sowie eine gesunde Ernährung kann das Risiko für Brustkrebs gesenkt werden [159].

Das Risiko senken durch Lebensstil und Ernährung

Die aktuelle Forschung zeigt zunehmend, dass ein gesunder Lebensstil, inklusive einer qualitativ hochwertigen Ernährung mit Gemüse, Obst, Vollkornprodukten und Hülsenfrüchten, das Brustkrebsrisiko senken kann [160]. Eine vollwertige, pflanzliche Ernährung sichert eine ausreichende Ballaststoffzufuhr und optimiert die Aufnahme von wichtigen Mikronährstoffen und sekundären Pflanzenstoffen, die durch ihre entzündungshemmenden und antioxidativen Eigenschaften das Krebsrisiko und die allgemeine Sterblichkeit senken können [161]. Eine erhöhte Ballaststoffaufnahme ist beispielsweise mit einem geringeren Brustkrebsrisiko verbunden, wobei jede zusätzliche Zufuhr von 10 g Ballaststoffen täglich das Risiko um sieben Prozent senken kann [162].

Übergewicht spielt eine wichtige Rolle beim Brustkrebsrisiko, weil das Fettgewebe nicht nur Fett speichert, sondern auch aktiv Hormone wie Leptin produziert, die Entzündungen fördern können. Insbesondere das viszerale Bauchfett um die Bauchorgane ist sehr aktiv und kann zur Insulinresistenz beitragen, ein Zustand, der das Krebsrisiko erhöht. Zudem sorgt Übergewicht für ein hormonelles Ungleichgewicht, das besonders nach den Wechseljahren durch eine gesteigerte Östrogenproduktion im Fettgewebe das Risiko für Brustkrebs noch weiter erhöht. Die Kombination aus einem aktiven, entzündungsfördernden Fettgewebe und hormonellen Veränderungen schafft so ein Umfeld, das die Entstehung von Brustkrebs begünstigen kann. Eine vollwertige, pflanzliche Ernährung wiederum unterstützt ein gesundes Gewicht und senkt auch

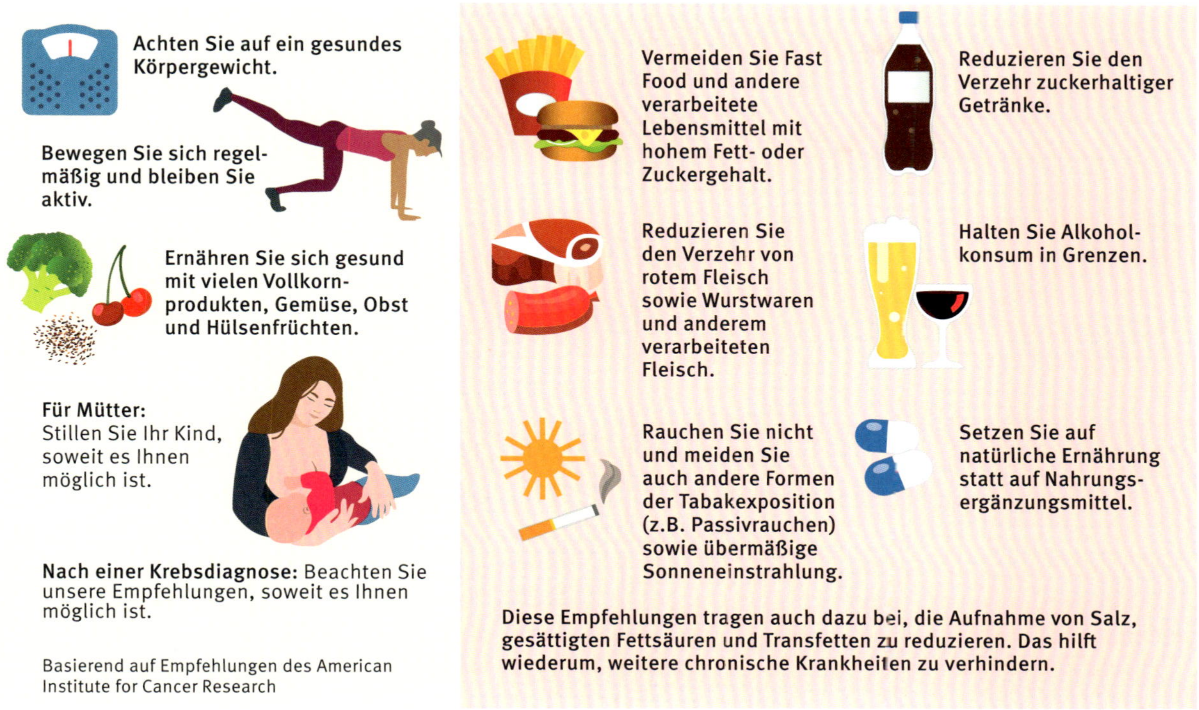

▲ 10 Empfehlungen zur Krebsprävention des World Cancer Research Fund & American Institute for Cancer Research

so indirekt das Risiko [163]. Aber nicht nur präventiv, sondern auch für erkrankte Frauen, scheint eine solche Ernährung unterstützend zu sein [137].

Brustkrebsrisiko und Sojaverzehr

Große globale Studien haben gezeigt, dass der Verzehr von Soja-Lebensmitteln das Brustkrebsrisiko um bis zu 30 Prozent senken kann [164, 165, wobei der Verzehr von Soja in Kindheit und Jugend besonders schützend zu wirken scheint [166].
In Japan wurde festgestellt, dass Frauen mit der höchsten Sojaaufnahme nur etwa halb so oft an Brustkrebs erkranken wie diejenigen mit der geringsten Aufnahme [167].

Trotz dieser Vorteile herrscht Verwirrung über die Sicherheit von Soja. Die Bedenken rühren teilweise von der Diskussion um Hormonersatztherapien her, die wegen erhöhter Risiken für Brustkrebs und andere Gesundheitsprobleme überdacht wurden [168]. Soja enthält Phytoöstrogene, pflanzliche Substanzen mit einer ähnlichen molekularen Struktur wie das menschliche Östrogen, was zu Befürchtungen führte, sie könnten ähnlich schädlich sein. Allerdings binden Phytoöstrogene hauptsächlich an einen anderen Östrogenrezeptor, was das Zellwachstum verlangsamt, die Wirkung des körpereigenen Östrogens verringert und somit schützend gegen Brustkrebs wirkt. Neben Phytoöstrogenen sind Sojabohnen auch eine gute Quelle für Kohlenhydrate, Proteine, essenzielle Fettsäuren und Ballaststoffe sowie für Vitamine und Mineralien, einschließlich Kalium und Eisen [137].

Prostatakrebs

Prostatakrebs entsteht, wenn Zellen in der Prostata unkontrolliert wachsen. Die genauen Gründe dafür sind nicht gänzlich geklärt, aber Alter, genetische Veranlagung und Lebensstil gelten als Hauptrisikofaktoren. In Deutschland ist Prostatakrebs die häufigste Krebsart bei Männern, mit etwa 65 000 neuen Fällen jedes Jahr. Die Erkrankungsrate steigt deutlich mit dem Alter an, wobei die meisten Fälle bei Männern über 50 Jahren diagnostiziert werden. Trotz seiner Verbreitung hat Prostatakrebs bei frühzeitiger Erkennung und Behandlung eine relativ hohe Überlebensrate [169].

Tierische Produkte und Prostatakrebs

Verschiedene Studien deuten darauf hin, dass bestimmte Ernährungsweisen bei der Entstehung von Prostatakrebs eine Rolle spielen und auch zur Vorbeugung beitragen können. Der Verzehr von bestimmten Nahrungsbestandteilen wie gesättigten Fettsäuren, Transfettsäuren und Lebensmitteln wie verarbeitetes Fleisch kann die hormonelle Regulation der Prostata stören, oxidativen Stress und Entzündungen fördern sowie das Wachstum von Krebszellen begünstigen [170].

Zudem wurde beobachtet, dass in Regionen wie Nordeuropa und Nordamerika, wo mehr Milchprodukte konsumiert werden, die Prostatakrebsraten höher sind als in Teilen von Asien und Afrika, wo kaum Milchprodukte konsumiert werden [171]. Ein hoher Milchkonsum scheint das Risiko für Prostatakrebs zu erhöhen, wobei insbesondere bestimmte Bestandteile in Milchprodukten wie Wachstumshormone und Milchproteine für das erhöhte Risiko verantwortlich sein könnten [172, 173, 174].

Hierbei stehen vor allem das Milchprotein Casein und Molkenproteine im Fokus. Molkenproteine liefern schnell verdaubare verzweigtkettige Aminosäuren (BCAAs), die den Insulinspiegel nach dem Essen erhöhen. Außerdem steigern sie, genau wie Casein, die Konzentration des Wachstumsfaktors IGF-1 (insulin-like growth factor-1) in der Leber. BCAAs, Insulin und IGF-1 sind wiederum wichtige Signale, die mTOR aktivieren. mTOR ist ein Signalweg in unseren Zellen, der das Zellwachstum und die Zellteilung steuert. Wenn mTOR überaktiv ist, kann das zum unkontrollierten Wachstum von Zellen führen, wie es bei Krebs der Fall ist. Die verstärkte Aktivierung von mTOR durch Kuhmilchproteine zusammen mit der vermehrten Aufnahme von Östrogenen aus der Milch trächtiger Kühe könnte den Zusammenhang zwischen einem hohen Milchkonsum und einem erhöhten Risiko für Prostatakrebs in westlichen Ländern erklären [173, 174]. Andererseits kann eine vollwertige Ernährung, die reich an Gemüse, Obst und Vollkornprodukten ist, schützende Wirkungen haben. Bestimmte sekundäre Pflanzenstoffe wie Flavonoide, Stilbene und Lycopin wirken entzündungshemmend und krebsvorbeugend, was das Risiko einer Erkrankung senken und auch den Verlauf einer Krebserkrankung positiv beeinflussen kann [170].

Fazit

Fleisch und Milchprodukte können das Risiko für Prostatakrebs erhöhen, indem sie hormonelle Störungen, oxidativen Stress und Entzündungen fördern und das Zellwachstum begünstigen. Eine vollwertige pflanzenbasierte Ernährung hingegen wirkt sich positiv auf das Risiko und den Verlauf einer Erkrankung aus.

Sojaprodukte und -zubereitungen

Sojaprodukte haben aufgrund ihrer nahezu vollständigen Aminosäurezusammensetzung und des überdurchschnittlich hohen Proteingehaltes einen sehr hohen Stellenwert in der pflanzlichen Ernährung. Soja sollte zwar nicht als alleiniger Proteinlieferant dienen, kann aber den täglichen Speiseplan durch seine vielfältigen Zubereitungsmöglichkeiten bereichern. Es gibt verschiedene Zubereitungsarten im Handel, die für unterschiedliche Zwecke eingesetzt werden können.

Tempeh

Tempeh ist eine aus Indonesien stammende Speise, bei der ganze gekochte Sojabohnen mit Edelschimmelpilzen geimpft und dadurch fermentiert werden. So entstehen ein einzigartiger herzhaft nussiger Geschmack und eine besonders gute Verdaulichkeit. Tempeh kann angebraten werden und passt zu vielen Gemüsegerichten und Salaten. Hauchdünn geschnitten und gebacken ist er eine gesunde Alternative zu Chips.

Tofu

Tofu ist eine Art Sojaquark. Hierfür werden zu Sojamilch verarbeitete Sojabohnen mit einem Gerinnungsmittel versetzt. Die Eiweißbestandteile der Sojamilch gerinnen, werden abgeschöpft und je nach Tofu-Art naturbelassen (Seidentofu) oder zu Blöcken gepresst, geräuchert (Räuchertofu) oder mariniert. Seidentofu ist eine gesunde Basis für Desserts oder dient klassisch als Suppeneinlage. Schwammtofu wird frittiert und Currys oder Suppen beigegeben. Fester Tofu kann mariniert und gebraten werden oder als Basis von Fleischalternativen dienen. Räuchertofu ist eine herzhafte und geschmacksintensive Alternative zu Speck.

Sojafleisch und Sojaschnetzel

Sojafleisch und Sojaschnetzel, auch texturiertes Soja genannt (TVP=Textured vegetable protein), wird aus entfettetem Sojamehl hergestellt, das bei der Sojaölproduktion anfällt. Es ist proteinreich, besitzt fast keinen Eigengeschmack und kann deshalb sehr gut in Brühen jeglichen Aromas eingeweicht werden. Das TVP kann anschließend gekocht, gebraten oder gebacken werden. Es kann außerdem in unterschiedlichste Formen gepresst werden, zum Beispiel für Sojasteaks, Sojahack oder Sojaschnetzel.

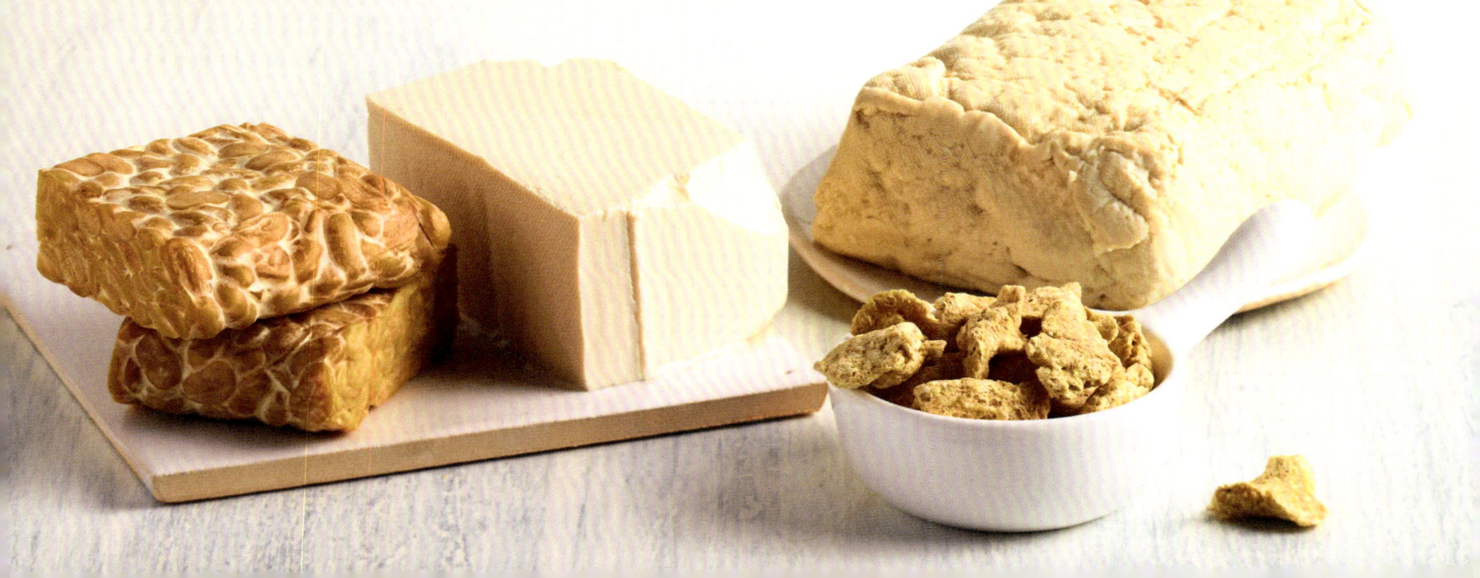

Ernährung und Frauengesundheit

Medizinische Erkenntnisse basieren meist auf männlichen Studienteilnehmern oder weiblichen Teilnehmerinnen, die sich in den Wechseljahren befinden. Die Forschung mit weiblichen Probandinnen, die einen Menstruationszyklus haben, ist komplex.

In den letzten Jahren wurde deutlich, dass der weibliche Zyklus als Faktor in der Medizin- und Ernährungsforschung nicht vernachlässigbar ist. So stellt sich die Frage, ob für alle Geschlechter die gleichen Empfehlungen gelten. Zusätzlich wird der Zusammenhang zwischen Ernährung und hormonellen Störungen immer deutlicher.

Wechseljahresbeschwerden

Die Wechseljahre markieren den Übergang von der reproduktiven zur nicht-reproduktiven Lebensphase einer Frau. Während dieser Zeit kommt es zu hormonellen Veränderungen, die u. a. zu Hitzewallungen, Schweißausbrüchen, Stimmungsschwankungen, Schlafproblemen, Scheidentrockenheit und Gelenkbeschwerden führen können. Etwa 75 Prozent der Frauen leiden unter solchen Beschwerden [175, 176]. Lebensstilfaktoren wie Ernährung, körperliche Aktivität, Rauchen und Alkoholkonsum haben einen erheblichen Einfluss auf Wechseljahresbeschwerden [177]. Untersuchungen zeigen, dass eine Ernährung reich an Antioxidantien positiv auf Wechseljahresbeschwerden wirken kann [178]. Weitere Studien weisen auf einen positiven Zusammenhang zum Verzehr bestimmter Obst- und Gemüsesorten wie grünem Blattgemüse, dunkelgelbem Gemüse, Tomaten oder Zitrusfrüchten hin. Die positiven Effekte werden den enthaltenen Mikronährstoffen wie Magnesium und Vitamin E sowie sekundären Pflanzenstoffen wie Carotinoiden, Lycopin und Phytoöstrogenen zugeschrieben [179].

Tryptophan- und melatoninhaltige Lebensmittel bei Schlafproblemen

Etwa 50 Prozent der Frauen leiden in den Wechseljahren unter Schlafproblemen [180]. Studien zeigen, dass sich eine ausreichende Zufuhr von Tryptophan und Melatonin positiv auf die Schlafqualität auswirken kann [181]. Besonders Nüsse, aber auch Kirschen, Erdbeeren und Weintrauben haben einen hohen Melatoningehalt [182]. Tryptophanreiche Lebensmittel sind insbesondere Soja, Hefe, Sesam-, Sonnenblumen- und Kürbiskerne [181].

Soja bei Hitzewallungen

Bis zu 85 Prozent der europäischen und amerikanischen Frauen leiden unter Hitzewallungen während der Wechseljahre. Interessanterweise sind in Japan, einem Land mit hohem Sojakonsum, nur etwa 15 Prozent der Frauen betroffen [183]. Es wurde gezeigt, dass Frauen, die täglich rund 100 g Tofu konsumieren, ein deutlich geringeres Risiko für Hitzewallungen haben als diejenigen, die weniger als 50 g essen [184]. Eine fettarme, vegane Ernährung mit hohem Sojaanteil konnte sowohl mit einer verringerten Häufigkeit und Schwere von Hitzewallungen als auch einer verbesserten Lebensqualität und Sexualität bei postmenopausalen Frauen in Verbindung gebracht werden [185]. Andere Studien zeigten sowohl bei Hitzewallungen als auch bei vaginaler Trockenheit eine vergleichbare Wirksamkeit zur Hormontherapie [186, 187, 188, 189, 190, 191].

Endometriose

Endometriose ist die zweithäufigste gynäkologische Erkrankung bei Frauen. Sie ist eng mit einem Überschuss an Östrogenen verbunden. Bei Endometriose bildet sich gebärmutterähnliches Gewebe außerhalb der Gebärmutter. Dieses Gewebe durchläuft ähnliche zyklische Veränderungen wie die Gebärmutterschleimhaut und kann zu Blutungen, Entzündungen und Narben führen. Folge sind oft starke Schmerzen und Unfruchtbarkeit [192].

Studien legen nahe, dass eine reduzierte Aufnahme von tierischen Fetten und eine Erhöhung der Ballaststoffaufnahme die Östrogenkonzentration im Blut senken kann. Der Verzehr von Fleisch wird mit einem erhöhten Risiko für Endometriose in Verbindung gebracht [193]. Eine antientzündliche, pflanzliche Ernährung, die reich an den Vitaminen A, C und E ist, kann helfen, die Symptome einer Endometriose zu reduzieren [194, 195]. Weiterhin legen Studien nahe, dass ein Mangel an Vitamin D nicht nur das Risiko für die Entstehung von Endometriose erhöhen kann, sondern auch die Symptome verstärkt [196]. Eine gezielte Supplementierung scheint endometriose-bedingte Schmerzen signifikant zu reduzieren [197].

Polyzystisches Ovarialsyndrom (PCOS)

Von PCOS sind in Deutschland etwa eine Million Frauen betroffen. Es handelt sich um eine komplexe Erkrankung, die mit Hyperandrogenismus, Zysten in den Eierstöcken, chronischem Ausbleiben des Eisprungs und Unfruchtbarkeit einhergehen kann. Als Symptome können zusätzlich Haarausfall, verstärkte Körperbehaarung im männlichen Muster (Hirsutismus) und hormonelle Akne auftreten. PCOS wird mit Übergewicht, Insulinresistenz, Schilddrüsenproblemen, Diabetes Typ 2 und Herz-Kreislauf-Erkrankungen in Verbindung gebracht [198].

Eine fettarme, pflanzliche Ernährung reich an Ballaststoffen und Mikronährstoffen scheint bei PCOS besonders vorteilhaft zu sein [199, 200, 201]. Eine ungesunde Ernährung mit raffinierten Kohlenhydraten, tierischen Proteinen und Fetten und verarbeiteten Lebensmitteln erhöht hingegen das Risiko für PCOS [201]. Zudem haben Studien gezeigt, dass Frauen mit PCOS tendenziell fast doppelt so hohe Spiegel an den bereits erwähnten AGEs (Advanced Glycation Endproducts Seite 55) im Blut aufweisen wie Frauen ohne PCOS. Daher ist es ratsam, auf stark erhitzte, gebratene oder frittierte Lebensmittel zu verzichten und schonend zubereitete, pflanzliche Lebensmittel zu bevorzugen [202].

Wichtige Studien zu pflanzenbasierter Ernährung

Ist eine pflanzenbasierte Ernährung wirklich gesünder? Wir stellen Ihnen auf den nächsten Seiten die fünf wichtigsten Studien zu diesem Thema vor und nennen ihre Stärken und Schwächen. So können Sie sich selbst ein Bild machen.

Neben Studien, die global angelegt sind, gibt es auch solche, die sich speziell auf bestimmte Länder oder Bevölkerungsgruppen fokussieren. Die Vielfalt der Forschungsansätze liefert tiefgehende Einsichten in die gesundheitlichen, ökologischen und sozialen Auswirkungen pflanzenbasierter Ernährungsweisen. Durch diese breite Perspektive kann die Relevanz und die Effektivität einer pflanzenbasierten Ernährung aus verschiedenen Blickwinkeln betrachtet werden.

Der EAT-Lancet-Report und die »Planetary Health Diet«

Der EAT-Lancet-Report ist eine umfassende Studie zu den Auswirkungen der Ernährung auf Gesundheit und Umwelt. Er zeigt, dass eine pflanzenbasierte Ernährung das Risiko für chronische Krankheiten senkt und positive Umweltauswirkungen hat, wie die Reduzierung von Treibhausgasemissionen und den Schutz der Biodiversität. Der Report bietet eine ganzheitliche Sicht auf Ernährung, Gesundheit und Umwelt und formuliert anhand der »Planetary Health Diet« globale Empfehlungen, die sowohl gesundheitlich als auch ökologisch nachhaltig sind. Die Abbildung (Seite 81) zeigt, inwieweit die aktuellen Ernährungsgewohnheiten von den Empfehlungen der »Planetary Health Diet« abweichen.

Die »Planetary Health Diet«, entwickelt von der EAT-Lancet-Kommission und veröffentlicht im EAT-Lancet-Report, fördert eine gesunde und nachhaltige Ernährungsweise für Mensch und Planet. Im Fokus steht eine überwiegend pflanzenbasierte Ernährung mit Gemüse, Früchten, Vollkornprodukten, Hülsenfrüchten, Nüssen und Samen. Der Konsum von Fleisch, besonders rotem und verarbeitetem, sollte um mindestens die Hälfte reduziert werden, zugunsten pflanzlicher Proteine. Die »Planetary Health Diet« empfiehlt zudem umweltschonende Lebensmittelproduktion und die Reduzierung von Lebensmittelabfällen. Als Leitfaden für Individuen, Politik und Lebensmittelindustrie strebt sie weltweit eine nachhaltigere und gesündere Lebensmittelversorgung an [5].

Obwohl der EAT-Lancet-Report in vielerlei Hinsicht bahnbrechend und einflussreich ist, gibt es auch Kritikpunkte. Einige sehen den Report als »Einheitsernährung« und möglicherweise nicht für alle Kulturen geeignet. Die globale Vielfalt an Ernährungsgewohnheiten wird nicht ausreichend berücksichtigt. Der Report sollte deshalb seine Empfehlungen an die Bedürfnisse verschiedener Regionen und Kulturen weiter anpassen.

Global Burden of Disease (GBD)

Die »Global Burden of Disease«(GBD)-Studie ist ein umfassendes Forschungsprojekt, das weltweit gesundheitliche Auswirkungen quantifiziert und analysiert. Die Studie betont, dass eine pflanzenbasierte Ernährung das Risiko für chronische Krankheiten reduzieren kann, und eine Ernährung mit Gemüse, Obst, Vollkornprodukten und Nüssen mit einer höheren Lebenserwartung und besserer Gesundheit assoziiert ist. Beachtlich ist, dass ein zu geringer Verzehr von Vollkorn mit der größten Anzahl gesundheitlicher Beeinträchtigungen (DALYs) und Todesfällen in Verbindung steht [204].

Die GBD-Studie wird für ihre umfangreiche Datenbasis und fortschrittlichen statistischen Methoden geschätzt. Sie bietet ein wichtiges Instrument für Politiker, Forscher und Gesundheitsfachleute.

Trotz Stärken hat die Studie Einschränkungen, darunter regionale Unterschiede in Datenverfügbarkeit und -qualität. Die Komplexität erschwert spezifische Schlussfolgerungen, und es ist schwierig, direkte Ursache-Wirkung-Beziehungen herzustellen.

Der Verzehr verschiedener Lebensmittel weltweit im Vergleich zur Empfehlung der »Planetary Health Diet« [203]

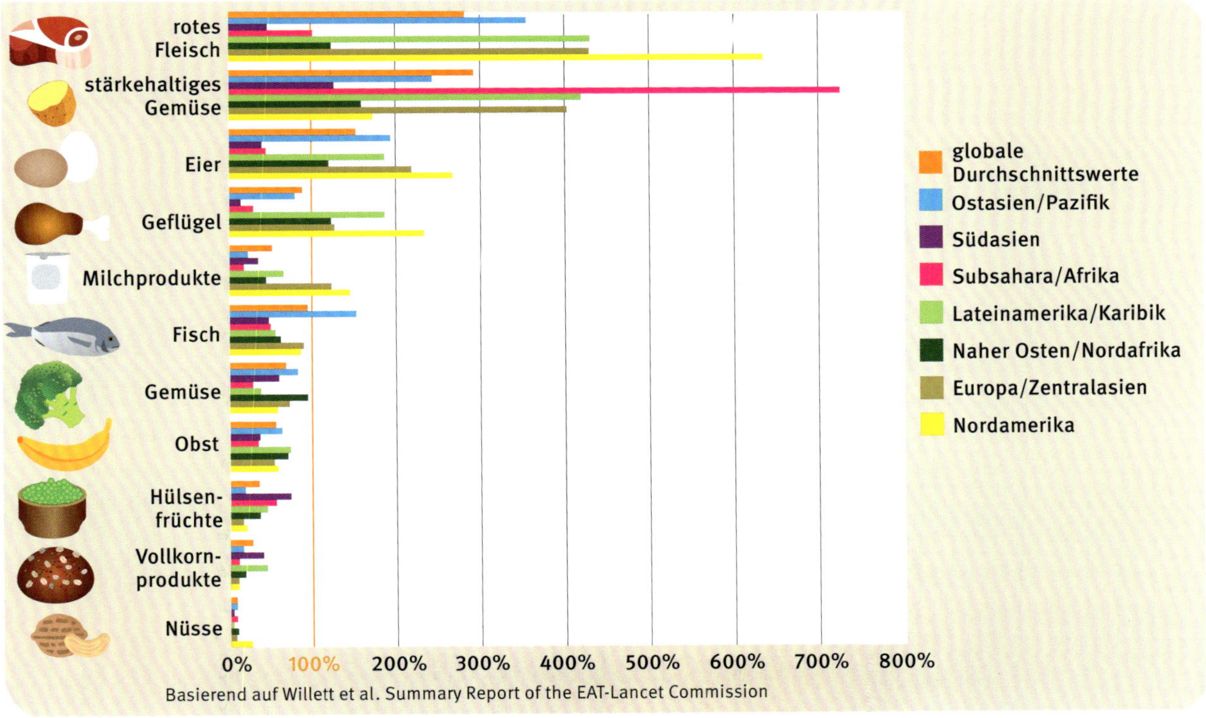

Die EPIC-Studie

Die European Prospective Investigation into Cancer and Nutrition-Studie (EPIC-Studie) ist eine umfangreiche Untersuchung, die sich mit den Auswirkungen von Ernährung und Lebensstil auf die Gesundheit befasst. Einige der bisherigen Ergebnisse der Studie zeigen, dass eine hohe Aufnahme von Ballaststoffen das Risiko für Darmkrebs senken kann und der Verzehr von Obst und Gemüse mit einem geringeren Risiko für vorzeitigen Tod in Verbindung gebracht wird. Ebenfalls wurde festgestellt, dass der Konsum von mehr als 20 Gramm verarbeitetem Fleisch pro Tag das Sterberisiko im Vergleich zu einer geringeren Aufnahme erhöht. Interessant ist auch, dass eine Kombination aus Nichtrauchen, körperlicher Aktivität, moderatem Alkoholkonsum und dem Konsum von fünf Portionen Obst und Gemüse pro Tag mit einer um etwa 14 Jahre längeren Lebenserwartung in Verbindung gebracht wird [206].

In Bezug auf die Qualität der EPIC-Studie ist zu beachten, dass es sich um eine der größten Studien dieser Art handelt, die umfangreiche Daten über einen langen Zeitraum sammelt. Das trägt zur Stärke und Glaubwürdigkeit der Ergebnisse bei. Allerdings gibt es auch Kritikpunkte, beispielsweise die Herausforderung, genaue Ernährungsgewohnheiten über lange Zeiträume hinweg zu erfassen, und die Tatsache, dass Beobachtungsstudien zwar Zusammenhänge aufzeigen, aber keine Kausalität beweisen können.

Die »China Study«

Die »China Study« ist eine bedeutende epidemiologische Untersuchung, die in den 1970er- und

Der Beitrag von Ernährungsrisikofaktoren zur weltweiten Krankheitslast [205]

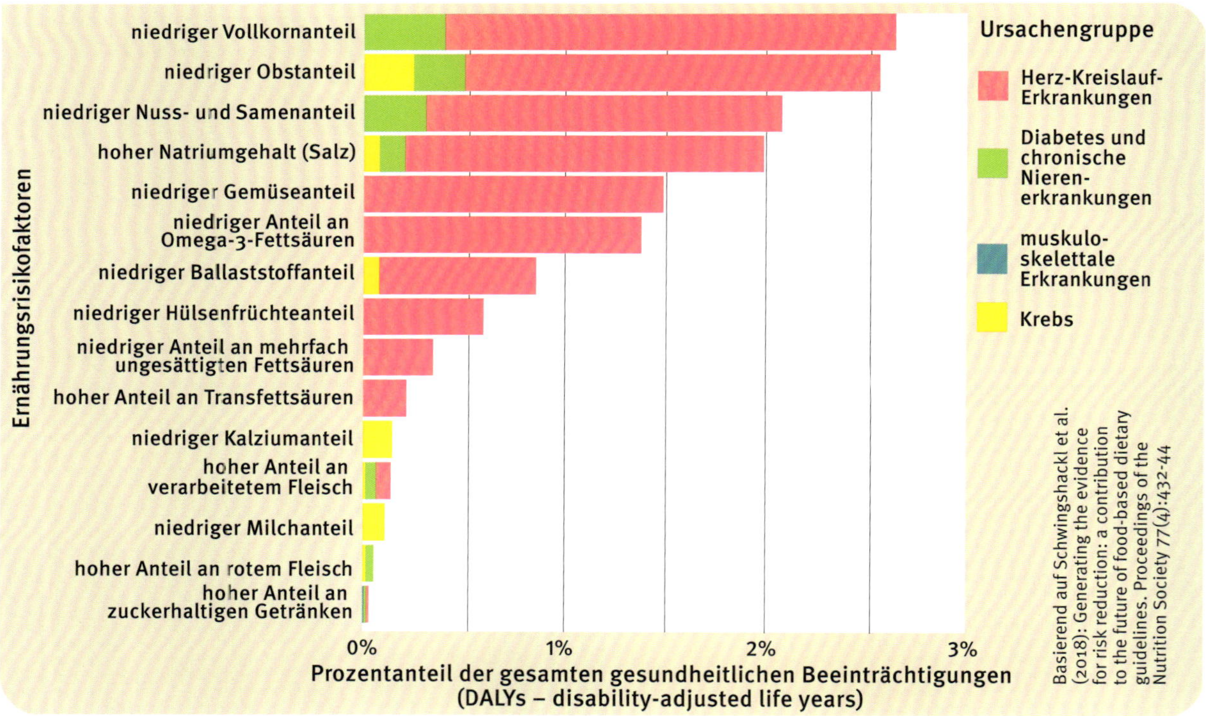

1980er-Jahren in China durchgeführt wurde. Als Kooperation zwischen der Cornell University, der Oxford University und der Chinesischen Akademie für Präventivmedizin erfasste sie Daten von 6500 Erwachsenen aus 2500 Haushalten in 65 Landkreisen. Ihr Ziel war es, den Zusammenhang zwischen Ernährungsgewohnheiten und Krankheitsraten zu erforschen, insbesondere den Einfluss von tierischem Protein im Vergleich zu pflanzlichem Protein.

Die Hauptergebnisse der Studie, die in verschiedenen wissenschaftlichen Publikationen und dem 2005 erschienenen Buch »The China Study« von T. Colin Campbell und Thomas M. Campbell vorgestellt wurden, legen nahe, dass eine überwiegend pflanzliche Ernährung das Risiko für chronische Krankheiten wie Herzkrankheiten, Diabetes und einige Krebsarten verringern kann. Besonders betont wird der negative Einfluss von tierischem Protein, speziell Casein [207].

Die »China Study« gilt aufgrund ihres Umfangs und der Tiefe der Daten als eine der umfassendsten Studien in diesem Bereich. Sie hat das Bewusstsein für die Bedeutung einer pflanzenbasierten Ernährung geschärft.

Kritik wurde hinsichtlich ihrer statistischen Methodik und der Interpretation der Daten geäußert. Einige Experten hinterfragen die Generalisierbarkeit der Ergebnisse und die Interpretation von Korrelationen als Kausalitäten. Trotz dieser Kritikpunkte liefert die Studie wichtige Erkenntnisse über die Vorteile einer pflanzenbasierten Ernährung und beeinflusst weiterhin das Verständnis der Beziehung zwischen Ernährung und Gesundheit.

Die »Adventist Health Studies«

Bei den »Adventist Health Studies« handelt es sich um eine Reihe von Langzeitbeobachtungsstudien, die seit 1974 an bisher über 100000 Siebenten-Tags-Adventisten durchgeführt wurden. Diese Gruppe ist für ihre einzigartige Lebensweise bekannt, einschließlich einer vorwiegend pflanzenbasierten Ernährung, des Nichtrauchens und der Mäßigung im Alkoholkonsum. Diese Studien, durchgeführt von Forschenden der Loma Linda University, haben einige bemerkenswerte Erkenntnisse über die Rolle der pflanzenbasierten Ernährung auf die Gesundheit geliefert.

Zu den bisherigen Hauptergebnissen gehört, dass Adventisten eine höhere Lebenserwartung bei bester Gesundheit zu haben scheinen. Die Studien deuten auch darauf hin, dass eine pflanzenbasierte Ernährung das Risiko für verschiedene Krankheiten wie Herz-Kreislauf-Erkrankungen, bestimmte Krebsarten, Typ-2-Diabetes und Fettleibigkeit reduzieren kann. Darüber hinaus wurde festgestellt, dass Adventisten, die sich pflanzenbasiert ernähren, tendenziell ein gesünderes Körpergewicht aufweisen [81].

Die Qualität der Adventist Health Studies wird allgemein als hoch angesehen. Sie zeichnen sich durch große Teilnehmerzahlen und Langzeitbeobachtungen aus, was die Zuverlässigkeit der Ergebnisse erhöht. Zudem untersuchen sie eine relativ homogene Gruppe, was es ermöglicht, andere Einflussfaktoren wie Rauchen und Alkoholkonsum zu minimieren.

Allerdings gibt es auch Kritikpunkte. Ein wesentlicher ist, dass die Teilnehmenden nicht zufällig aus der gesamten Bevölkerung ausgewählt wurden und somit möglicherweise gesundheitsbewusster sind als die allgemeine Bevölkerung. Außerdem handelt es sich auch hier um Beobachtungsstudien, die Korrelationen aufzeigen können, aber keine Kausalität beweisen. Daher ist es schwierig zu bestimmen, ob die gesundheitlichen Vorteile direkt durch die pflanzenbasierte Ernährung verursacht werden. Ferner könnten kulturelle und religiöse Einflüsse der Teilnehmenden die Übertragbarkeit der Ergebnisse auf die allgemeine Bevölkerung beeinträchtigen.

Gamechanger der veganen Ernährung

Hefeflocken und Hefeextrakt

Bei Hefeflocken handelt es sich um inaktive Hefen, die gewalzt und getrocknet werden. Sie sind in der pflanzlichen Küche wegen ihres würzigen Geschmacks beliebt. Durch ihren hohen Gehalt an Protein, B-Vitaminen und Mineralstoffen (Kalium, Kalzium, Magnesium, Eisen, Zink) ist ihr Einsatz als Würzmittel oder als Basis für Saucen sehr empfehlenswert.

Hefeextrakt ist ein Konzentrat aus löslichen Bestandteilen vergorener Hefen. Es ist ein geschmacksintensives Würzmittel für Suppen oder als Brotaufstrich und reich an Proteinen und B-Vitaminen.

Hefeflocken und Hefeextrakt sind als natürliche Lebensmittel abzugrenzen von synthetischem Glutamat. Sie enthalten natürlicherweise Glutaminsäure und Glutamat und weisen neben dem Umami-Geschmack gesundheitsfördernde Inhaltsstoffe auf.

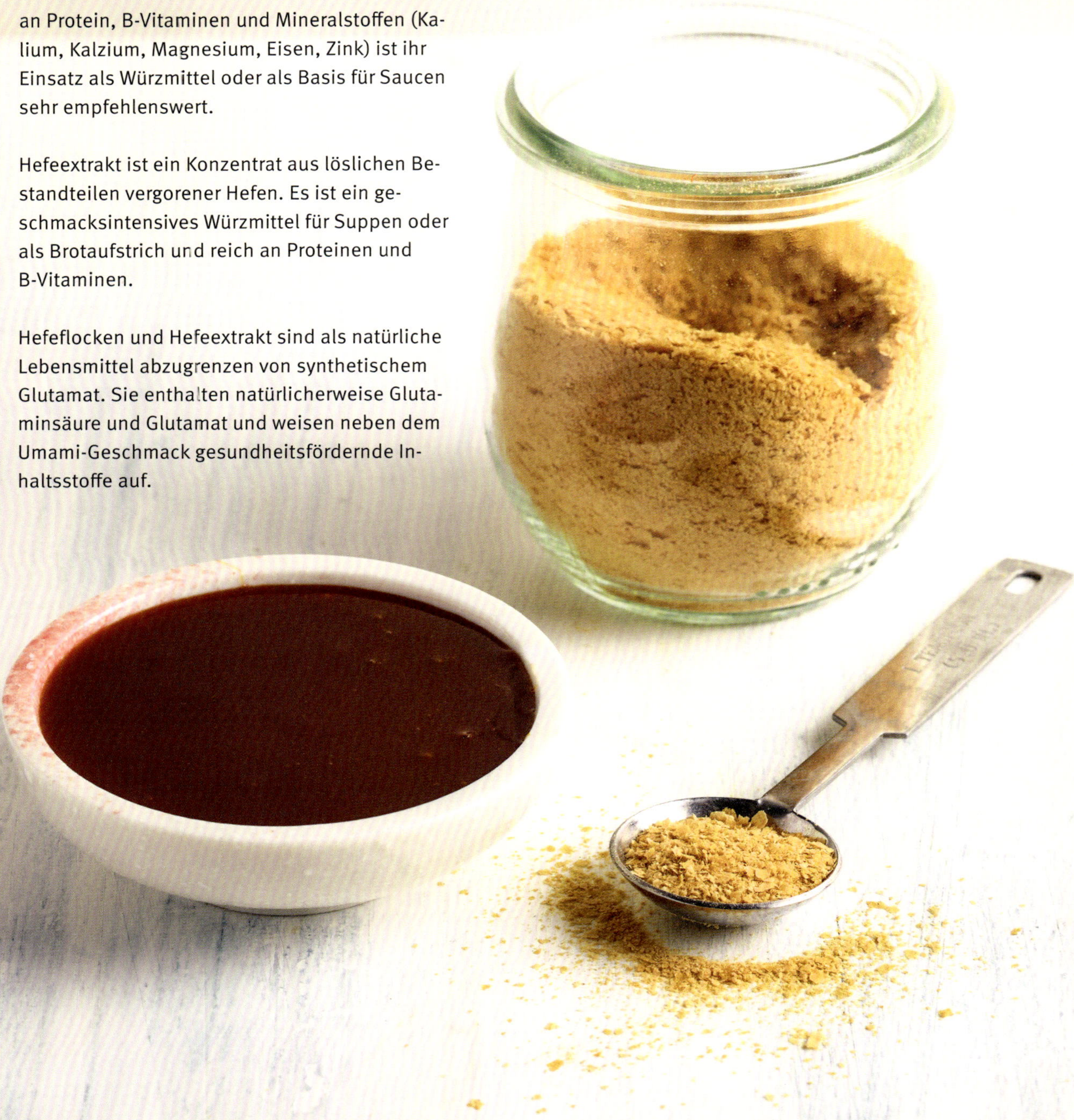

Stand der Wissenschaft zu häufigen Fragen

Im Zusammenhang mit veganer Ernährung stellen sich viele Fragen, sicherlich auch bei Ihnen. Die wichtigsten beantworten wir auf den folgenden Seiten und beleuchten dabei die wissenschaftlichen Fakten.

Wie bereits erwähnt, ändert sich in der Ernährungswissenschaft der Stand der Forschung durch neue Studienergebnisse häufig. Deshalb haben wir hier den aktuellen Forschungsstand zu wichtigen Fragen zusammengefasst.

Wie lässt sich Ernährung erforschen?

Die Erstellung von evidenzbasierten Ernährungsempfehlungen ist aufgrund der Schwierigkeiten bei der Durchführung kontrollierter oder verblindeter Studien in diesem Bereich eine große Herausforderung. Verblindung bedeutet, dass die Studienteilnehmenden selbst oder auch das Studienteam nicht wissen, in welche Gruppe die Probanden eingeordnet sind. Dies lässt sich bei Medikamenten gut umsetzen, bei Ernährung nicht. Klinische Studien, wie sie in der Medizin üblich sind, sind bei Ernährungsfragen oft nicht möglich, weil Lebensmittel und deren Einflüsse auf die Gesundheit hochkomplex und variabel sind. Zudem lassen sich Interventionen (Maßnahme einer Studie, zum Beispiel Ernährungsumstellung oder -kurs) schwer standardisieren. Außerdem ist es nicht möglich, »Placebo«-Kontrollgruppen zu schaffen, weil Lebensmittel nicht wie Placebo-Medikamente getestet werden können.

Die meisten ernährungswissenschaftlichen Erkenntnisse basieren auf epidemiologischen Beobachtungsstudien, die statistische Zusammenhänge zwischen Ernährung und Gesundheit aufzeigen. Diese liefern Hypothesen, aber keine endgültigen Beweise für kausale Zusammenhänge. Es ist wichtig zu verstehen, dass Ernährungsempfehlungen aufgrund der komplexen Natur der Ernährungswissenschaft und der begrenzten Möglichkeiten für klinische Studien immer wieder im Wandel sind.

Um Hypothesen zu überprüfen, werden verschiedene Forschungsmethoden angewandt, darunter Zellversuche, Tierexperimente, prospektive Beobachtungsstudien und Interventionsstudien mit verschiedenen Altersstufen, Ethnien und Personengruppen. Metaanalysen spielen eine entscheidende Rolle bei der Zusammenführung der verschiedenen Forschungsergebnisse. Wenn robuste und übereinstimmende Ergebnisse vorliegen, können Ernährungsempfehlungen aufgestellt werden, selbst ohne randomisiert-kontrollierte Studien. Das zeigt, dass es in der Ernährungswissenschaft möglich ist, Evidenz ohne solche Studien zu generieren. In der Ernährungswissenschaft werden Evidenzen aus verschiedenen Quellen zusammengeführt, um zu fundierten Ernährungsempfehlungen zu gelangen [208].

Treten bei veganen Menschen Mangelerscheinungen auf?

Mangelernährung ist eine der größten Ängste bei veganer Ernährung. Aber betrifft dies nur vegan lebende Menschen? »Kritisch« bedeutet, dass die Zufuhr von Nährstoffen über die Lebensmittel unter den Empfehlungen liegt. Es gibt viele kritische Nährstoffe, abhängig von der Lebenssituation und dem Bedarf. (Es besteht zum Beispiel ein besonderer Bedarf in Schwangerschaft, Kindheit, Stillzeit und Alter.) Deshalb sind Mangelerscheinungen kein spezielles Thema von Veganern oder Veganerinnen. Aber je größer die Einschränkung der Lebensmittelauswahl ist, desto höher ist das Risiko, einen ungewollten Mangel zu entwickeln – egal wie man sich ernährt.

Eine geringere Nährstoffzufuhr ist aber nicht gleichbedeutend mit einem Nährstoffmangel. Trotzdem ist es empfehlenswert, sich an den Empfehlungen zu orientieren. Bei veganer Ernährung können prinzipiell Eisen, Zink, Omega-3-Fettsäuren, Jod, Selen, Vitamin B_{12}, Kalzium, Vitamin B_2 und Vitamin D kritisch sein, wobei das nicht ausschließlich vegan lebende Menschen betrifft. Beispielsweise gelten Jod oder Vitamin D als kritische Nährstoffe in der Allgemeinbevölkerung, trotz Mischkost.

Das heißt, wenn jemand vegan lebt, müssen die genannten Nährstoffe nicht im Mangel sein, wenn eine ausgewogene und vielseitige Kost die Basis der täglichen Ernährung bildet und auf Nahrungsergänzung (Vitamin B_{12}) geachtet wird. Beispiel Eisen: In bestimmten Studien haben Veganer und Veganerinnen sogar die höchste Eisenzufuhr gehabt, d. h. höher als die Menschen, die Fleisch essen [209]. Pflanzliche Lebensmittel liefern nämlich ebenfalls hochwertige Eisenquellen, zum Beispiel Hafer- und Vollkorngetreide, Hirse, Nüsse und Hülsenfrüchte. Dadurch können vegan lebende Menschen auch ohne tierische Produkte ihren Eisenbedarf decken [210].

Es gibt auch besonders günstige Nährstoffe bei veganer Ernährung, mit denen diese Menschen meist besser versorgt sind als Mischkost-Verzehrende. Dazu gehören zum Beispiel Antioxidantien (Vitamin C, Carotinoide, Vitamin E), Folsäure, Magnesium, Ballaststoffe und sekundäre Pflanzenstoffe [211]. Wichtig ist es, dass Sie sich gut zur Bedarfslage in bestimmten Lebensphasen informieren und weiterbilden. Bei Fragen oder Unsicherheiten können Sie sich auch an Fachkräfte wie Ernährungsberaterinnen und Ernährungstherapeuten wenden.

Die Ernährungsforschung ist ein fortlaufender Prozess, der durch ständig neue Erkenntnisse und Ergänzungen gekennzeichnet ist. Auch in Bezug auf die essenziellen Nährstoffe, die wir benötigen, gibt es kontinuierlich neue Forschungsvorhaben. Aktuell werden beispielsweise Cholin, Taurin, Arachidonsäure und Kreatin intensiv untersucht. Allerdings liegen noch keine validen Ergebnisse dazu vor.

Wie gelingt eine gute Versorgung mit Omega-3-Fettsäuren?

Üblicherweise wird zur Deckung des Bedarfs an langkettigen, mehrfach ungesättigten Fettsäuren fettreicher Fisch empfohlen. Auch Mikroalgen und Algenöl gewinnen an Beliebtheit als Quelle für

Omega-3-Fettsäuren. Algenöl enthält die essenziellen Omega-3-Fettsäuren DHA und EPA, die der Körper nicht selbst produzieren kann. Die Versorgung mit Omega-3-Fettsäuren kann also grundsätzlich auch durch den Verzehr von pflanzlichen Ölen (Leinöl, Chiasamen, Walnüsse) sichergestellt werden, vor allem, wenn Sie hierbei auf DHA- oder EPA-angereicherte Öle achten. DHA (Docosahexaensäure) und EPA (Eicosapentaensäure) sind bereits umgewandelte essenzielle Fettsäuren, wie sie auch im Fisch vorkommen. So wird die Versorgung des Körpers erleichtert.

Sind Algen die Alternative aus dem Meer?

Algenöl kann eine pflanzliche Alternative für Omega-3-Fettsäuren sein, insbesondere für Menschen, die vegan oder vegetarisch leben. Die Herstellung von Algenöl ist jedoch aufwendig und oft sehr teuer. Die Algenzucht erfolgt in geschlossenen Systemen, weil offene Zuchtanlagen in Deutschland aufgrund des Klimas nicht wirtschaftlich sind. China ist der weltweit größte Algenproduzent, gefolgt von Frankreich. Die Produktion von Algenöl erfordert viel Energie und Wasser. Überschreiten Sie nicht die empfohlene Verzehrmenge, denn höhere Dosierungen können Wechselwirkungen mit Medikamenten und gesundheitliche Risiken verursachen [212].

Es gibt inzwischen auch vielerorts Mikroalgenprodukte. Mikroalgen sind mikroskopisch kleine Einzeller, die mit bloßem Auge nicht sichtbar sind. Pflanzliches Mikroalgenöl wird aus kultivierten Mikroalgen wie Schizochytrium oder Ulkenia gewonnen und enthält die langkettigen Omega-3-Fettsäuren Eicosapentaensäure (EPA) und Docosahexaensäure (DHA). Bei der Auswahl von Algenölprodukten ist es wichtig, die Zutatenliste sowie den DHA- und EPA-Gehalt zu überprüfen, weil sie stark variieren können. Lagern Sie Algenöl im Kühlschrank [213].

Die Wahl zwischen Fisch, Lein- oder Algenöl hängt von Ihren individuellen Ernährungspräferenzen und -bedürfnissen ab. Alle Optionen können Teil einer ausgewogenen Ernährung sein, wenn sie sorgfältig ausgewählt und in Maßen verzehrt werden. Es ist wichtig, die Qualität und Herkunft der Produkte zu berücksichtigen, um sicherzustellen, dass sie den gewünschten Nährstoffbedarf decken, unbelastet und nachhaltig sind.

Gibt es einen Zusammenhang zwischen Soja und Brustkrebs?

Sojaisoflavone haben eine ähnliche Struktur wie das weibliche Sexualhormon Östrogen und zählen zu den Phytoöstrogenen. Sie können an Östrogenrezeptoren binden und sowohl östrogenartige als auch antiöstrogene Wirkungen haben. Aufgrund ihrer östrogenähnlichen Wirkung gibt es Bedenken, dass Sojaisoflavone das Rückfallrisiko bei Brustkrebspatientinnen erhöhen könnten.

Bisher weisen epidemiologische Studien nicht darauf hin, dass der Konsum von Sojaisoflavonen die Prognose von Brustkrebspatientinnen verschlechtert [214]. Ergebnisse aus vorklinischen Studien sind uneinheitlich und möglicherweise nicht auf den Menschen übertragbar [215].

Nationale und internationale Fachgesellschaften empfehlen ein bis zwei Portionen sojahaltiger Nahrungsmittel pro Tag (mit einem Isoflavongehalt von etwa 25–50 mg) auch für Brustkrebspatientinnen. Dies entspricht etwa 100 g Tofu oder 250 ml Sojamilch täglich [216]. Eine antihormonelle Therapie spricht ebenfalls nicht gegen den Sojakonsum. Aufgrund fehlender Daten aus hochwertigen Studien wird von Nahrungsergänzungsmitteln mit isolierten Isoflavonen abgeraten, insbesondere für Frauen mit hormonabhängigem Brustkrebs [217, 218].

Gesunde Frauen können Sojaisoflavone in Maßen konsumieren, ohne dass es eine grundsätzliche Empfehlung für Nahrungsergänzungsmittel auf Sojabasis gibt. Ob sojareiche Ernährung gesunde Frauen möglicherweise vor Brustkrebs schützt, kann derzeit nicht abschließend beurteilt werden, aber dass ein normaler Verzehr von Soja Brustkrebs fördert, ist höchst unwahrscheinlich [219, 220].

Sind Fleischalternativen ungesund?

Fleischalternativen enthalten häufig viele Zusatzstoffe und Salz. Ernährungswissenschaftler und -wissenschaftlerinnen raten generell von hochverarbeiteten Lebensmitteln, sogenannten Ultra-Processed Foods (UPFs), ab. Eine vollwertige vegane Ernährung sollte sich stattdessen auf nährstoffreiche, frische, unverarbeitete und intakte pflanzliche Lebensmittel konzentrieren. Dennoch bietet der Markt inzwischen eine große Bandbreite an Produkten, die teilweise auch weniger bedenklich sind.

Worauf sollte ich bei Fleischalternativen achten?

Viele Fleischalternativen weisen oft bessere Werte in Bezug auf Proteingehalt, Gesamtfettgehalt und den Anteil gesättigter Fettsäuren im Vergleich zu Fleischprodukten auf. Bevorzugen Sie bio-vegane Fleischalternativen, denn hier sind nur begrenzt Zusatzstoffe erlaubt. Dadurch enthalten sie auch weniger Aromen und Geschmacksverstärker, dafür aber natürliche Gewürze und unbedenkliche Verarbeitungsstoffe oder Bindemittel.

Achten Sie bei der Auswahl von Fleischalternativen auf den Salzgehalt und Bio-Qualität mit weniger Zusatzstoffen. Aufgrund des hohen Salzgehalts und ungeklärter gesundheitlicher Auswirkungen weiterer möglicher schädlicher Inhaltsstoffe (Zusatzstoffe, Konservierungsstoffe, Emulgatoren, Transfette) gibt es keine generelle Empfehlung für verarbeitete pflanzliche Fleischalternativen. Diese sollten Sie als temporäre »Brückenprodukte« für den Übergang zu einer pflanzenbetonten Ernährung ansehen und nicht täglich verzehren. Ab und zu dürfen sie natürlich für die kulinarische Vielfalt auf den Teller. Es gibt hier keine Dogmen. Wichtig sind nicht nur gesundheitliche, sondern auch soziale (Veggie-Würstchen beim Grillfest) und geschmackliche Gründe.

Was sind geeignete Proteinquellen?

Eine gesunde vegane Ernährung besteht aus verschiedenen Komponenten, die Sie immer wieder variieren können.

Basis der Ernährung: Der Großteil der alternativen Proteinquellen sollte aus unverarbeiteten, intakten Vollkorngetreidesorten (wie Reis, Bulgur, Dinkel), getrockneten Hülsenfrüchten, Nüssen, Samen, Saaten, frischen Kräutern und gegebenenfalls Sprossen bestehen. Diese Lebensmittel liefern wichtige Nährstoffe und hochwertige Proteine.

Ergänzende gering verarbeitete Lebensmittel: Ein weiterer Teil der Ernährung kann aus nährstoffreichen, gering-verarbeiteten Bio-Lebensmitteln bestehen, wie Vollkornpasta, Vollkornbrot, Tiefkühlgemüse und -obst, Tofu in verschiedenen Formen, Pflanzendrinks, Gewürzen, Nussmusen, Trockenobst und Fermentos. Selbst gemachte pflanzliche Aufstriche sind ebenfalls empfehlenswert.

Algen – Gemüse aus dem Meer

Algen sind eine wertvolle und kalorienarme Ergänzung Ihres pflanzlichen Menüplans. Sie kommen ursprünglich aus Ostasien, wo Algen als Lebensmittel eine lange Tradition haben. Als Lebensmittel werden hauptsächlich Grünalgen (Chlorella), Rotalgen (Nori) und Braunalgen (Wakame) verzehrt. In unserer westlichen Kultur sind Algen in der Lebensmittelindustrie als Verdickungsmittel (zum Beispiel Agar-Agar) bekannt.

Algen enthalten nennenswerte Mengen an Protein, Kalzium, Magnesium und Eisen. Besonders wertvoll ist das Meeresgemüse als Lieferant von Omega-3-Fettsäuren (hier ganz besonders Nori-Algen) und Jod. Der Jod-Gehalt muss auf dem Etikett angegeben werden, da er teilweise sehr hoch ist. Deshalb sollten Sie Algen bei Erkrankungen der Schilddrüse mit Vorsicht genießen.

Bekannt sind Algen als quietschgrüner Salat aus Wakame-Algen oder Nori-Algen zum Wickeln von Sushi oder Onigiri. Algenflocken können pflanzlichen Speisen einen fischartigen Geschmack verleihen.

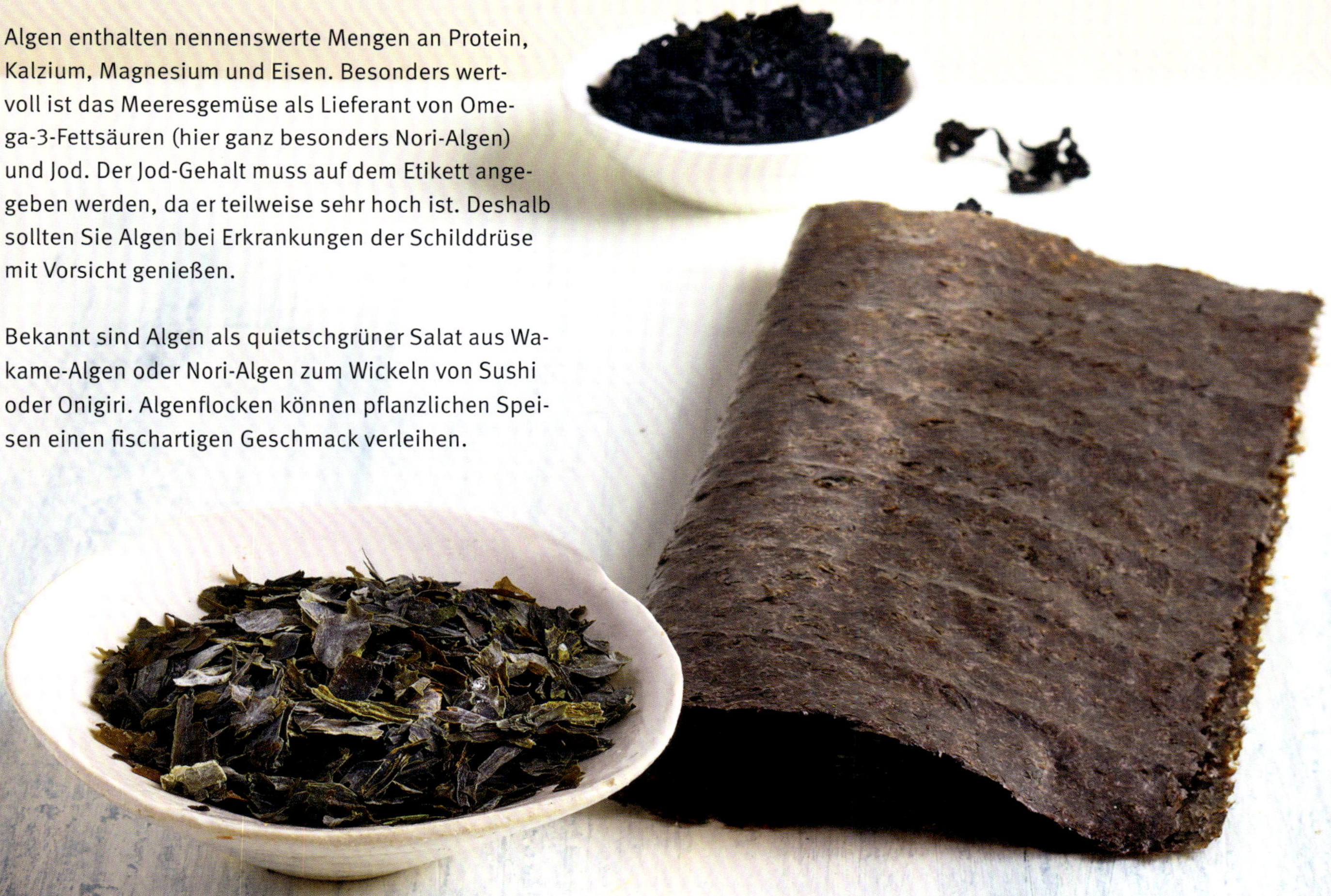

Ultra-Processed Foods (UPFs) begrenzen: UPFs, die nährstoffarm und stark verarbeitet sind, sollten den geringsten Teil der Ernährung ausmachen (maximal 10 Prozent).

Fleischalternativen: Bei der Auswahl von Fleischalternativen sollten Sie darauf achten, dass sie wenig verarbeitet sind oder selbst zubereitet werden können. Empfohlene Alternativen sind unter anderem Tofuvarianten wie Räuchertofu oder marinierte Varianten, Seitan, Grünkernbratlinge, Tempeh, Kichererbsentofu, Feto (Feta aus fermentiertem Tofu), Pilze als Fleischersatz, frische Jackfruit, Tofu mit Algenöl als Fischersatz und selbst gemachte Kohlrabischnitzel oder Sellerieschnitzel mit eigener Panade aus Semmeln.

Insgesamt legen die Ernährungsempfehlungen den Fokus auf eine vegane Ernährung mit frischen, unverarbeiteten Lebensmitteln, ergänzt durch mäßig verarbeitete Bio-Optionen (mit klarer Zutatenliste) und eine begrenzte Aufnahme von hochverarbeiteten Lebensmitteln (maximal 10 Prozent).

Welche Nahrungsergänzungsmittel sind sinnvoll?

Grundsätzlich gilt: so wenig wie möglich, so viel wie nötig. In der veganen Ernährung ist es prinzipiell möglich, alle Mikronährstoffe über eine ausgewogene, gut geplante Ernährung zu decken.

Vitamin B_{12} bildet eine Ausnahme. Es ist in pflanzlichen Lebensmitteln nicht in ausreichender oder schwankender Menge enthalten. Daher muss Vitamin B_{12} bei konsequent veganer und manchmal auch bei vegetarischer Ernährung oder bestimmten Krankheitssituationen, zum Beispiel über angereicherte Produkte, Tabletten, Tropfen oder Zahnpasta, supplementiert werden. Auch bestimmte Erkrankungen oder ein höheres Alter können eine Vitamin-B_{12}-Supplementation unabhängig von der Ernährungsform nötig machen. Da nur geringe Mengen benötigt werden und das Vitamin wasserlöslich ist, lohnt es sich, statt hochdosierte einmalige Präparate kleinere Mengen täglich einzunehmen. Der Überschuss wird über den Urin wieder ausgeschieden. Ausnahme bilden Spritzen, die bei einem Vitamin-B_{12}-Mangel kurzzeitig notwendig sein können (hochdosiert).

Vitamin D ist ebenfalls ein nicht über die Ernährung abdeckbarer Mikronährstoff, der auch in der Allgemeinbevölkerung häufig ergänzt werden muss. Hier ist es wichtig, die Dosierung mit einer ärztlichen Fachkraft abzusprechen und regelmäßig (ein- bis zweimal jährlich) die Blutwerte überprüfen zu lassen. Bei der Vitamin-D-Einnahme ist aufgrund der Fettlöslichkeit eine Überdosierung möglich.

Weitere Nahrungsergänzungsmittel sind nur dann sinnvoll, wenn eine Erkrankung oder ein erhöhter Bedarf in besonderen Lebensphasen besteht, sowie bei Hochleistungssport, Medikamenteneinnahme oder der Einnahme der Anti-Baby-Pille. Das sollten Sie ebenfalls am besten mit Ernährungsfachkräften oder medizinischem Fachpersonal besprechen.

Welche Blutwerte sollte ich regelmäßig testen lassen?

Die Untersuchung bestimmter Blutwerte und Biomarker kann Aufschluss über den Ernährungsstatus und mögliche Mängel in der Ernährung geben. Leider sind viele der Mikronährstofftests in Deutschland IGeL-Leistungen und nur auf Selbstzahl-Basis zu erhalten. Ihr Hausarzt oder Ihre Hausärztin kann aber auf Ihren Wunsch diese Tests bei einem Labor in Auftrag geben.

Wichtige Werte und deren Bedeutung:
Vitamin B_{12}
- Gesamtkonzentration im Serum: Dieser Wert umfasst sowohl biologisch aktive als auch inak-

tive Formen von Vitamin B_{12}. Niedrige Gesamtkonzentrationen allein geben keinen Aufschluss über die Menge von biologisch aktivem Vitamin B_{12}. Bei Werten von < 350 ng/l (< 260 pmol/l) ist die zusätzliche Bestimmung von Holo-Transcobalamin (Holo-TC) sinnvoll, um eine Aussage über die Menge der aktiven Form treffen zu können.

- Holo-Transcobalamin (Holo-TC): Dieser Wert sollte bei niedrigen Vitamin-B_{12}-Konzentrationen bestimmt werden. Die Bestimmung von Holo-TC kann gemeinsam mit der Vitamin-B_{12}-Prüfung durchgeführt werden.

Vitamin D

- 25-Hydroxy-Vitamin-D (25-OH-Vitamin-D): Da die Bildung von Vitamin D in der Haut während der Wintermonate begrenzt ist, ist eine Untersuchung von 25-OH-Vitamin-D im Herbst empfehlenswert. Die Ergebnisse dieser Untersuchung können helfen zu entscheiden, ob eine Supplementierung während des Winters erforderlich ist. Aufgrund unserer heutigen Lebensweise kommt es oft auch im Sommer zu einer unzureichenden Vitamin-D-Produktion, weshalb auch im Sommer eine Supplementierung nötig sein kann.

Eisen

- Ferritin: Ferritin zeigt an, wie viel Eisen im Körper gespeichert ist. Mit der Messung lässt sich frühzeitig feststellen, ob ein Eisenmangel vorliegt.
- Transferrinsättigung: Dieser Wert gibt in Prozent an, wie stark das Transportprotein Transferrin mit Eisen gesättigt ist. Eine niedrige Transferrinsättigung kann auf einen Eisenmangel hinweisen.

Jod

- TSH (Thyreoidea-stimulierendes Hormon): TSH dient zur Beurteilung der Schilddrüsenfunktion. Jodmangel kann Schilddrüsenerkrankungen auslösen.
- Schilddrüsenhormone (freies Trijodthyronin und freies Thyroxin): Diese Hormone können zur genaueren Abklärung der Schilddrüsenfunktion gemessen werden.
- 24-Stunden-Jodausscheidung im Urin: Dieser Test, der von wenigen Laboren angeboten wird, kann ergänzend zu TSH durchgeführt werden.

Weitere mögliche Werte

- Omega-3-Fettsäuren: Ein Fettsäureprofil, einschließlich Omega-3- und Omega-6-Fettsäuren, kann zur Überprüfung der Fettzufuhr bestimmt werden.
- Selen: Die Selenbestimmung im Vollblut gibt Hinweise auf den Selenstatus der Person. Die Analyse aus Plasma oder Serum zeigt die momentane Versorgung.
- Zink: Der Zinkstatus ist schwer zu bestimmen, weil er von verschiedenen Faktoren beeinflusst wird. Die Zinkanalyse in Plasma oder Serum ist jedoch üblich.
- Kalzium: Die Kalziumkonzentration im Serum schwankt nur innerhalb enger Grenzen und spiegelt nicht die Versorgung des Körpers wider. Eine ausreichende Kalziumzufuhr ist wichtig. Bei Bedarf kann das Parathormon bestimmt oder eine Knochendichtemessung durchgeführt werden.
- Vitamin B_2: Hier wird die Aktivität der Erythrozyten-Glutathion-Reduktase (EGRAC) oder B_2 im Plasma gemessen. Das ist besonders wichtig für Menschen mit Risikofaktor für Herz-Kreislauf-Erkrankungen.

Es ist ratsam, Blutuntersuchungen in Absprache mit einem Arzt oder einer Ärztin oder Ernährungsfachkräften durchzuführen, um den Ernährungsstatus und eventuelle Mängel festzustellen und dann gezielt darauf einzugehen. Je nach Land und Labor können die Kosten und Verfügbarkeit der Tests variieren. In Deutschland zählen viele Nährstofftests zu den sogenannten IGeL (Individuelle Gesundheitsleistungen) Leistungen und müssen selbst gezahlt werden.

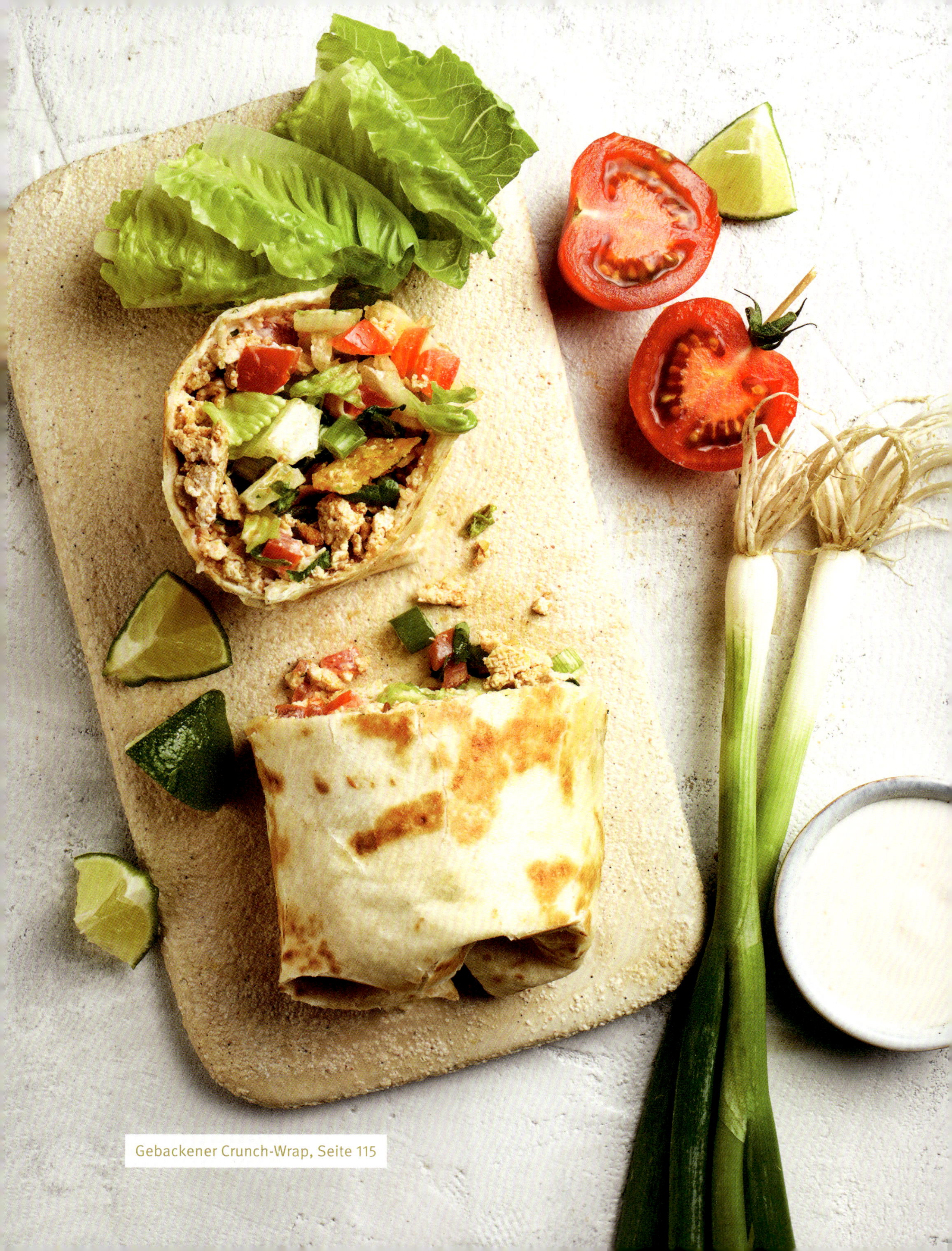

Gebackener Crunch-Wrap, Seite 115

Die Rezepte

Mit einer vollwertigen pflanzlichen Ernährung können Sie Krankheiten vorbeugen und die Selbstheilungskräfte unterstützen. Und das Beste: Vegan schmeckt auch richtig gut. Probieren Sie unsere leckeren Rezepte aus.

FRÜHSTÜCK

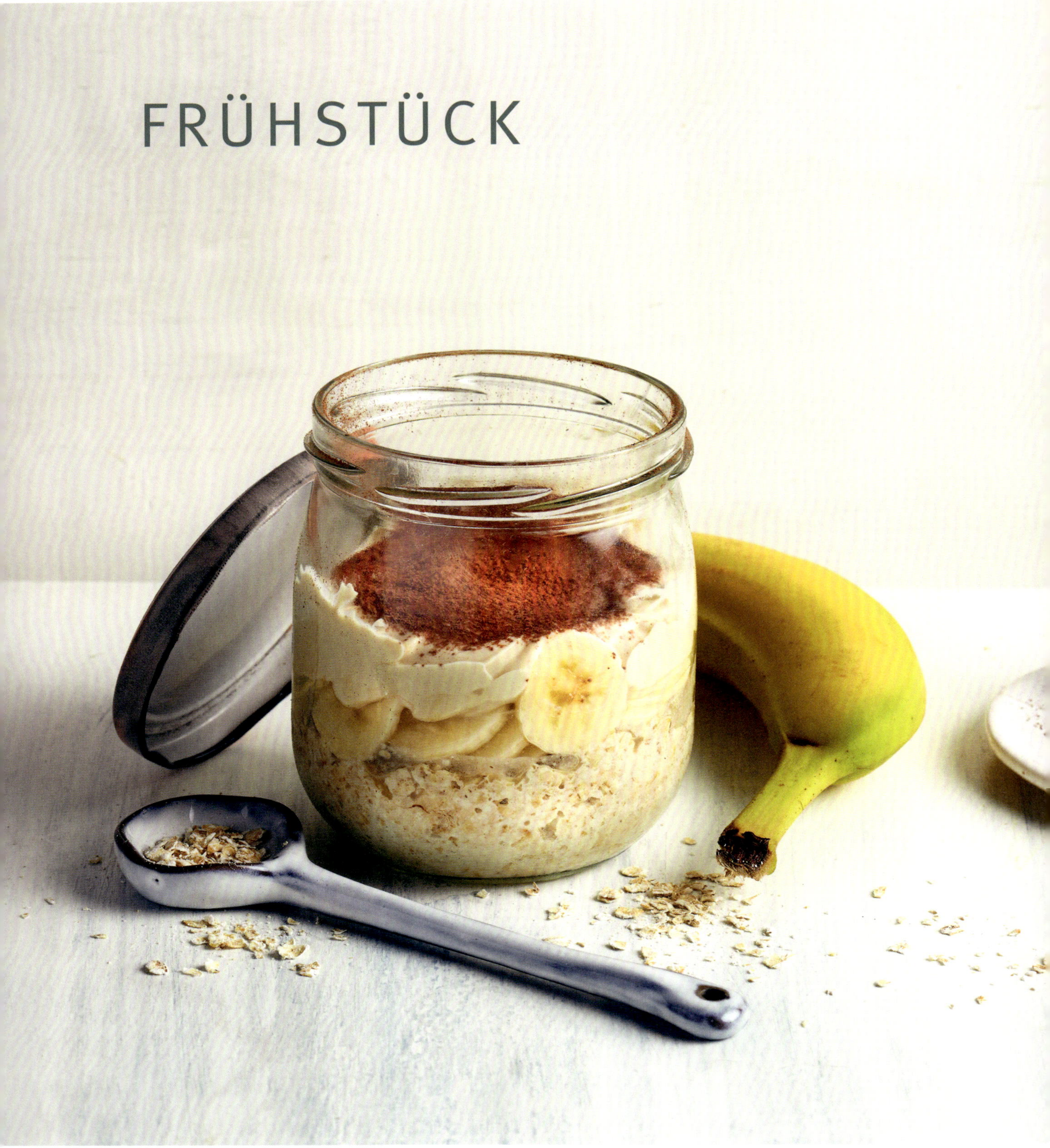

Frühstücks-Tiramisu

» Haferflocken sättigen und enthalten gesundheitsfördernde Stoffe. Sie sind ein gesundes Frühstück und lassen sich als abwechslungsreiche Overnight Oats sehr gut vorbereiten.

1 mittelgroßes Vorratsglas
10 Min. + über Nacht quellen

Für das Granola
5 EL zarte Haferflocken • 3 EL Pflanzendrink • ½ TL Vanille • ¼ Banane

Für die Creme
2 EL pflanzlicher Quark, natur, ungesüßt • 1 EL Mandelmus • 2 TL kalter Espresso • ¼ TL Vanille

Sonstiges
1 TL Backkakao

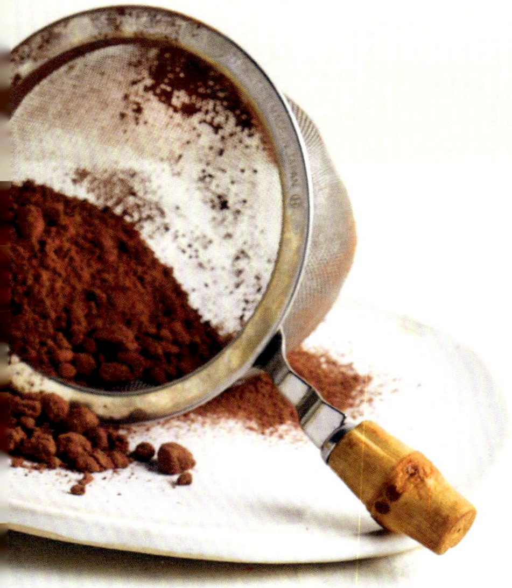

- In einem Glas mit Deckel Haferflocken mit Pflanzendrink und Vanille mischen. Banane in Scheiben schneiden und über die Haferflocken schichten.

- Für die Creme Quark mit Mandelmus, Espresso und Vanille verrühren und auf die Bananenschicht geben.

- Kakao auf die Creme sieben. Glas mit dem Deckel verschließen und über Nacht kalt stellen.

Tipp Die Basis für die Haferflocken nennt sich Overnight Oats und kann mit verschiedenen Gewürzen, Zutaten und Toppings (z. B. Obst, Cremes, Nussmuse oder Schokolade) ganz nach Belieben variiert werden.

Granola mit Joghurt und Beeren

›› Müsli aus dem Supermarkt enthält oft große Mengen an raffiniertem Zucker. Gesundes Granola ist schnell selbst gemacht und kann ganz nach Belieben variiert werden.

1 mittelgroßes Vorratsglas
30 Min.

Für das Granola
100 g Mandeln • 50 g Walnüsse • 1 Apfel • 200 g kernige Haferflocken • 2 EL Leinsaat • 2 TL Zimt • ¼ TL Vanille • 1 Prise Salz • 70 g Ahornsirup • 50 g Rapsöl

Sonstiges
100 g Kokosjoghurt, natur • 1 Handvoll gemischte Beeren

- Für das Granola Mandeln und Walnüsse hacken. Apfel in kleine Würfel schneiden.

- Haferflocken, Nüsse und Leinsaat in eine Schüssel geben und mit allen anderen Zutaten mischen, bis Sirup und Öl sich gut verteilt haben und die Zutaten leicht aneinanderkleben.

- Fertige Granola-Masse auf einem Backblech verteilen und bei 180 °C (160 °C Umluft) ca. 15–25 Min. rösten. Nicht zu dunkel werden lassen.

- Abgekühltes Granola mit Joghurt und Beeren in Gläser schichten.

Tipp Granolareste in ein Glas füllen und z. B. für Müslis verwenden.

Blaubeer-Porridge

›› Haferflocken können die Blutfette senken, den Blutzucker regulieren und die Darmschleimhaut schützen. Mit antioxidantienreichen Blaubeeren ein herzgesundes Frühstück.

2 Portionen
10 Min.

150 g Haferflocken • 300 ml Pflanzendrink • 1 EL Amaranth • 1 EL Mandelmus • 1 EL Tahin • 1 TL Zimt • 1 TL Kardamom • 1 Handvoll Blaubeeren • 1 Stängel Minze • ½ Orange

- Haferflocken mit Pflanzendrink unter Rühren aufkochen. Vom Herd nehmen. Amaranth, Mandelmus, Gewürze und Blaubeeren unterrühren.

- Minzblätter zerkleinern und über das Porridge geben. Orange filetieren und die Scheiben auf dem Porridge anrichten.

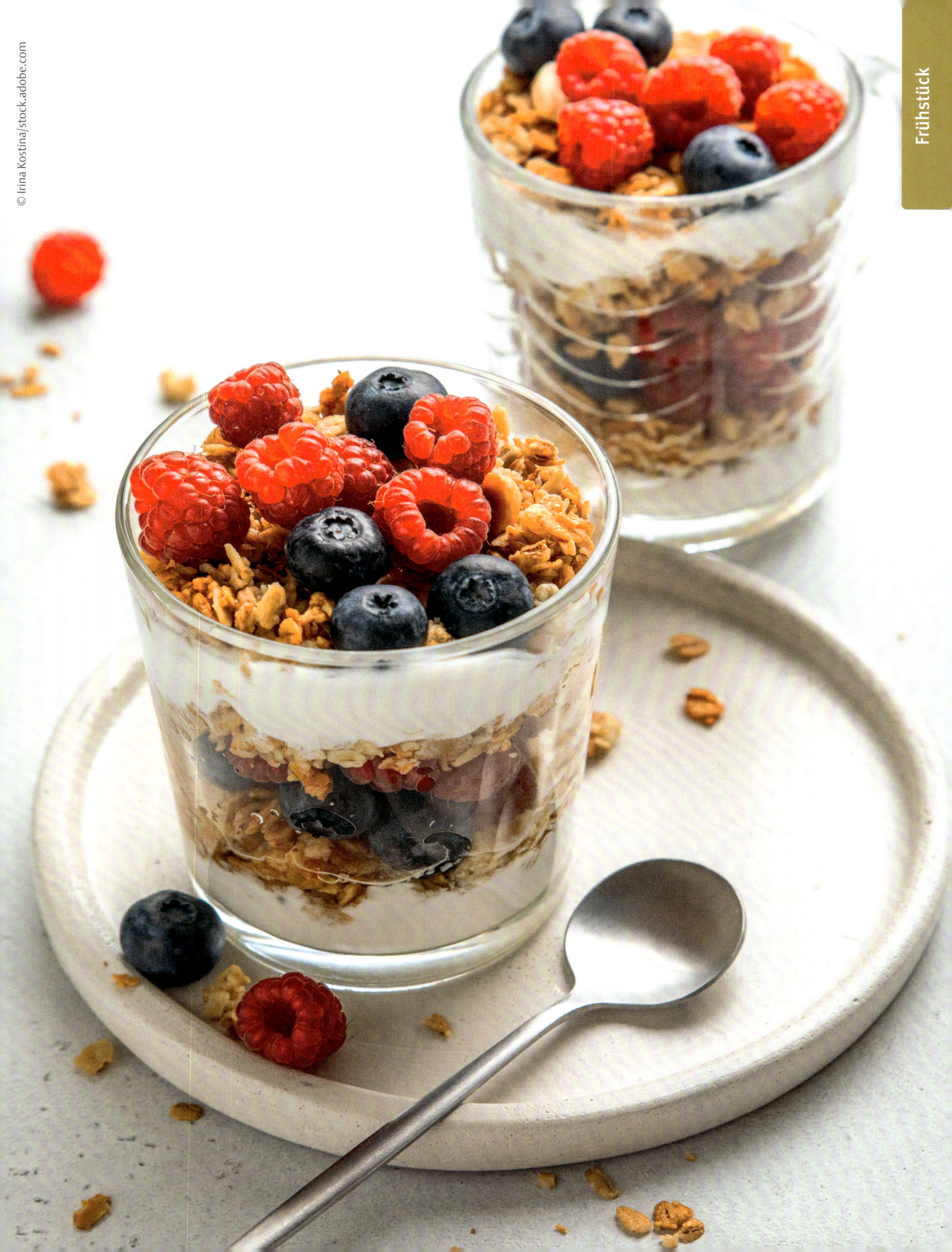

Hirsebrei orientalische Art

» Hirse ist ein Eisen- und proteinreiches regionales Superfood und eignet sich hervorragend als nährstoffreicher, sättigender Frühstücksbrei.

2 Portionen
⏲ 30 Min.

100 g Hirse • 200 ml Pflanzendrink • 2 Datteln • 2 getrocknete Aprikosen • ½ Banane • 1 EL Mandelmus • 1 Prise Salz • ½ TL Zimt • ½ TL Vanille • ½ TL Kardamom • 2 Handvoll gefrorene oder frische Himbeeren • 1 Handvoll geröstete Haselnüsse

- Hirse mit Pflanzendrink aufkochen und 10–15 Min. köcheln lassen. Von der Herdplatte nehmen und 10–15 Min. quellen lassen.

- Währenddessen Datteln und Aprikosen in kleine Würfel schneiden. Banane mit einer Gabel zerdrücken.

- Banane und Mandelmus mit den Gewürzen unter den Hirsebrei rühren. Himbeeren und geschnittene Trockenfrüchte vor dem Servieren vorsichtig unterheben. Haselnüsse darüber geben.

Kichererbsenfrittata

» Wildkräuter sind eine gute Ergänzung in Gerichten, weil sie eine hohe Nährstoffdichte, viele sekundäre Pflanzenstoffe und ungewohnte Aromen besitzen.

2 Portionen
⏲ 30 Min.

80 g Kichererbsenmehl • 2 EL Hefeflocken • ½ TL Kurkumapulver • 1 TL Kala Namak • ½ TL Pfeffer • ½ TL Backpulver • 160 ml Pflanzendrink • 1 große gelbe Paprika • 1 TL Chili • 1 EL Olivenöl • 2 Frühlingszwiebeln • 2 Stängel Dill • ½ Bund Schnittlauch • Wildkräuter (optimal z. B. Brennnessel, Giersch, Gundelrebe, Gänseblümchen oder Melde)

- Kichererbsenmehl mit Hefeflocken, Kurkuma, Kala Namak, Pfeffer und Backpulver mischen. Pflanzendrink dazugeben, gut verrühren und quellen lassen.

- Paprika in Würfel und Chili in feine Streifen schneiden. In etwas Öl leicht andünsten.

- Frühlingszwiebeln in Scheiben schneiden und die Kräuter hacken. Zum gedünsteten Gemüse geben und etwas Öl nachgeben. Die Kichererbsenmehlmasse über das Gemüse geben, leicht unterheben und bei mittlerer Hitze stocken lassen. Wenn die Unterseite zu bräunen beginnt, wenden und die Oberseite ebenfalls anrösten.

- Mit Frühlingszwiebeln garniert servieren.

» Kichererbsenfrittata

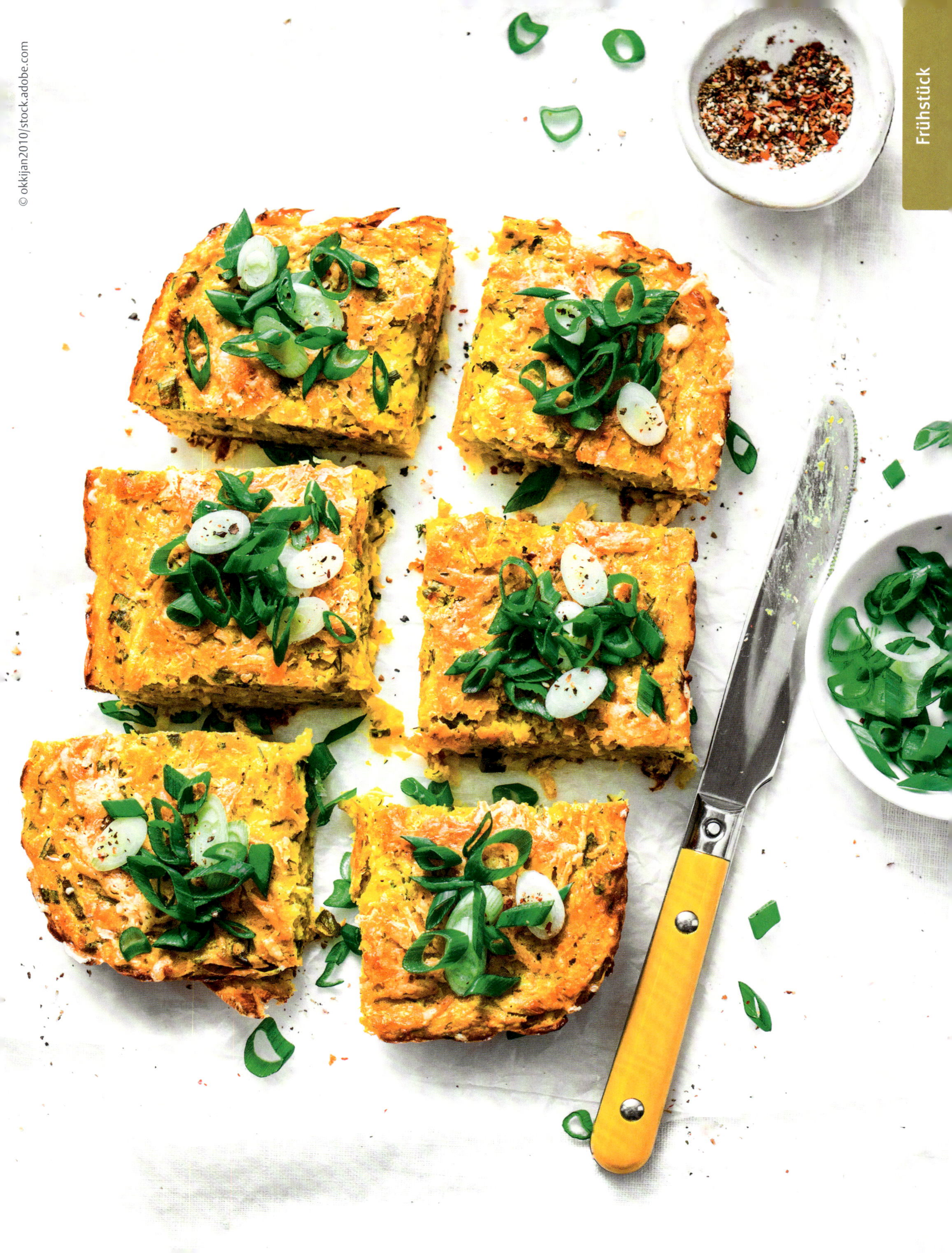

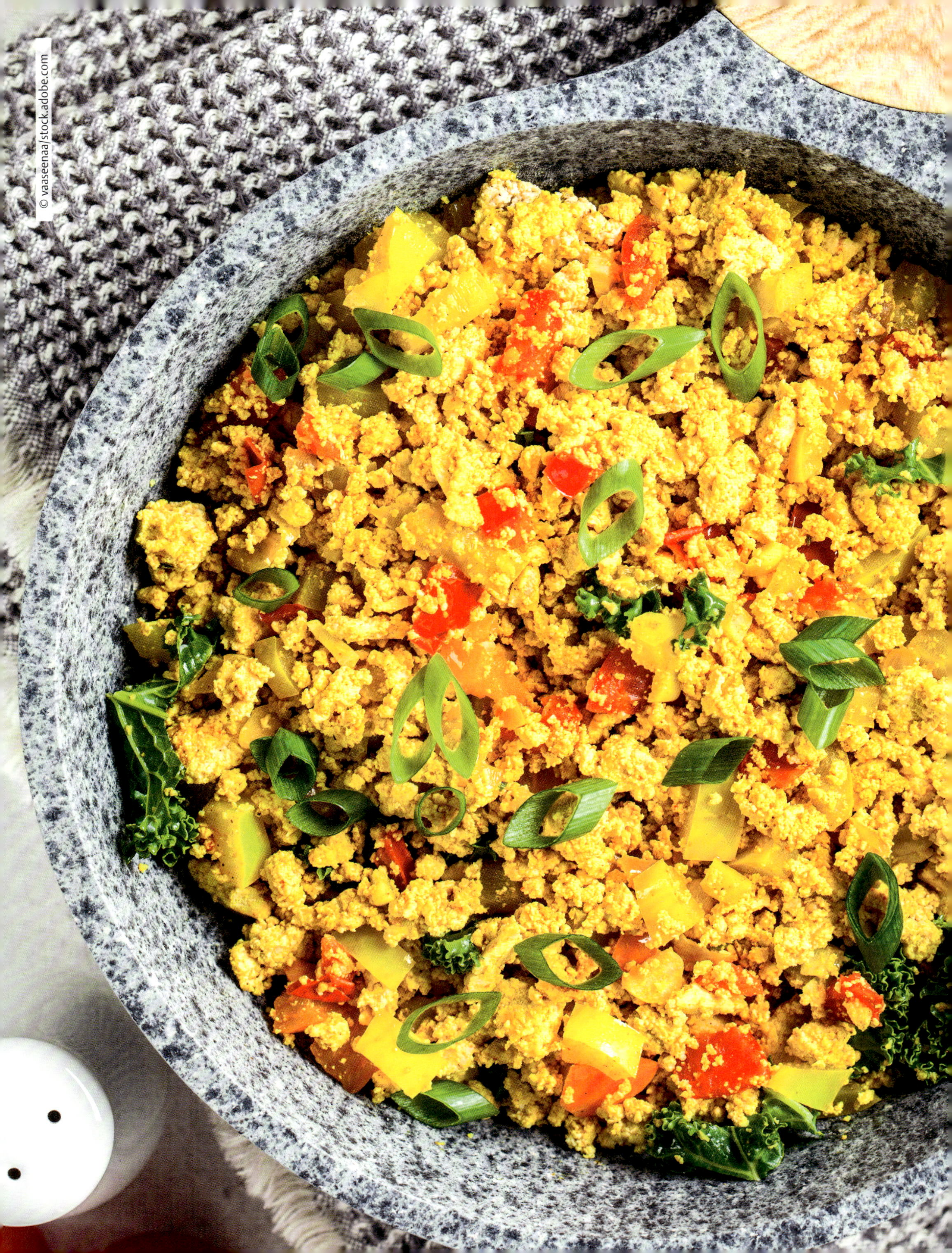

Kürbis-Bananen-Brot

» Zuckerfreies Frühstücksbrot reich an Ballaststoffen und Nüssen. Hält lange satt und liefert Proteine, B-Vitamine, ungesättigte Fettsäuren und Selen.

1 Kastenform (25 cm)
15 Min. + 40 Min. Backzeit

250 g Hokkaidokürbis • 2 reife Bananen • 100 ml Pflanzendrink • 50 ml neutrales Öl (z. B. Raps) • 1 Handvoll Paranüsse • 1 Handvoll Cashewkerne • 250 g Dinkelvollkornmehl • 2 EL geschrotete Leinsamen • 2 TL Backpulver • 1 Prise Salz • ½ TL Zimt • ¼ TL Piment • ¼ TL Kardamompulver • 1 Prise Muskat

- Kürbis waschen, entkernen und in kleine Würfel schneiden. Die Kürbiswürfel in wenig Wasser weich garen.
- Gegarten Kürbis mit Bananen, Pflanzendrink und Öl fein pürieren. Nüsse ohne Öl anrösten und zerkleinern.
- Mehl, Leinsamen, Backpulver, geröstete Nüsse und Gewürze mischen. Kürbis-Bananen-Mus dazugeben und kurz kräftig durchrühren.
- Teig in eine mit Backpapier ausgelegte Kastenform geben und etwa 40 Min. bei 200 °C (180 °C Umluft) backen. Bei Bedarf mit Alufolie abdecken, damit die Oberseite nicht zu dunkel wird.

Tipp Schmeckt am besten getoastet mit etwas pflanzlicher Butter.

« Rührtofu

Rührtofu

» Ein Frühstücks-Klassiker reich an pflanzlichem Protein und mit dem typischen Eigengeschmack durch Schwarzsalz.

2 Portionen
30 Min.

1 EL Kichererbsenmehl • 60 ml Pflanzendrink • 200 g Tofu, natur • ½ Zwiebel • 2 Champignons • 1 Tomate • 2 EL Öl • ½ TL Kurkumapulver • 1 TL Paprikapulver • 1 TL Kala Namak (Schwarzsalz, z. B. aus dem Bioladen) • 1 EL Hefeflocken • 1 Frühlingszwiebel • 3 Stängel Petersilie

- Kichererbsenmehl in Pflanzendrink einrühren. Tofu zerdrücken und mit Kichererbsen-Drink-Mischung verrühren. Zwiebel und Champignons in kleine Würfel schneiden. Tomate entkernen und in kleine Würfel schneiden.
- Zwiebel in etwas Öl in einer Pfanne glasig garen. Pilze und Tomaten dazugeben und kurz anschwitzen. Tofumasse dazugeben. Gewürze und Hefeflocken ergänzen und alles verrühren. Die Masse in der Pfanne garen, bis sich die Flüssigkeit verringert hat und der Tofu leicht angeröstet ist.
- Frühlingszwiebel in Ringe schneiden, Petersilie abzupfen und mit dem Tofu anrichten.

Waffeln mit scharfer Erdbeersauce

» Ein süßes, fruchtiges Frühstück funktioniert auch ohne raffinierten Zucker. Bananen dienen nicht nur als Eiersatz in Backwaren, sondern liefern auch natürliche Süße.

2 Portionen, 4 Waffeln
30 Min.

Für die Waffeln
150 g Dinkelmehl Type 630 • ½ TL Backpulver • ½ TL Vanille • 1 Prise Salz • ½ Banane • 100 ml Pflanzendrink • 100 ml kohlensäurehaltiges Mineralwasser • 1 EL Öl

Für die Erdbeersauce
100 g frische oder gefrorene Erdbeeren • 1 TL Vanille-Extrakt • 1×1 cm frischer Ingwer • 1 EL Basilikumblätter • ¼ TL Pfeffer • optional: Minzblätter, Basilikumblätter oder Melisse

- Mehl, Backpulver, Vanille und Salz mischen. Banane zerdrücken und mit Pflanzendrink, Wasser und Öl mischen. Flüssige Zutaten zum Mehlgemisch geben und zu einem flüssigen Teig verrühren.

- Waffeleisen gut einfetten und den Waffelteig in 4 Portionen zu Waffeln ausbacken.

- Für die Sauce Erdbeeren (gefrorene Beeren können vorab in etwas Wasser erhitzt und aufgetaut werden), Vanille, Ingwer, Basilikum und Pfeffer in einem Mixer glatt vermixen.

- Waffeln mit Sauce und optional frischen Kräutern anrichten.

Tipp Sie können den Teig auch in der Pfanne zu Pfannkuchen ausbacken.

Vollkornbrot mit Zimt-Mandel-Sauce

» Frühstücksbrot mal anders: ohne Zucker natürlich süß und fruchtig durch cremiges Mandelmus und Himbeeren, die zusätzlich reich an sekundären Pflanzenstoffen sind.

2 Portionen
10 Min.

2 dicke Scheiben Vollkornbrot • 2 EL Rapsöl mit Butteraroma (alternativ vegane Butter) • 3 EL weißes Mandelmus, flüssig • 1 TL Zimt • ½ TL Vanille • 1 Banane • 1 Handvoll Himbeeren • 1 TL geschrotete Leinsamen

- Vollkornbrot im Öl von beiden Seiten anrösten. Währenddessen Mandelmus mit Zimt und Vanille verrühren. Banane in Scheiben schneiden.

- Mandelsauce über die Brotscheiben geben. Bananen und Himbeeren darauf verteilen. Mit geschroteten Leinsamen garnieren.

» Waffeln mit scharfer Erdbeersauce

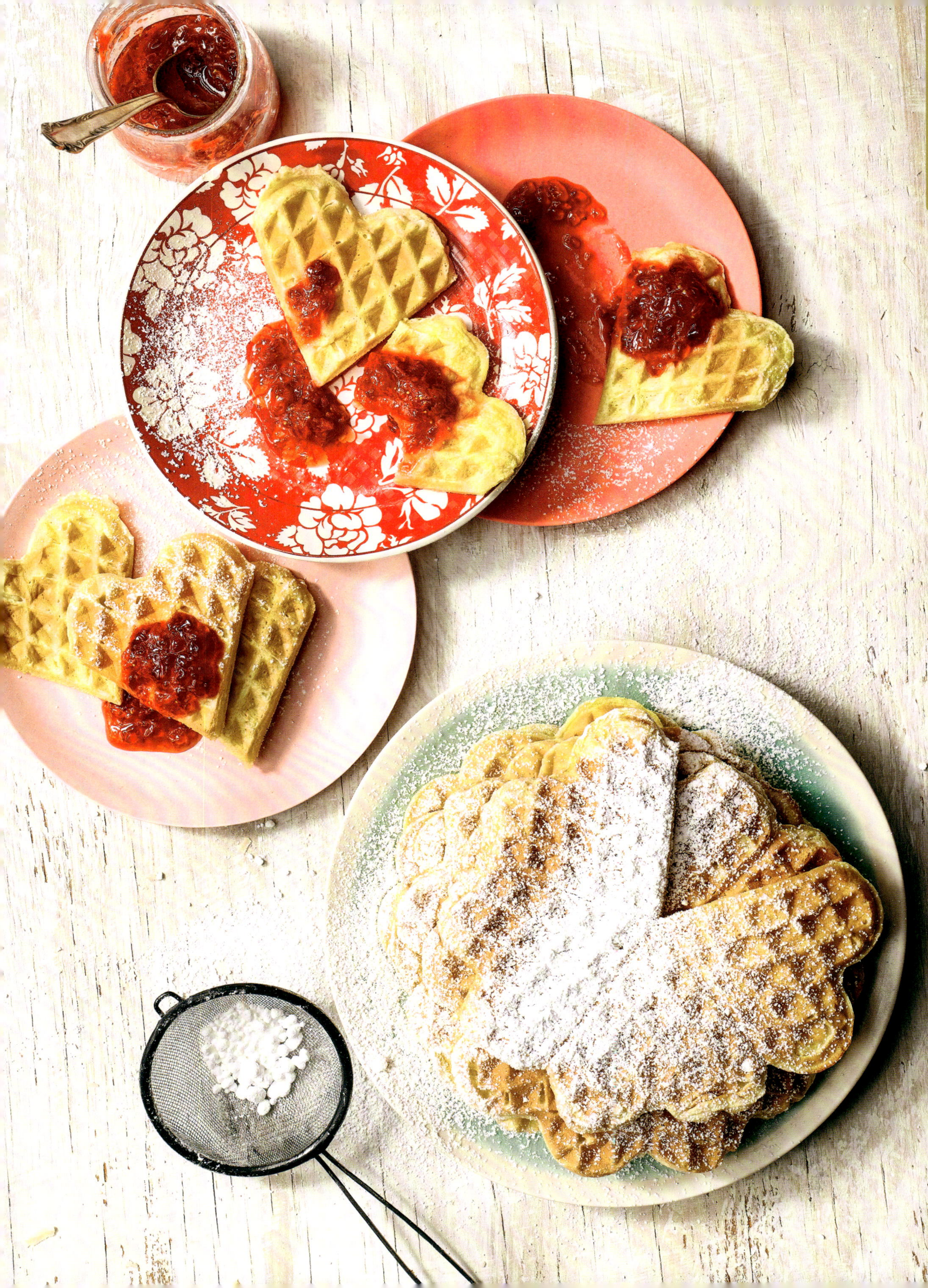

Cremiger grüner Smoothie

›› Grüne Smoothies sind die perfekte Möglichkeit, Gemüse in die Ernährung einzubauen. Runden Sie Smoothies statt mit Obst mit Kräutern und Nussmus ab.

1 Portion
10 Min.

2 Stangen Sellerie • ¼ Gurke • ½ Avocado • 4 cm Ingwer • Saft von ¼ Limette • 1 EL Tahin

- Sellerie und Gurke grob zerkleinern. Avocadofruchtfleisch aus der Schale lösen. Ingwer schälen und zerkleinern.
- Alles in einen Mixer geben. Limettensaft und Tahin hinzufügen und alles glatt mixen.
- Bei Bedarf etwas Wasser dazugeben, bis die gewünschte Konsistenz erreicht ist.

Immun-Boost-Smoothie

›› Ingwer und Kurkuma sind bekannt für ihre abwehrstärkenden und antientzündlichen Eigenschaften. Im Smoothie schmecken sie herrlich fruchtig-scharf.

1 Portion
10 Min.

1 Apfel • 3 cm frischer Kurkuma • 1 cm frischer Ingwer • 1 TL Zimt • ½ TL Leinöl

- Apfel grob zerkleinern, Kurkuma und Ingwer schälen und ebenfalls zerkleinern. Alles mit 150 ml Wasser in einen Mixer geben. Zimt und Öl dazugeben und fein pürieren.
- Bei Bedarf mit Wasser auf die gewünschte Konsistenz verdünnen.

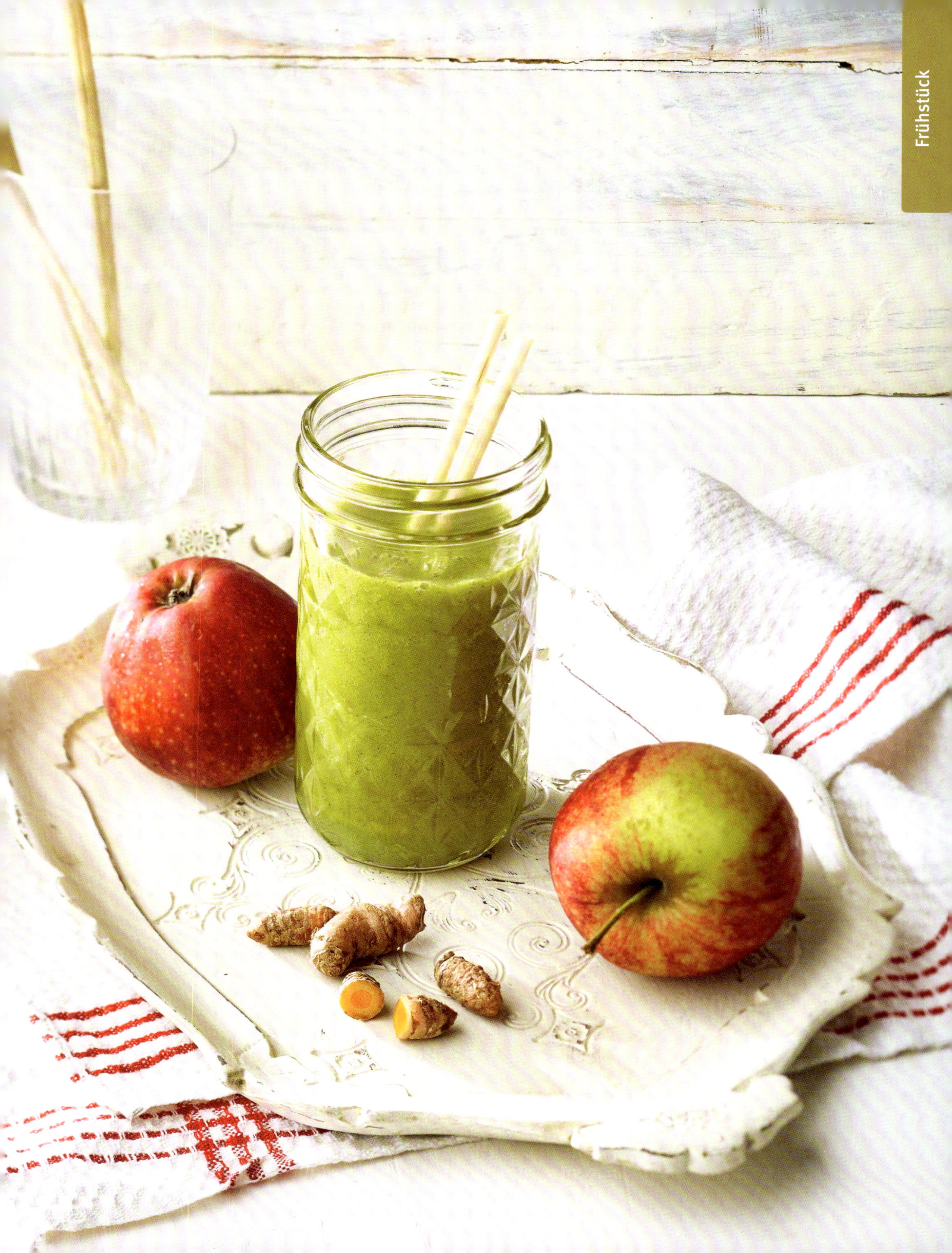

LEICHTE SPEISEN UND SNACKS

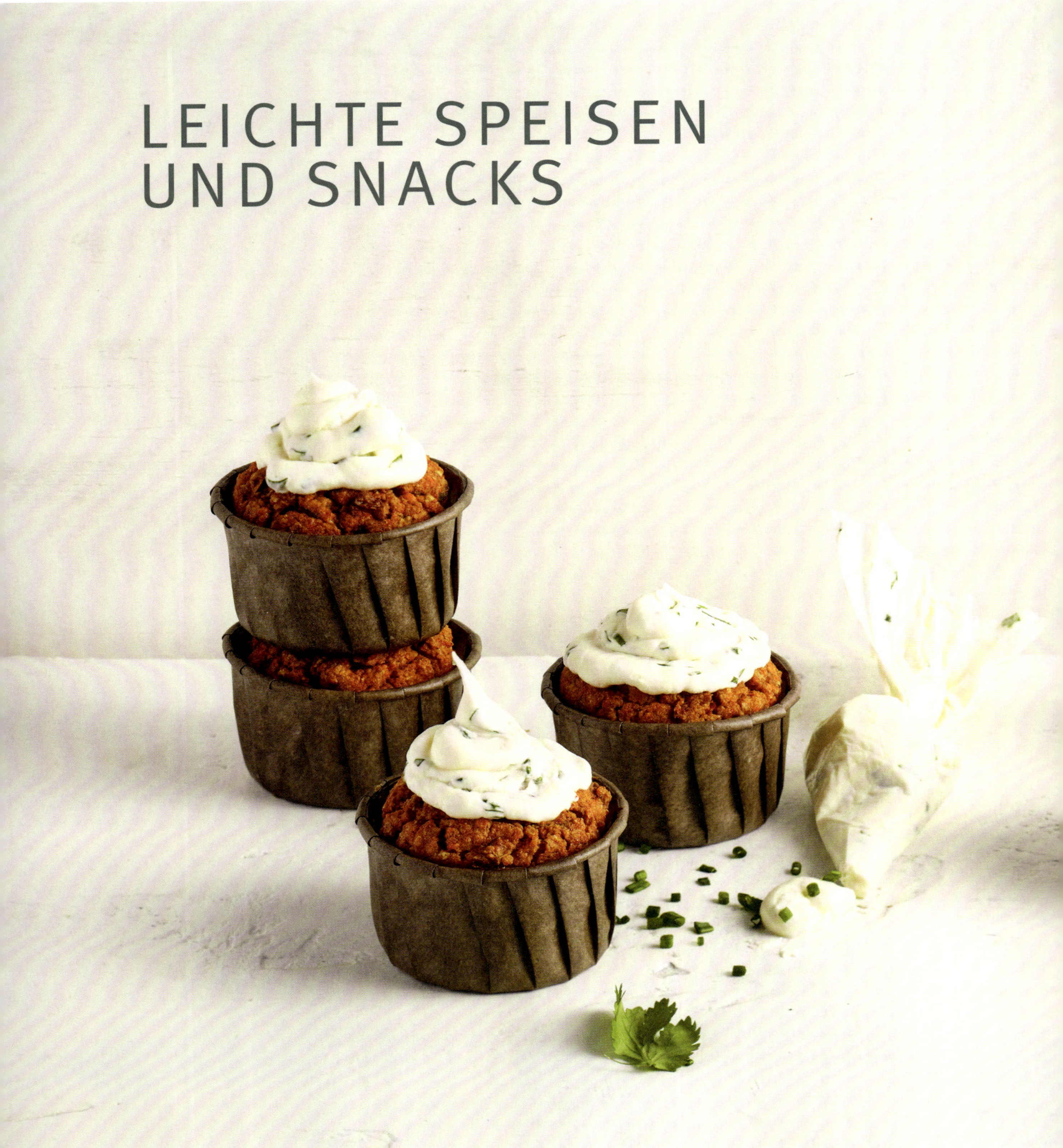

Linsenmuffins mit Kräutercreme

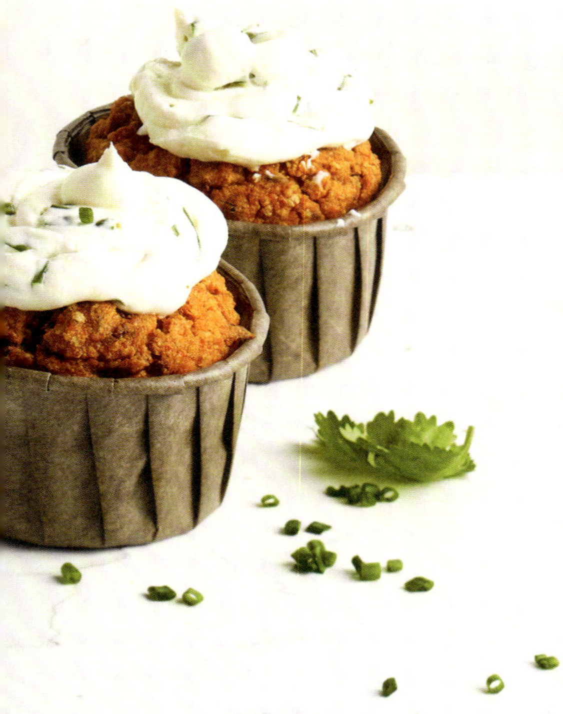

» Linsenmehl ist eine proteinreiche und glutenfreie Alternative zu Mehl aus Getreide. Es liefert außerdem viele Mikronährstoffe.

12 Muffins
20 Min. + 45 Min. Backzeit

Für die Muffins
200 g Linsenmehl • 150 g Kichererbsenmehl • 1 TL Kreuzkümmel • ½ TL Kurkuma • ½ TL Pfeffer • 2 TL Backpulver • 1 TL Salz • 1 Paprika • 1 rote Zwiebel • 2 Knoblauchzehen • 1 Frühlingszwiebel • 3 Stängel Dill • 3 Stängel Thymian • 500 ml Mineralwasser • 2 EL Olivenöl

Für das Topping
100 g veganer Frischkäse • 1 TL Knoblauchpulver • Salz • 1 Handvoll Kräuter (z. B. Dill, Petersilie, Koriander)

- Alle trockenen Zutaten in einer Rührschüssel mischen. Paprika, Zwiebel und Knoblauch fein würfeln. Frühlingszwiebel in Ringe schneiden, Kräuter grob hacken.

- Gemüse in die Mehlmischung geben. Mineralwasser und Olivenöl langsam einrühren und ca. 3 Min. rühren. Teig in Muffinförmchen verteilen und bei 200 °C (180 °C Umluft) ca. 45–55 Min. backen. Fertige Muffins auskühlen lassen.

- Veganen Frischkäse mit Knoblauchpulver und Salz abschmecken. Kräuter hacken und unterrühren. Vor dem Servieren Frischkäsecreme auf die Muffins spritzen.

Champignon-Ofenbaguettes

» Champignons sind als pflanzliche Proteinlieferanten reich an Ballaststoffen. Sie haben wenig Kalorien, dafür aber viele Vitamine und Mineralstoffe wie Vitamin D, B-Vitamine, Eisen und Kalium.

2 Portionen
30 Min. + 15 Min. Backzeit

Für die Champignons
300 g Champignons • 2 Schalotten • etwas Olivenöl • 1 Handvoll Petersilie • 3 EL Rapsöl mit Butteraroma oder vegane Butter • 3 EL Mehl • 50 ml Pflanzendrink • 1 TL Zitronensaft • 1 EL Hefeflocken • Muskat • Salz • Pfeffer

Sonstiges
2 Baguettebrötchen (z. B. Burgerbrötchen, Variante, [Seite 158] halbe Menge) • 2 EL Pesto (z. B. aus Möhrengrün, Seite 131) • veganer Streukäse (optional)

- Wenn Sie möchten, Baguettebrötchen nach Rezept vorbereiten (statt runden Brötchen 2 Baguettes formen) sowie Pesto zubereiten.

- Champignons und Schalotten kleinhacken. In Olivenöl anrösten. Petersilie hacken.

- Rapsöl in einem Topf erhitzen. Mehl unterrühren und kurz anschwitzen. Pflanzendrink unter Rühren dazugeben. Zitronensaft einrühren. Sauce mit den Champignons verrühren. Hefeflocken und Petersilie dazugeben. Mit Muskat, Salz und Pfeffer abschmecken.

- Baguettes halbieren. Pesto auf die Baguettes streichen. Champignonfüllung auf dem Pesto verteilen. Optional veganen Streukäse auf den Champignons verteilen. Ca. 15 Min. bei 240 °C (220 °C Umluft) backen.

Mediterrane Pizzaschnecken

» Getrocknete Tomaten sind reich an B-Vitaminen und Vitamin E sowie wertvollen Mineralstoffen. Wie alle getrockneten Früchte weisen sie eine höhere Nährstoffdichte auf, als frische.

ca. 15 Stück
10 Min. + 20 Min. Backzeit

300 g getrocknete Tomaten • 5 EL Olivenöl • Salz • Pfeffer • 1 TL getrocknetes Basilikum • 1 TL getrockneter Oregano • 1 TL getrockneter Rosmarin • Salz • Pfeffer • 1 Vollkornblätterteig, quadratisch • 100 g Räuchertofu • 1 Handvoll Oliven • 1 Handvoll Blattspinat • veganer Pizzakäse (optional) • etwas Sesam

- Tomaten mit Olivenöl und Gewürzen im Mixer zu einer Paste pürieren. Bei Bedarf noch etwas mehr Öl dazugeben. Mit Salz und Pfeffer abschmecken. Blätterteig ausrollen und mit Tomatenpaste bestreichen.

- Tofu in feine Scheiben schneiden und auf der Tomatenpaste verteilen. Oliven in Scheiben schneiden und ebenfalls auf dem Teig verteilen. Als letztes Spinatblätter und optional Käse dazugeben.

- Die lange Seite des Teiges einrollen und die Rolle in etwa daumendicke Scheiben schneiden. Die Pizza-Schnecken auf einen Backrost setzen, mit Sesam bestreuen und bei 220 °C (200 °C Umluft) ca. 20 Min. backen, bis der Blätterteig gebräunt ist.

Tipp Schmecken warm und kalt.

» Mediterrane Pizzaschnecken

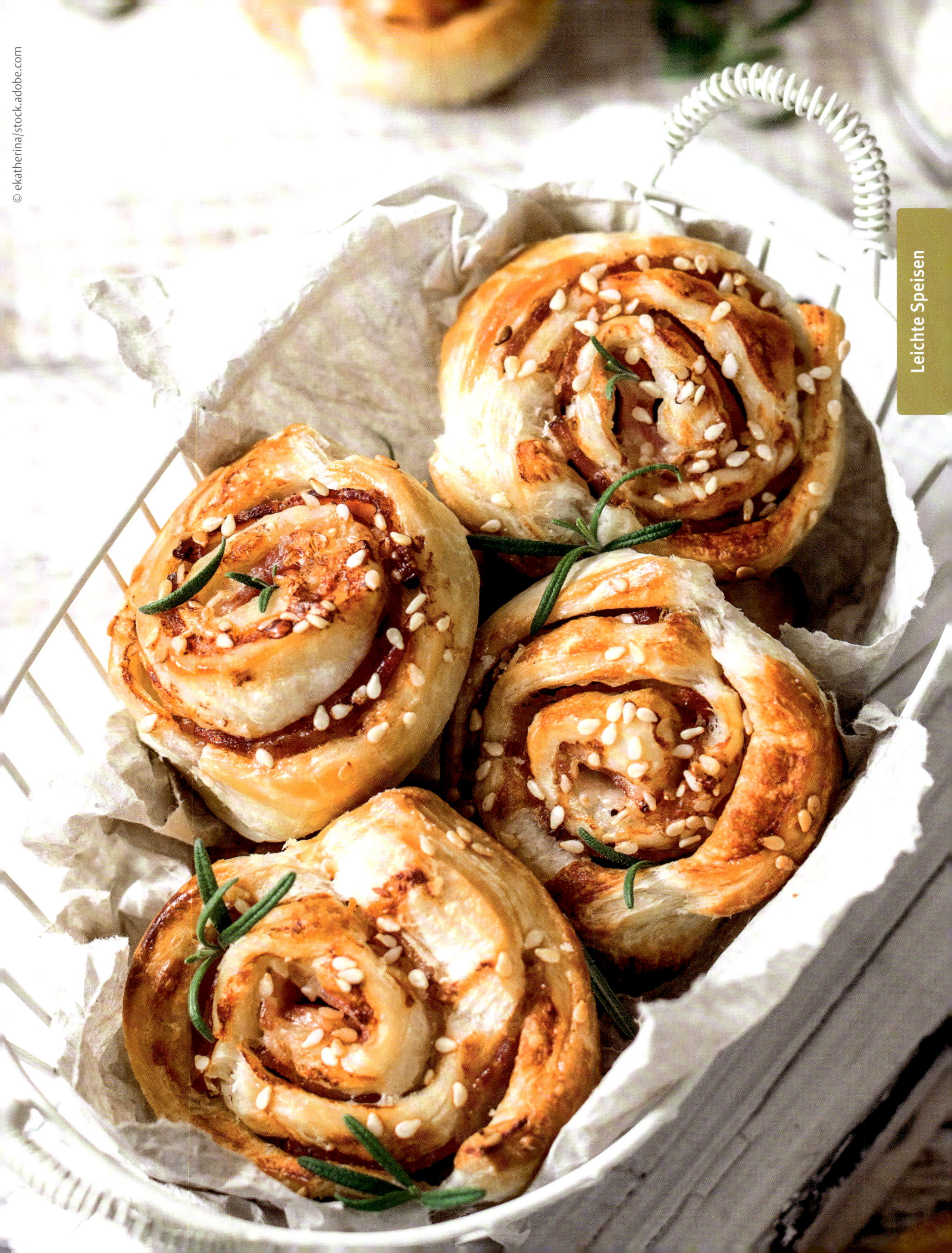

Brennnessel-Strudel

» Brennnesseln enthalten 7 g Protein pro 100 g, sechsmal so viel Kalzium wie Kuhmilch und doppelt so viel Eisen wie Rindfleisch.

4–6 Portionen, Kastenform (25 cm)
15 Min. + 40 Min. Backzeit

200 g Brennnesseln (alternativ: Spinat) • 2 Schalotten • 3 EL Stärke • 150 g Hafersahne • 2 EL Oregano • 2 EL Thymian • ½ TL Kreuzkümmel • 1 TL Kurkuma • 1 TL edelsüßes Paprikapulver • 1 TL Currypulver • 1 Prise Muskat • 1 Bund Petersilie • 150 g veganer Streukäse • 100 g gekochte Kichererbsen • 1 Rolle Vollkornblätterteig

- Brennnesseln waschen und im Topf in wenig Wasser garen, sodass das Volumen abnimmt. Schalotten fein würfeln und mit den Brennnesseln kurz angaren. Stärke mit 3 EL Wasser verrühren.

- Hafersahne, Brennnesselgemüse, Stärke und Gewürze gut verrühren. Petersilie hacken und mit Streukäse und Kichererbsen unter die Brennnesselfüllung heben.

- Eine Kastenform mit Backpapier auslegen. Blätterteig mittig in die Kastenform legen, sodass auf beiden Seiten Teig überhängt. Darauf die Füllung geben und die Seiten über die Füllung schlagen.

- Im Ofen bei 220 °C (200 °C Umluft) ca. 40 Min. backen. Bei Bedarf mit Alufolie abdecken, damit die Oberseite nicht zu dunkel wird. In Scheiben schneiden.

Tipp Schmeckt auch kalt auf dem Buffet.

Rote-Bete-Kohlrabi-Carpacchio

» Rote Bete ist ein sehr guter Lieferant für Kalium, Eisen, Zink und Folsäure. Sie enthält den antioxidativ wirkenden roten Farbstoff Betanin, der positiv auf die Gefäßgesundheit wirken kann.

2 Portionen
10 Min.

½ Rote Bete • ½ Kohlrabi • 1 EL Ahornsirup • 1 EL Balsamico bianco • ½ TL Senf • 1 EL Tahin • ½ TL Ingwerpaste • gebackener Mandelfeta (Seite 156) (optional)

- Rote Bete und Kohlrabi schälen und mit einer Gemüseraspel oder einem Sparschäler in feine Scheiben hobeln. Auf einer Servierplatte flach verteilen.

- Für das Dressing Sirup, Balsamico, Senf, Tahin und Ingwerpaste glattrühren.

- Dressing auf Rote-Bete- und Kohlrabischeiben verteilen. Optional Mandelfeta darüber streuen.

Pflanzenpower-Tacos

» Tofu ist ein schnittfester Quark aus Sojabohnen, der reich an Proteinen ist und eine sehr gute Zusammensetzung von Aminosäuren aufweist – ähnlich wie Fleisch.

2 Portionen

60 Min.

Für die Bohnenpaste

- 1–2 Zehen Knoblauch
- 1 kleine Zwiebel
- etwas Olivenöl
- 400 g Kidneybohnen (Dose)
- 1 Tomate
- Saft von 1 Limette
- Salz
- Pfeffer

Für die Tofufüllung

- 175 g Räuchertofu
- 3 Champignons
- Chili (nach Belieben)
- 1 Knoblauchzehe
- ½ Zwiebel
- etwas Olivenöl
- 1 EL Tomatenmark
- 1 EL Sojasauce
- 3 EL Mais
- ½ TL Kreuzkümmel

Sonstiges

- 1 Handvoll Salat
- 1 Avocado
- 1 Frühlingszwiebel
- 1 Handvoll Koriander
- 2 EL veganer Schmand
- Saft von ¼ Limette
- Salz
- Pfeffer
- 4 kleine Tortillas
- veganer Streukäse (optional)

- Für die Bohnenpaste Knoblauch und Zwiebel würfeln, in etwas Olivenöl rösten. Bohnen mit Einweichwasser und 50 ml Wasser dazugeben. Tomate entkernen, zerkleinern und zu den Bohnen geben. Alles köcheln lassen, bis die Bohnen zerfallen. Bohnenmasse und Limettensaft in einem Mixer zu einer Paste pürieren. Mit Salz und Pfeffer abschmecken.

- Für die Füllung Tofu zerbröseln. Champignons kleinwürfeln. Chili, Knoblauch und Zwiebel hacken. Alles in Olivenöl anbraten, bis der Tofu eine leichte Bräunung bekommt. Tomatenmark unterrühren und mit Sojasauce ablöschen. Mais und Kreuzkümmel unterrühren.

- Salat waschen und kleinschneiden. Avocado in Scheiben und Frühlingszwiebel in Ringe schneiden. Koriander hacken. Veganen Schmand mit Limettensaft mischen, mit Salz und Pfeffer abschmecken.

- Tortillas in einer Pfanne mit etwas Öl von einer Seite anrösten. Veganen Käse darüberstreuen und schmelzen lassen. Noch warme Tortillas einklappen und in einer Form (z. B. Auflaufform) mit der Öffnung nach oben aufreihen. Sie nehmen nun die klassische Taco-Form an.

- Tofu und Bohnenpaste in Tacos füllen. Gemüse sowie Koriander darüberschichten. Schmand-Sauce daraufgeben, Tacos zusammenklappen und servieren.

Grüne Wraps mit Curry-Tofubällchen

» Grünes Blattgemüse wie Blattsalat ist reich an Kalzium, Eisen und B-Vitaminen. Es liefert bei niedriger Energiedichte viele Ballaststoffe.

4 Wraps
60 Min.

Für den Thai-Hummus
- 1 kleine Sellerieknolle
- 1 EL Sesam
- 1 EL Cashewkerne
- 2 EL Sojasauce
- 1 Handvoll Koriander
- einige Minzblätter

Für die Tofubällchen
- 200 g Tofu
- 40 g Kichererbsenmehl
- 1 EL gelbe Currypaste
- 1 EL Misopaste
- 1 EL Knoblauchpulver
- 1 EL Stärke

Für den Dip
- 3 EL Sojasauce
- Saft von ½ Limette
- 1 Knoblauchzehe
- ¼ rote Chili (oder mehr, je nach gewünschtem Schärfegrad)

Für die Marinade
- 2 EL Olivenöl
- 1 EL Sesamöl
- 1 TL Ingwerpaste
- 1 TL Chilipaste
- 1 EL Sojasauce

Sonstiges
- 1 kleine Möhre
- 8 Kirschtomaten
- 4 große Blätter vom Kopfsalat

● Für das Püree Sellerie grob würfeln und in etwas Wasser garen.

● Für die Tofubällchen Tofu zerkleinern und mit den restlichen Zutaten außer Stärke in einem Mixer zu einem homogenen Teig verarbeiten. Aus dem Teig Bällchen formen und auf ein Backblech setzen. Mit Stärke bestreuen und leicht hin- und herrollen, sodass die Stärke die Bällchen gleichmäßig ummantelt. Im Backofen bei 240 °C (220 °C Umluft) backen, bis die Bällchen fest aussehen und sich kleine Risse bilden.

● Während die Bällchen backen, Sellerie in einem Mixer mit Sesam, Cashew und Sojasauce pürieren. Kräuter hacken und unter das Püree mischen.

● Für den Dip Sojasauce mit Limettensaft mischen. Knoblauch und Chili in Scheiben schneiden und zum Saft-Sojasaucen-Gemisch geben.

● Für die Marinade alle Zutaten in einer Pfanne mischen. Gebackene Tofubällchen dazugeben und bei mittlerer Hitze in der Marinade rösten. Dabei regelmäßig wenden, bis die Bällchen gebräunt sind.

● Möhre raspeln und Tomaten vierteln. Salat waschen und die Blätter ausbreiten. Mittig etwas Püree auf das Salatblatt geben. Darauf Tofubällchen, Möhren und Tomaten geben und die Salatblätter zunächst von unten und dann von beiden Seiten einschlagen, sodass kleine Salattüten entstehen. Vor dem Verzehr Sojadip in die Wraps träufeln.

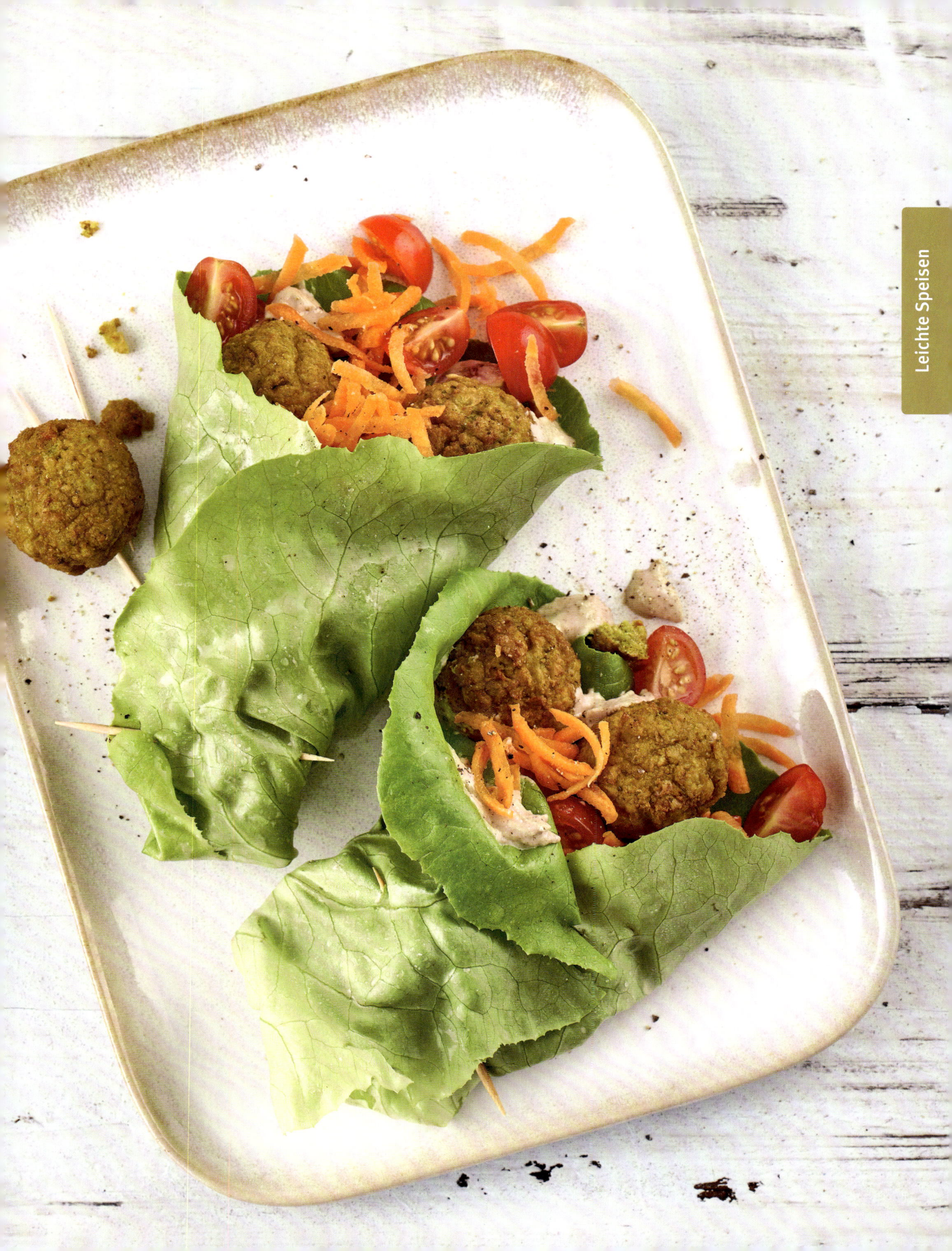

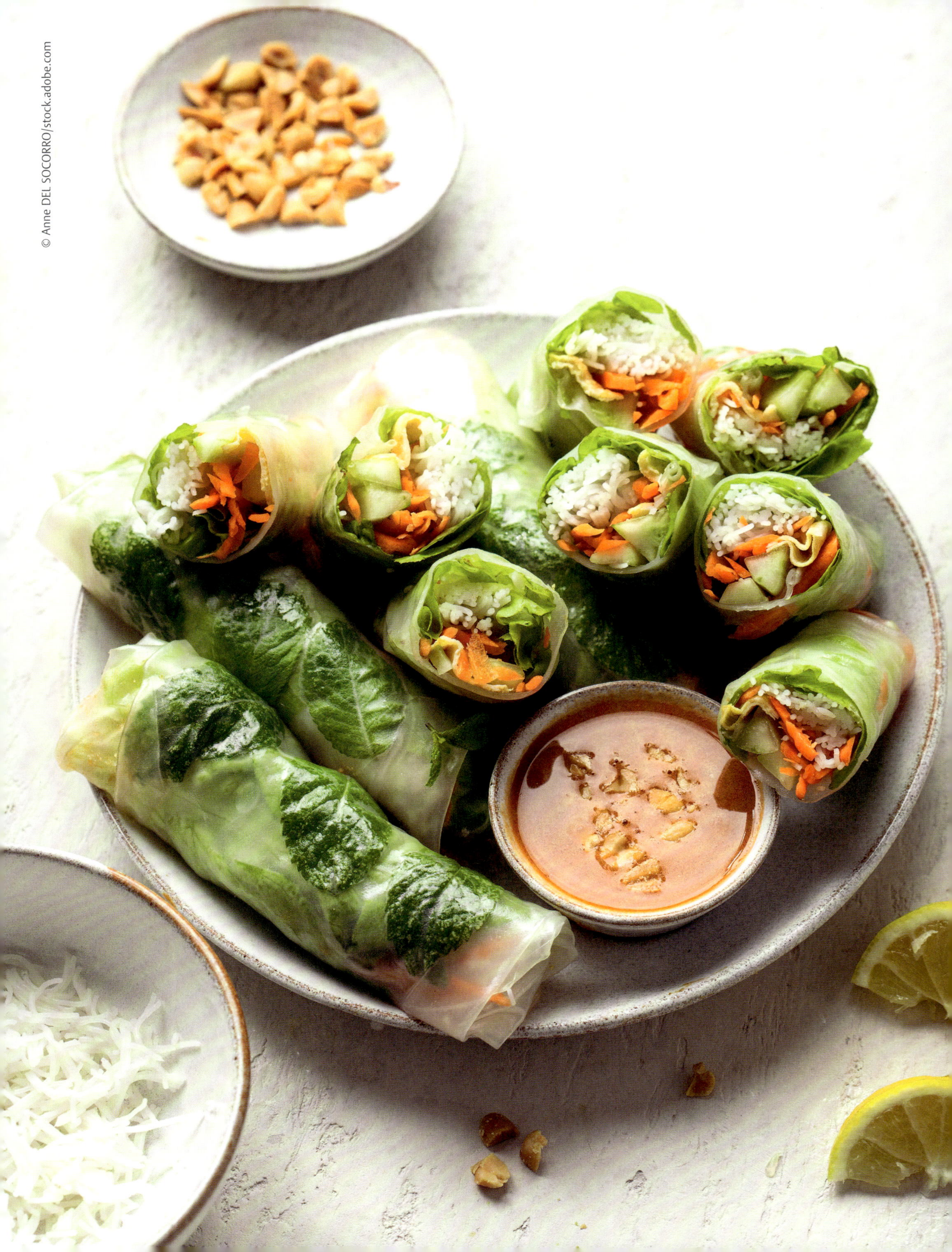

Gebackener Crunch-Wrap

» Wraps sind eine leckere Möglichkeit, eine bunte, frische Auswahl von Gemüse in einer Mahlzeit zu verpacken. Sie eignen sich hervorragend zum Vorbereiten und für unterwegs.

2 Portionen
40 Min.

200 g Tofu • 1 EL Sojasauce • ½ TL Salz • ½ TL Knoblauchpulver • ¼ TL Cayennepfeffer • ½ TL Paprikapulver • 1 TL Kreuzkümmel • etwas Öl zum Braten • 2 EL Joghurt • 3 Tropfen Chilisauce • 1 EL Limettensaft • 1 Salatherz • 1 Frühlingszwiebel • 2 Tomaten • ¼ Bund Koriander • 2 große Tortillas (Mais oder Weizen) • 12 Nacho-Chips

- Tofu zerdrücken. Mit Soja, Salz, Knoblauch, Pfeffer, Paprika und Kreuzkümmel mischen. In einer Pfanne mit etwas Öl anbraten.

- Joghurt mit Chilisauce und Limettensaft mischen. Salat waschen, in dünne Streifen schneiden und trocknen. Zwiebel in Ringe schneiden. Tomaten entkernen und kleinwürfeln. Koriander hacken.

- Tortillas mit Joghurtsauce bestreichen. Tofumischung mittig der Länge nach daraufgeben. Salat, Tomaten, Zwiebeln und Koriander auf den Tofu schichten. Mit Nachos belegen.

- Oberes und unteres Ende des Wraps nach innen schlagen, die linke und rechte Seite jeweils zur Mitte hin übereinander falten, sodass ein flacher, fest eingeschlagener Wrap entsteht. Mit der Faltseite nach unten in eine Pfanne mit Öl legen, goldbraun anrösten und wenden. Vor dem Servieren mittig teilen.

« Frische Sommerrollen

Frische Sommerrollen

» Sommerrollen sind eine bunte Möglichkeit, um frisches Gemüse in die Ernährung einzubauen. Die Rollen können kreativ und vielfältig immer anders gefüllt werden.

2 Portionen
45 Min.

1 Handvoll Blattsalat • ca. 10 cm Salatgurke • 1 kleine Möhre • 1 Block Räuchertofu • 8–12 große Blätter Thai-Basilikum • einige Blätter Minze • einige Blätter Koriander • 4 EL Erdnusskerne • 50 g Glasnudeln • 4 Blätter Reispapier

- Salat waschen und in kleine Stücke reißen. Gurke in feine Stifte schneiden. Möhre in feine Streifen hobeln. Von der großen Fläche des Tofublocks 4 dünne Scheiben abschneiden.

- Kräuterblätter abzupfen. Erdnüsse ohne Fett rösten. Glasnudeln nach Packungsanleitung zubereiten und in ein Sieb abgießen.

- Einen Teller mit lauwarmem Wasser füllen. Die Zutaten für die Füllung jeweils in vier Teile teilen und bereitstellen. Reispapier einzeln für wenige Sekunden in das warme Wasser legen. Auf einer Unterlage ausbreiten und unten mittig zunächst 2–3 Blätter Thai-Basilikum legen. Darauf einen Teil der restlichen Zutaten schichten. Den unteren Rand des Reispapiers fest um die Zutaten legen und leicht einrollen. Seiten nach innen schlagen und anschließend weiter fest einrollen.

Das passt dazu süße Chilisauce, Erdnusssauce oder eine Sauce aus dem Saft von 1 Limette, 1 EL Ahornsirup, 1 EL Sojasauce, ½ TL Sesamöl und einer gequetschten Knoblauchzehe.

Gebackener Rosenkohl auf Süßkartoffelstampf

» Rosenkohl ist reich an Senfölglykosiden, Ballaststoffen, Kalium, Kalzium, Zink, Vitamin E, B-Vitaminen und Folsäure.

2 Portionen
30 Min.

Für den Rosenkohl
500 g frischer oder gefrorener Rosenkohl • 1 rote Zwiebel • 2–3 Knoblauchzehen • 3 EL Olivenöl • 1 EL Ahornsirup • 3 EL Sojasauce

Für die Sauce
2 EL Tahin • 1 EL Erdnussmus • Saft von ¼ Limette • 1 TL edelsüßes Paprikapulver • ½ TL Cayennepfeffer • ½ TL Salz

Für das Süßkartoffelmus
2 Süßkartoffeln • 2 EL Rapsöl mit Butteraroma oder vegane Butter • Salz

Sonstiges
1 Frühlingszwiebel • 1 Handvoll Walnüsse

- Rosenkohl auf einem Blech verteilen. Zwiebel in Ringe, Knoblauch in Scheiben schneiden. Unter den Rosenkohl mischen. Öl, Ahornsirup und Sojasauce darübergeben und mischen. Bei 220 °C (200 °C Umluft) backen, bis der Rosenkohl weich ist.

- Süßkartoffeln schälen, zerkleinern und garen. Für die Sauce alle Zutaten verrühren.

- Garen Rosenkohl kurz bei höchster Hitze bräunen. Gare Süßkartoffeln mit etwas Garwasser und Öl zerstampfen. Mit wenig Salz abschmecken. Frühlingszwiebel in Ringe schneiden. Walnüsse ohne Fett rösten.

- Rosenkohl auf Kartoffelstampf geben und mit Sauce, Frühlingszwiebel und Walnüssen anrichten.

Romanesco mit Tempeh und Ingwer-Sauce

» Miso ist eine fermentierte Würzpaste aus Bohnen oder Getreide. Es enthält Probiotika für die Darmgesundheit und kann als Salzalternative verwendet werden.

2 Portionen
30 Min.

1 Romanesco • Saft von ½ Zitrone • Pfeffer • Salz • 1 Stück Tempeh • 2 EL Balsamico bianco • 2 EL helle Sojasauce • 2 TL Sesamöl • 2 TL Zuckerrübensirup • 2 TL Ingwerpaste

Für die Sauce
4 EL Tahin • 1 TL Ingwerpaste • 2 TL helle Misopaste • 2 TL helle Sojasauce • Schnittlauch

- Romanesco putzen und in Röschen teilen. In Zitronensaft schwenken, mit Pfeffer und Salz würzen. Tempeh in mundgerechte Stücke schneiden. Balsamico, Sojasauce, Sesamöl, Sirup und Ingwer mischen und Tempeh darin schwenken.

- Marinierten Romanesco und Tempeh separat auf ein Backblech geben und bei 220 °C (200 °C Umluft) etwa 20 Min. backen, bis beide eine leichte Bräune bekommen.

- Für die Sauce Tahin, Ingwerpaste, Misopaste und Sojasauce anrühren. Schnittlauch hacken.

- Romanesco und Tempeh in einer Schüssel mischen und mit Sauce und Schnittlauch anrichten.

Das passt dazu Bulgur, Vollkornnudeln oder Vollkornreis

» Romanesco mit Tempeh und Ingwer-Miso-Tahin-Sauce

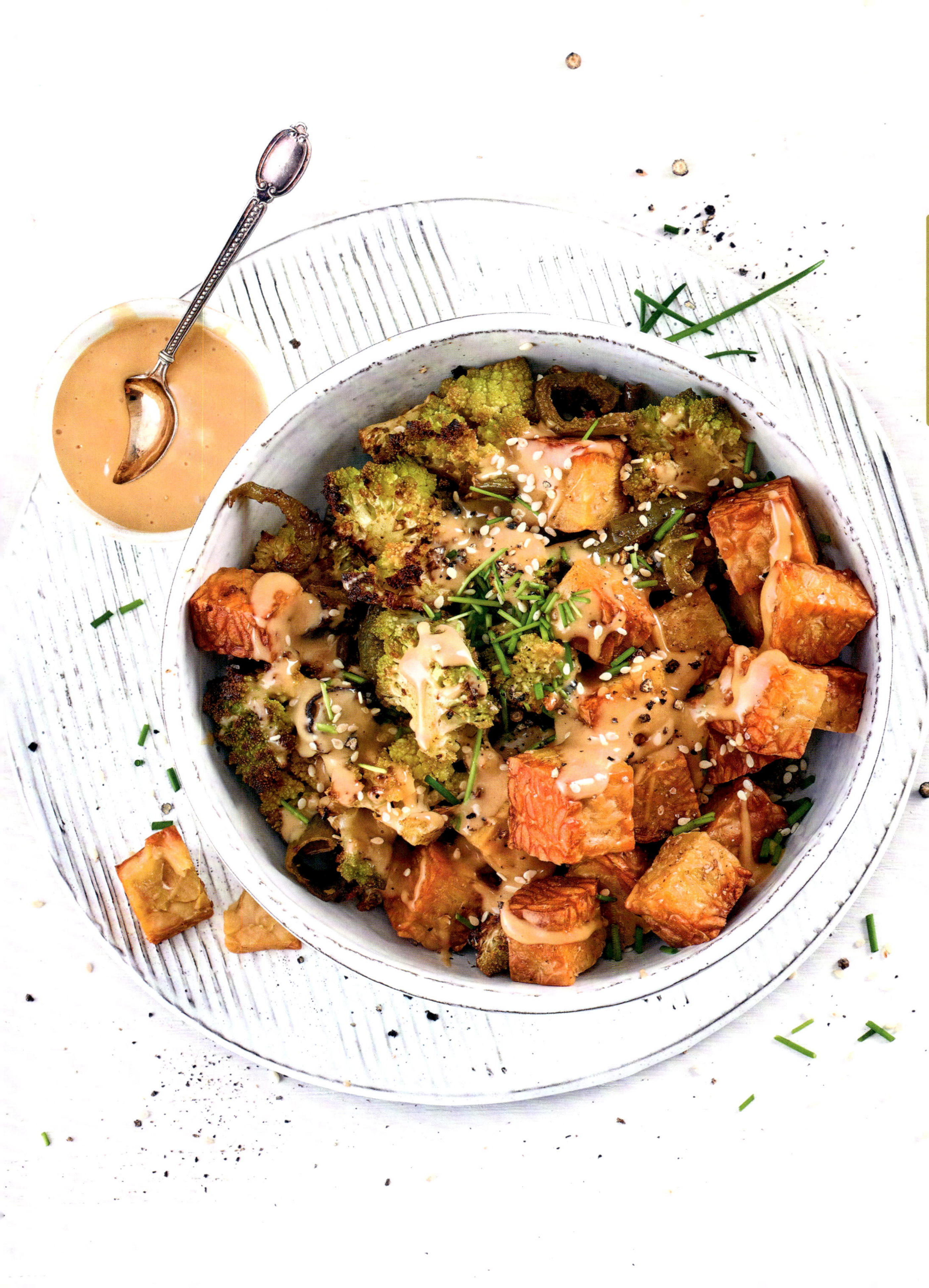

Couscous mit Tabouleh

» Petersilie ist ein hervorragender Lieferant für Kalzium und Eisen. Sie enthält sekundäre Pflanzenstoffe, die verdauungsfördernd, entzündungshemmend und antioxidativ wirken.

2 Portionen
30 Min.

150 g Couscous • 10 Cocktailtomaten • ½ rote Paprika • ½ Gurke • 2 Frühlingszwiebeln • 2 Zweige Minze • 1 großes Bund glatte Petersilie • 2–3 Zweige Dill • 2–3 Zweige Basilikum • 2 Knoblauchzehen • 1 EL Zitronensaft • 2 EL Olivenöl • Salz • Pfeffer

- Couscous in einen Topf mit 300 ml kochendem Wasser kurz aufkochen lassen. Von der Hitze nehmen und unter gelegentlichem Rühren quellen lassen.

- Tomaten halbieren, Paprika und Gurke in kleine Würfel schneiden. Frühlingszwiebeln in Ringe schneiden und Kräuter hacken.

- Couscous, Gemüse und Kräuter mischen. Knoblauch pressen und mit Zitronensaft und Olivenöl unter die Couscous-Gemüsemischung rühren. Mit Salz und Pfeffer abschmecken.

Das passt dazu geröstetes Fladenbrot

Pikante Gurkensuppe mit Räuchertofu

» Gurken sind kalorien- und fettarm. Sie liefern besonders viel Wasser sowie Ballaststoffe, Mineralstoffe und B-Vitamine.

2 Portionen
15 Min.

175 g Räuchertofu • etwas Olivenöl • 1 Gurke • 400 g Soja-Joghurt, natur, ungesüßt • 3 Knoblauchzehen • 2 EL Dill • Salz • Pfeffer • Muskat • 2 EL Pinienkerne

- Tofu würfeln und in etwas Öl anbraten. Gurke zerkleinern und mit Joghurt und Knoblauch in einem Mixer glatt mixen. Dill hacken und unterrühren. Mit Salz, Pfeffer, Muskat abschmecken.

- Pinienkerne ohne Fett anrösten. Kalte Suppe mit warmem Tofu und Pinienkernen anrichten und servieren.

» Couscous mit Tabouleh

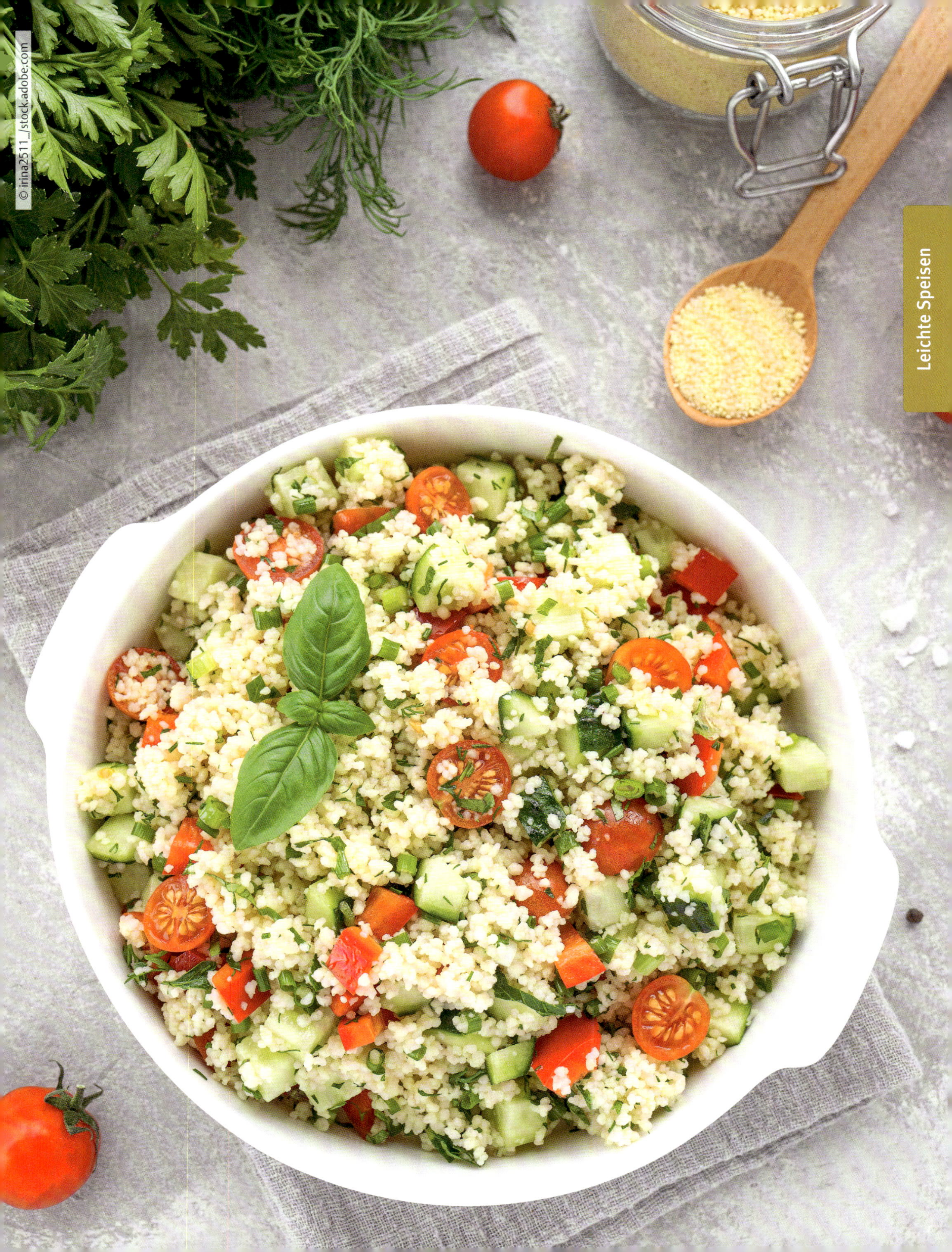

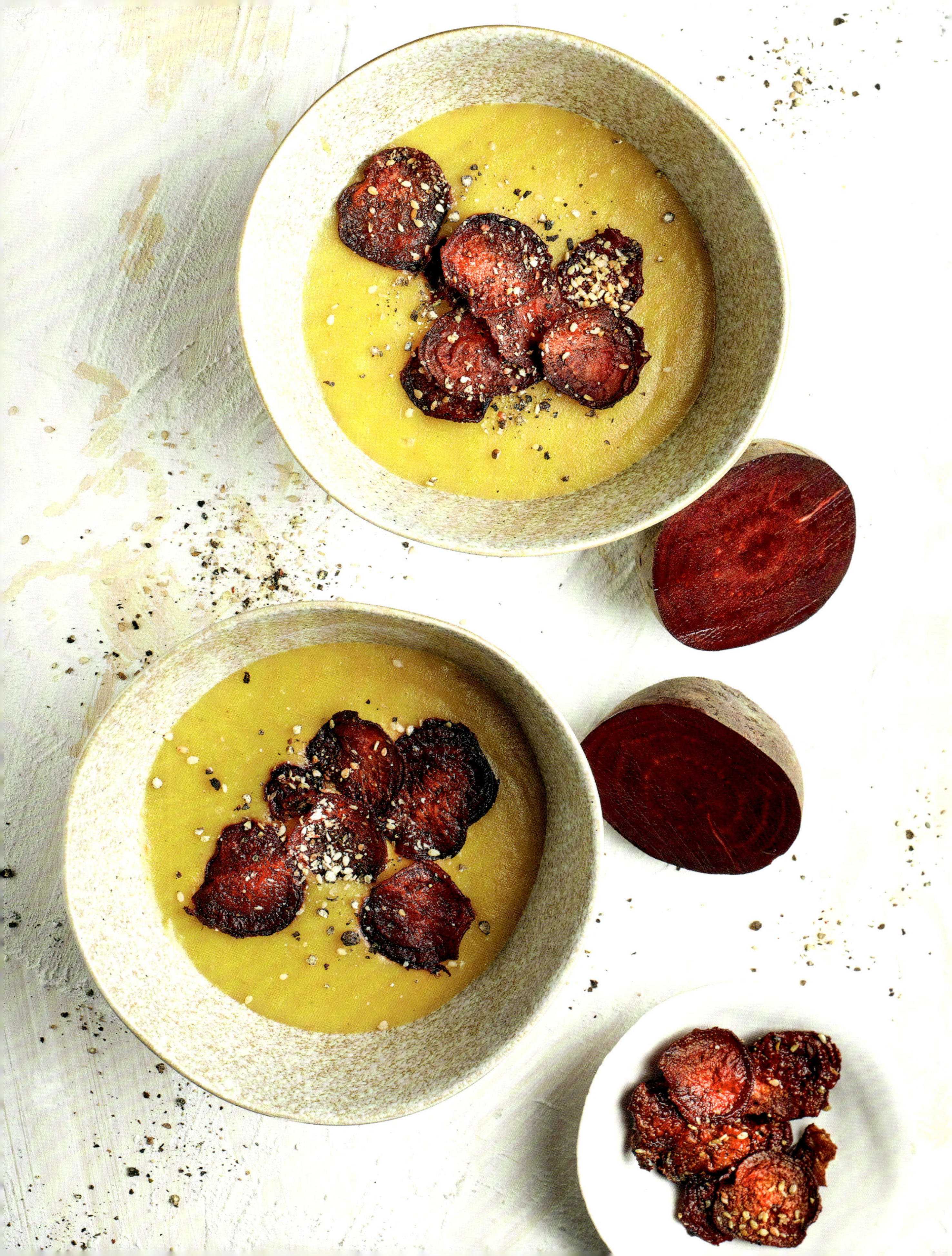

Möhren-Curry-Suppe mit Rote-Bete-Chips

» Möhren sind bekannt für ihren hohen Gehalt an Beta-Carotin, einer Vorstufe von Vitamin A. Carotinoide wirken antioxidativ und haben eine positive Wirkung auf Haut, Gefäße und Herz.

2 Portionen
⏲ 30 Min. + 15 Min. Backzeit

Für die Suppe
1 Zwiebel • etwas Rapsöl • 500 g gelbe Möhren (oder andere Möhren) • 10 cm Ingwer • 4 Knoblauchzehen • 2 Handvoll Haselnüsse • ½ Tasse rote Linsen • 2 EL gelbe Currypaste • ¼ TL Piment • ¼ TL Anis • ½ TL Kardamom • ½ TL Zimt • 1 TL Kurkuma • Salz • Pfeffer

Für die Chips
1 Rote Bete • 1 TL Olivenöl • Salz

- Zwiebel grob zerkleinern und in einem Topf mit Rapsöl glasig garen. Möhren grob zerkleinern und zu den Zwiebeln geben. Kurz anrösten. Ingwer und Knoblauch zerkleinern und zu den Möhren geben. Mit 500 ml Wasser ablöschen. Haselnüsse und Linsen zum Gemüse geben.

- Wenn das Gemüse gar ist, den Topf vom Herd nehmen, Currypaste dazugeben und alles pürieren. Bei Bedarf Wasser dazugeben. Gewürze unterrühren und mit Salz und Pfeffer abschmecken.

- Rote Bete in feine Scheiben hobeln. Mit Olivenöl mischen. Auf einem Gitter mit Backpapier auslegen. Bei 200 °C (180 °C Umluft) ca. 15–20 Min. backen, bis die Chips knusprig sind. Nach Belieben salzen oder würzen. Suppe mit Rote-Bete-Chips anrichten.

« Möhren-Curry-Suppe mit Rote-Bete-Chips

Brennnessel-Rauke-Süppchen

» Brennnessel und auch Rauke (Rucola) gehören zu den dunkelgrünen Blattgemüsen. Sie sind sehr gute Lieferanten für eine Vielzahl von Mikronährstoffen wie Eisen, Kalzium, Zink und Folsäure.

2 Portionen
⏲ 20 Min.

1 Zwiebel • 1 Kohlrabi • etwas Rapsöl mit Butteraroma (alternativ vegane Butter) • 2 Knoblauchzehen • 2 Handvoll Brennnesseln • 1 Handvoll Rauke • 250 ml Hafersahne • ½ TL Muskat • 1 TL Kardamom • ½ TL Zimt • ½ TL Kreuzkümmel • Saft von ½ Zitrone • Pfeffer • Salz • 1 Handvoll gehobelte Mandeln

- Zwiebel und Kohlrabi würfeln. In einem Topf Öl erhitzen. Gemüsewürfel hineingeben und braten, bis die Zwiebeln glasig sind. Knoblauch zerkleinern und mit Brennnesseln und Rauke in den Topf geben. Mit Wasser bedecken und köcheln, bis der Kohlrabi gar ist.

- Hafersahne dazugeben und fein pürieren. Gewürze und Zitronensaft dazugeben und mit Pfeffer und Salz abschmecken.

- Mandeln ohne Fett rösten und mit dem Süppchen und ein paar frischen Raukeblättchen anrichten.

AUFSTRICHE, DIPS UND SAUCEN

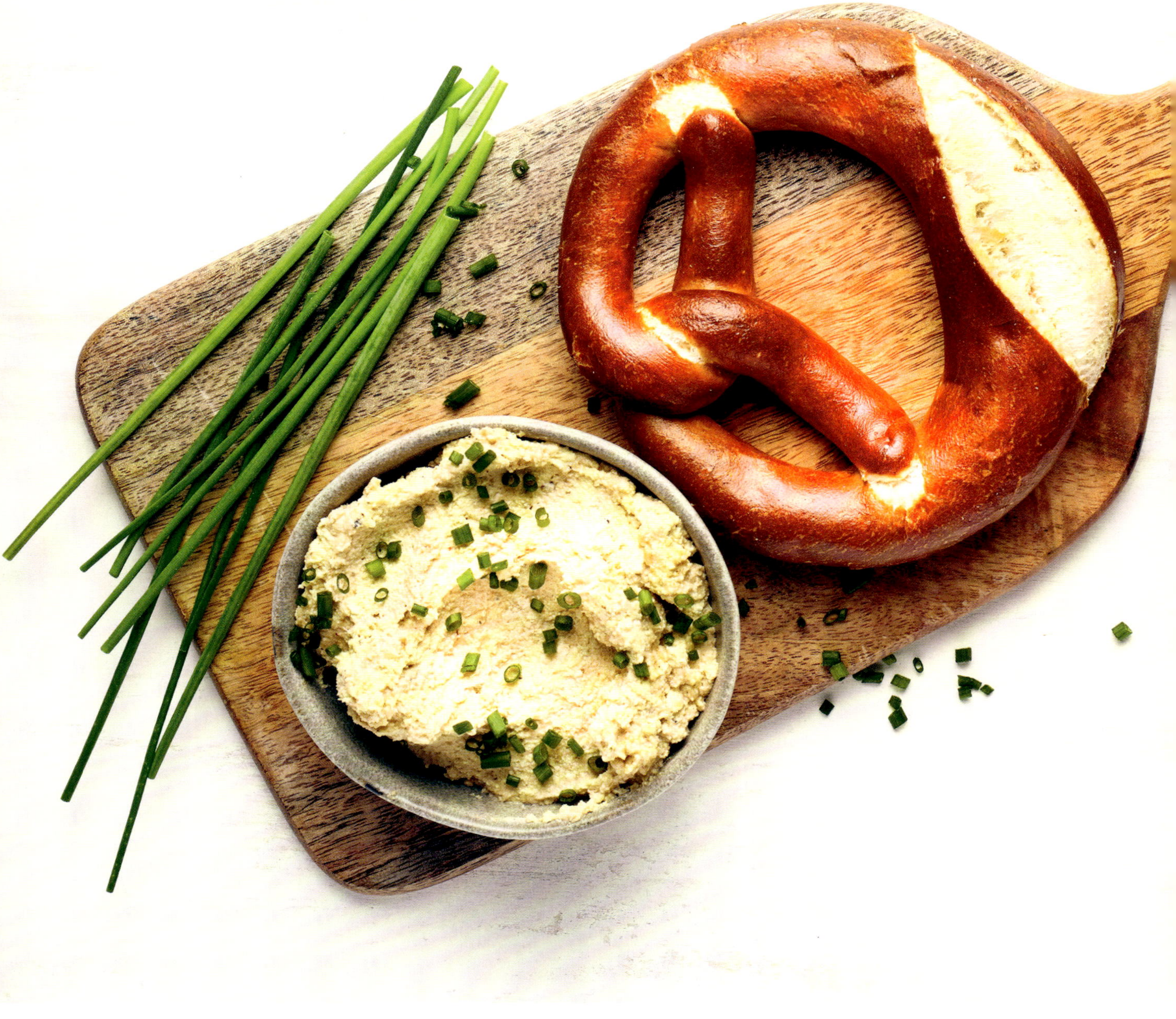

Veganer Obazda

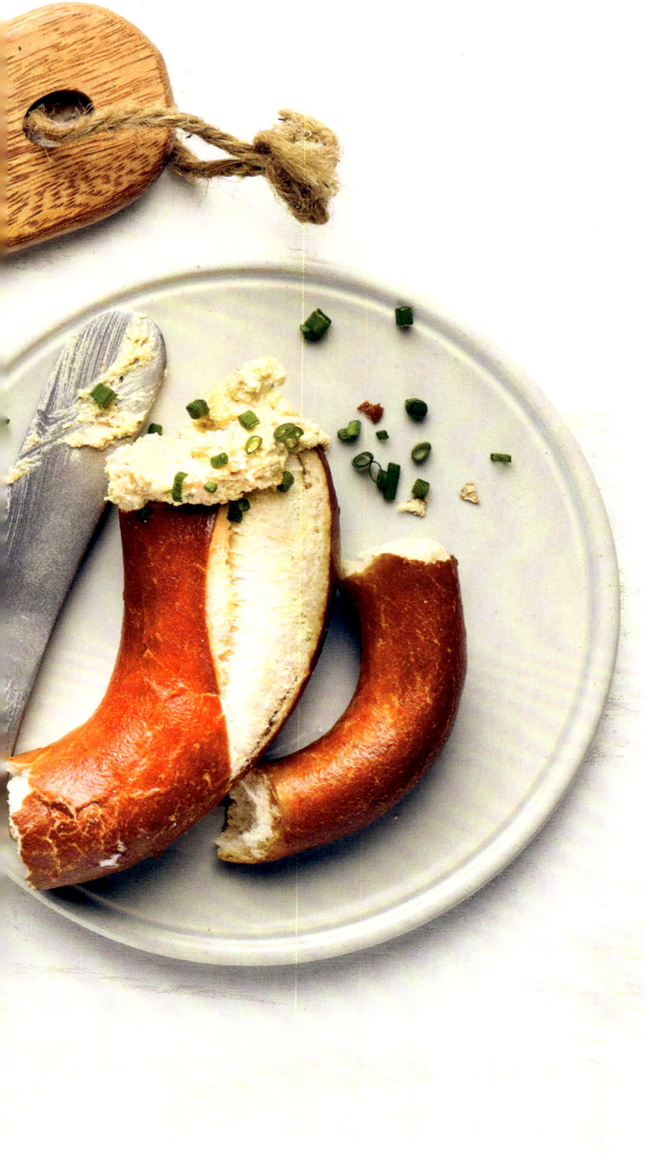

» Obazda ist eine beliebte Komponente der bayerischen Brotzeit. Die pflanzliche Variante ist reich an ungesättigten Fettsäuren und fettärmer als das Original.

2 Portionen
15 Min.

50 g Cashewkerne • ½ Zwiebel • etwas Öl • 100 g Räuchertofu • 50 g Margarine • 1 EL Hefeflocken • ½ TL edelsüßes Paprikapulver • ½ TL Cayennepfeffer • ½ EL Oregano • ½ TL Salz • ½ TL Pfeffer • 1 TL gemahlener Kümmel • 1 TL Apfelessig • ½ Bund Schnittlauch

- Cashewkerne mit Wasser bedecken und kurz einweichen lassen. Zwiebel würfeln und in etwas Öl glasig dünsten.

- Tofu in Würfel schneiden. Mit Cashewkernen, Zwiebel und restlichen Zutaten (bis auf Schnittlauch) in einen Rührbecher geben und zu einer homogenen Masse pürieren.

- Schnittlauch hacken und unter die Obazda-Masse heben.

Tipp Zu Brot oder Brezeln servieren.

Linsen-Curry-Aufstrich

» Curry-Paste besteht je nach Herkunft oder Rezept aus verschiedenen Kräutern, Gewürzen, Ölen und anderen Zutaten. Sie wird in der südostasiatischen und indischen Küche verwendet.

1 Glas
⏲ 20 Min.

100 g rote Linsen • 1 Zwiebel • 2 Knoblauchzehen • ½ Bio-Orange • etwas Olivenöl • 2 EL gelbe Currypaste • 1 TL Ingwerpaste • 1 TL Apfelessig • 2 Datteln • ¼ TL Zimt • ¼ TL Kreuzkümmel • Salz • Pfeffer • frische Kräuter (optional)

- Rote Linsen in doppelter Menge Wasser garen. Zwiebel und Knoblauch zerkleinern. Orangenschale gut abspülen und Zesten abhobeln. Saft ausdrücken.
- Zwiebel und Knoblauch in etwas Olivenöl anrösten. Sind die Zwiebeln glasig, Currypaste unterrühren und kurz anrösten.
- Linsen, Knoblauch-Zwiebel-Mischung, Orangenzesten, Orangensaft sowie Ingwer, Essig, Datteln, Zimt und Kreuzkümmel in einem Rührbecher fein pürieren. Mit Salz und Pfeffer abschmecken.

Tipp Aufstrich auf Vollkornbrot mit reichlich frischen Kräutern servieren. Hält sich ca. 1 Woche im Kühlschrank.

Cashew-Mango-Creme

» Getrocknete Mango enthält viele Ballaststoffe und Mikronährstoffe.

1 kleines Glas
⏲ 10 Min. + mind. 2 Std. Einweichzeit

50 g Cashewkerne • 50 g getrocknete Mango • 1 EL Tahin • 4 EL Hefeflocken • 1 Knoblauchzehe • ½ TL Salz

- Cashewkerne und Mango mind. 2 Std. einweichen.
- Alle Zutaten mischen und fein pürieren.

Das passt dazu Cracker, geröstetes Fladenbrot

Avocado-Cashew-Aufstrich

» Avocados sind wertvoll wegen ihres hohen Gehalts an ungesättigten Fettsäuren.

1 Glas
⏲ 15 Min. + mind. 2 Std. Einweichzeit

1 Handvoll Cashewkerne • 1 Avocado • Saft von ¼ Zitrone • 1 Handvoll Basilikum • Salz • Pfeffer

- Cashewkerne mind. 2 Std. einweichen.
- Avocadofruchtfleisch mit Cashews, Zitronensaft und Basilikum pürieren. Mit Salz und Pfeffer abschmecken.

» Cashew-Mango-Creme

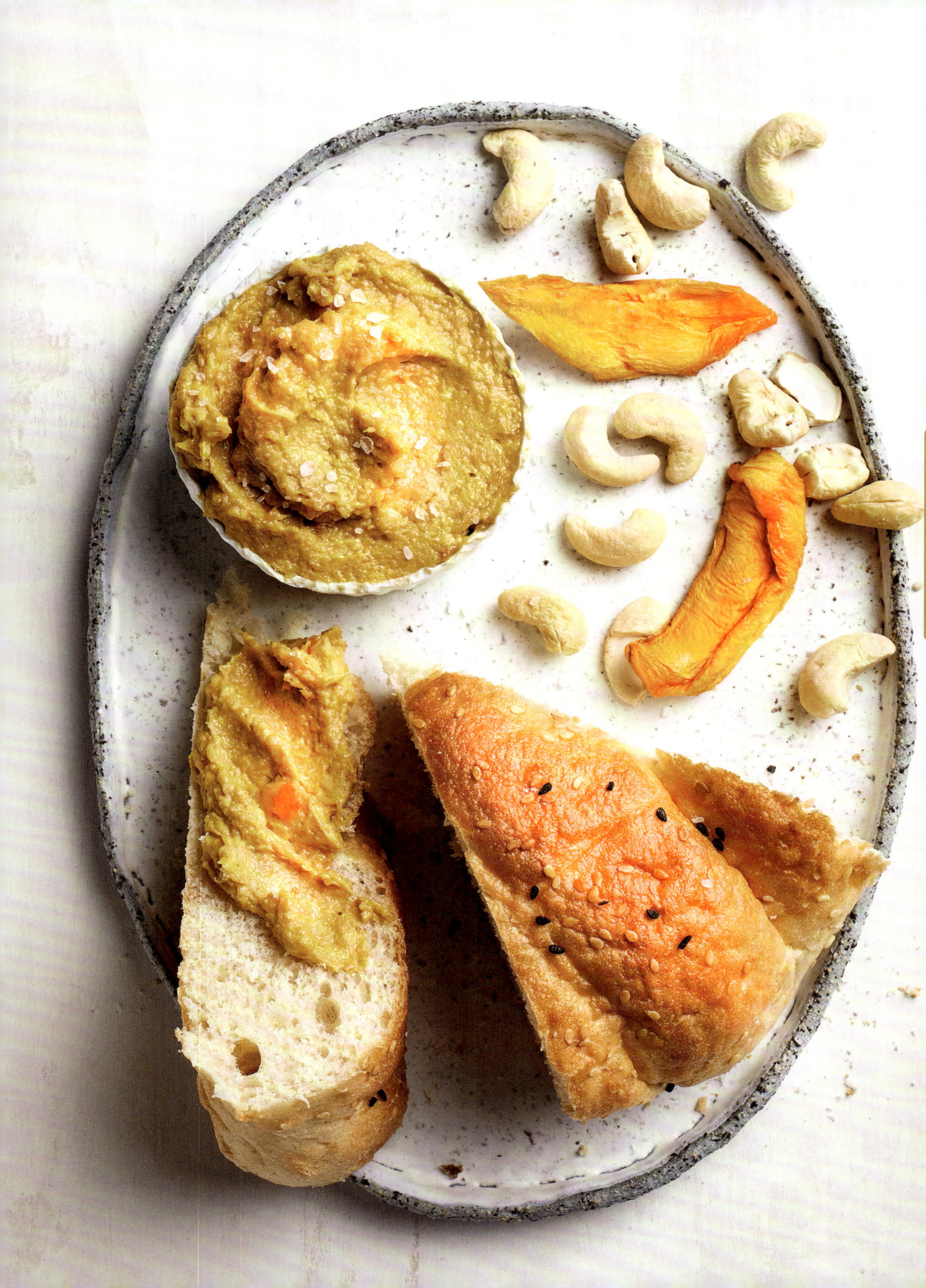

Auberginen-Kräuter-Paste à la Baba Ganoush

» Ras-el-Hanout ist eine marokkanische Gewürzmischung mit süß-würzigem Aroma. Je nach enthaltenen Gewürzen kann sie antientzündliche und antioxidative Eigenschaften haben.

1 kleines Glas
20 Min.

½ Aubergine • 1 Schalotte • 1 Knoblauchzehe • ca. 4 EL Olivenöl • 3 Stängel Minze • 3 Stängel Basilikum • 3 Stängel Petersilie • 1 EL Tahin • 1 EL Sonnenblumenkerne • Saft von ½ Zitrone • 1 Prise Muskat • 1 Prise Kreuzkümmel • 1 Prise Ras-el-Hanout (optional) • Salz • Pfeffer

- Aubergine, Schalotte und Knoblauch kleinwürfeln. In einer Pfanne in Olivenöl rösten. Frische Kräuter fein hacken.
- Die gerösteten Zutaten mit den restlichen Zutaten (außer den frischen Kräutern) in einen Mixer geben und cremig pürieren.
- Gehackte Kräuter unterrühren. Mit Salz und Pfeffer abschmecken.

Das passt dazu Fladenbrot

Cremiger Hummus

» Tahin ist eine Paste aus Sesamsaat. Sie wird in der arabischen Küche verwendet und zeichnet sich durch ihren hohen Gehalt an Kalzium und Eisen aus.

2–4 Portionen
20 Min.

350 g Kichererbsen (Dose) • 1 Prise Natron • Saft von ½ Zitrone • 3 EL Tahin • 1 Knoblauchzehe • 50 ml Eiswasser • Salz

- Kichererbsen in Einweichwasser mit 1 Prise Natron köcheln lassen, bis die Haut sich löst.
- Mit Zitronensaft, Tahin und Knoblauch in einen Mixer geben. Beim Pürieren langsam das Eiswasser dazugeben, bis die gewünschte Konsistenz erreicht ist. Mit Salz abschmecken und in einer Schüssel anrichten.

Das passt dazu Gemüsestick (z. B. Karotte, Gurke, Paprika) und frische Kräuter nach Belieben.

Tipp Hummus lässt sich besonders appetitlich in einer flachen Schüssel mit Olivenöl, einigen Kichererbsen und Kräutern anrichten.

» Cremiger Hummus

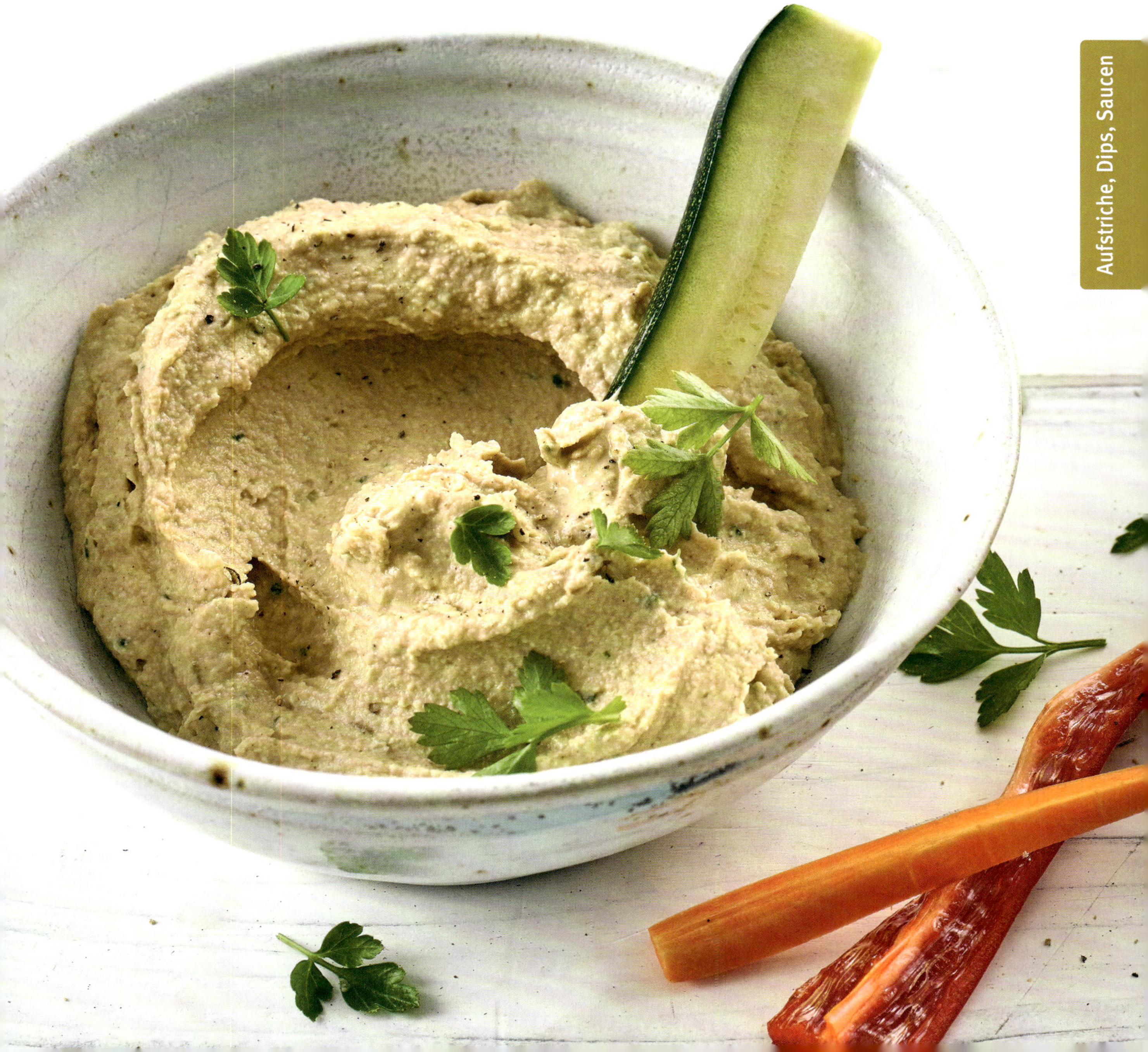

BBQ-Sauce

» Raucharoma (Liquid Smoke) ist ein Würzmittel, das aus kondensiertem Rauch und Wasser hergestellt wird und Speisen ohne Räucherungsprozess ein Raucharoma verleiht.

2 Portionen
10 Min. + 20 Min. Kochzeit

1 Schalotte • 2 Knoblauchzehen • etwas Olivenöl • 1 EL Ahornsirup • 1 EL Tomatenmark • 2 EL Apfelessig • 100 ml passierte Tomaten • 1 TL flüssiges Raucharoma • ½ TL Kreuzkümmel • ½ TL edelsüßes Paprikapulver • ¼ TL Cayennepfeffer • ¼ TL Muskat • ½ TL Pfeffer • Salz

- Schalotte und Knoblauch fein würfeln. Mit etwas Olivenöl in einem Topf anrösten. Sirup dazugeben und kurz karamellisieren. Tomatenmark mit anrösten.

- Mit Apfelessig und passierten Tomaten ablöschen. Raucharoma und Gewürze dazugeben. Mit Salz abschmecken und ca. 20 Min. köcheln und eindicken lassen.

Fruchtige Tomatenbutter

» Pflanzliche Butter oder Margarine enthält oft weniger gesättigte Fettsäuren als tierische Butter.

1 kleines Glas
15 Min.

1 Handvoll getrocknete Tomaten • 100 g weiche Margarine • 1 EL Tomatenmark • ½ TL Salz • 6 schwarze Oliven • 1 Handvoll Basilikum

- Getrocknete Tomaten kleinhacken. Mit Margarine, Tomatenmark und Salz mixen, bis keine größeren Stücke mehr enthalten sind.

- Oliven und Basilikum kleinhacken und unter die Tomatenbutter rühren.

Tipp Auf warmem Vollkornbrot oder zum Grillen servieren.

Wasabi-Butter

» Wasabi kann antientzündlich, antimikrobiell und antioxidativ wirken.

2–4 Portionen als Beilage
5 Min.

2 EL vegane Butter • 1 TL Wasabipaste • ¼ TL Salz

- Butter und Wasabi mit einer Gabel mischen. Salz unterrühren.

Das passt dazu Grillgemüse, Reis, Gemüsegerichte, Brot

Vegane Mayonnaise

» Vegane Mayonnaise ist die eifreie Variante der beliebten Sauce. Sie kann ganz nach Geschmack als Basis für weitere Saucen dienen, z. B. mit Zitrone, Knoblauch oder Kräutern.

1 großes Glas
15 Min.

100 ml Sojadrink natur, ungesüßt • ½ TL Senf • 1 TL Zitronensaft • 200 ml geschmacksneutrales Rapsöl • Salz

- Sojadrink in ein hohes Rührgefäß geben. Senf und Zitronensaft hinzufügen.

- Einen Stabmixer in das Rührgefäß stellen und starten. Den Mixer vorsichtig auf und ab bewegen und dabei das Öl langsam in den Sojadrink einlaufen lassen. Die Flüssigkeiten emulgieren und werden immer fester.

- Wenn die gewünschte Konsistenz erreicht ist, mit Salz abschmecken.

Variante Knoblauchmayo 1–2 Knoblauchzehen dazugeben

Variante Zitronenmayo weitere 2 TL Zitronensaft dazugeben

Variante Wasabimayo 2 TL Wasabipaste dazugeben

Tipp Die Mayo funktioniert nur mit Sojadrink, nicht mit anderen Pflanzendrinks.

Rauchiger Bohnenaufstrich

» Kidneybohnen sind reich an Proteinen, Ballaststoffen, Eisen und Zink. In der veganen Küche sind sie wertvolle, geschmacksintensive und kostengünstige Proteinlieferanten.

1 Glas
15 Min.

250 g Kidneybohnen (Dose) • ½ Zwiebel • 1 Knoblauchzehe • etwas Olivenöl • 2 TL edelsüßes Paprikapulver • 1 EL Oregano • 1 TL Thymian • 1 EL Hefeflocken • 1 TL Liquid Smoke (Raucharoma) • 1 TL Currypulver • Salz • Pfeffer • 1 Handvoll Petersilie

- Kidneybohnen abtropfen lassen. Zwiebel und Knoblauch zerkleinern und in etwas Öl andünsten.

- Bohnen, Zwiebel und Knoblauch mit den restlichen Zutaten (bis auf Petersilie) in einem Rührbecher zu einer homogenen Masse pürieren. Mit Salz und Pfeffer abschmecken.

- Petersilie hacken und unter den Aufstrich heben.

Das passt dazu frisches Vollkornbrot

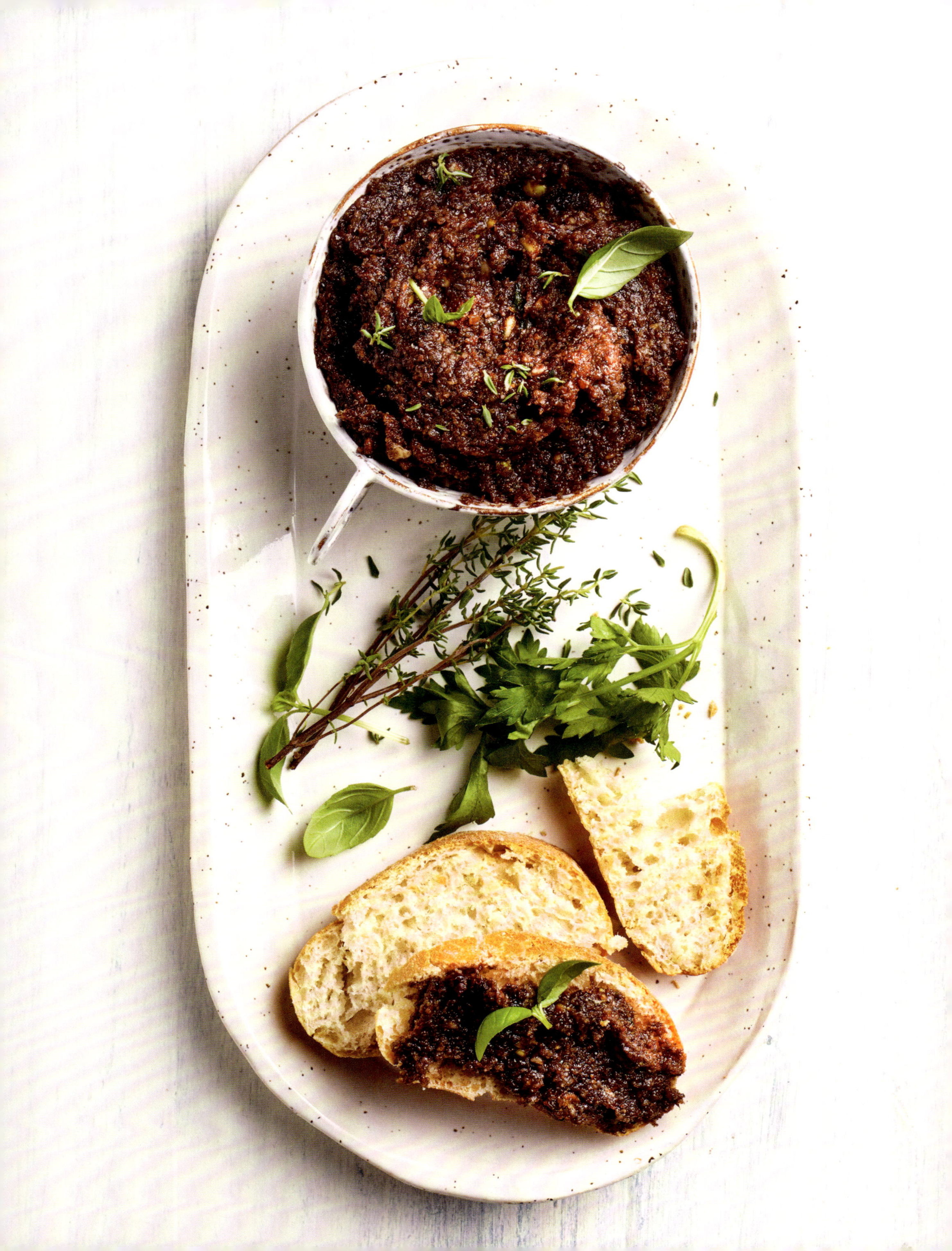

Pesto aus Möhrengrün

» Das Grün und die Blätter verschiedener Gemüsearten enthalten oft mehr Nährstoffe als das eigentliche Gemüse und sollten unbedingt mit- oder weiterverwendet werden.

1 kleines Glas
15 Min.

1 Handvoll Haselnüsse • 1 Handvoll Pinienkerne • 1 Handvoll Möhrengrün • 1 Handvoll Basilikum • 2 EL Hefeflocken • 2 Knoblauchzehen • ½ TL Salz • 60 ml Olivenöl

- Haselnüsse und Pinienkerne ohne Öl rösten.
- Möhrengrün und Basilikum grob zerkleinern und mit gerösteten Nüssen und Kernen sowie den restlichen Zutaten in einen Mixer oder Rührbecher geben. So lange mixen oder pürieren, bis alles gut zerkleinert ist und eine cremige Konsistenz hat.

Das passt dazu Pasta oder frisches Vollkornbrot

Variante Statt Möhrengrün eignet sich klassisch Basilikum oder Spinat.

« Süß-saurer Olivenaufstrich

Süß-saurer Olivenaufstrich

» Schwarze Oliven sind besonders reich an Kalzium und Eisen. Sie enthalten gesundheitsfördernde, einfach ungesättigte Fettsäuren, Ballaststoffe, Polyphenole und Vitamin E.

1 kleines Glas
10 Min.

60 g Kalamata-Oliven ohne Stein • 50 g Mandeln • 25 g Pistazien • 25 g Walnüsse • 2 EL Rosinen • 3 getrocknete Aprikosen • 2 Knoblauchzehen • 1 Handvoll Petersilie • 1 Handvoll Basilikum • 2 Zweige Thymian • 4 EL Olivenöl

- Alle Zutaten in einen Mixer geben und fein pürieren.

Das passt dazu italienische Ciabatta oder Walnussbrot

HAUPTSPEISEN

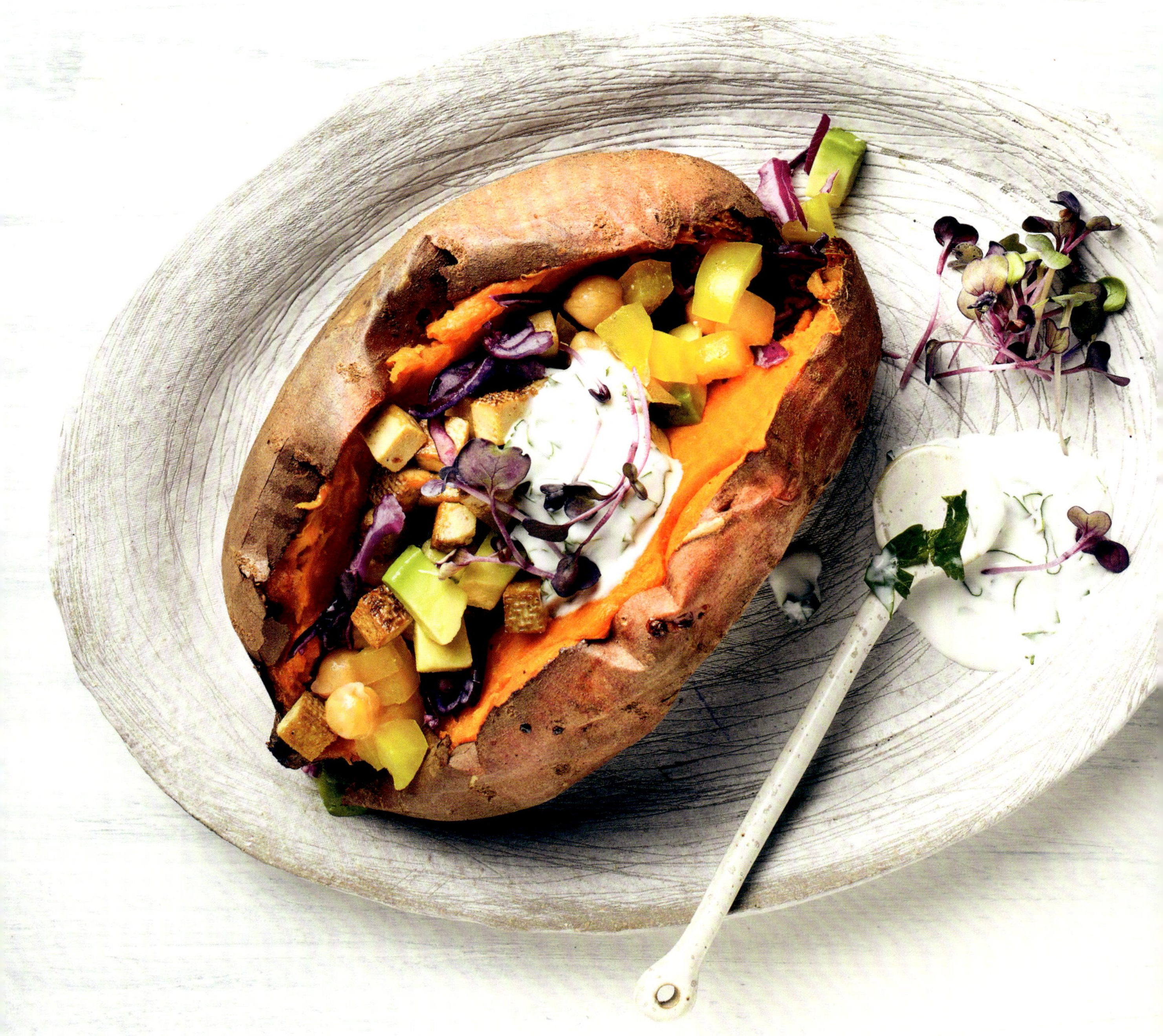

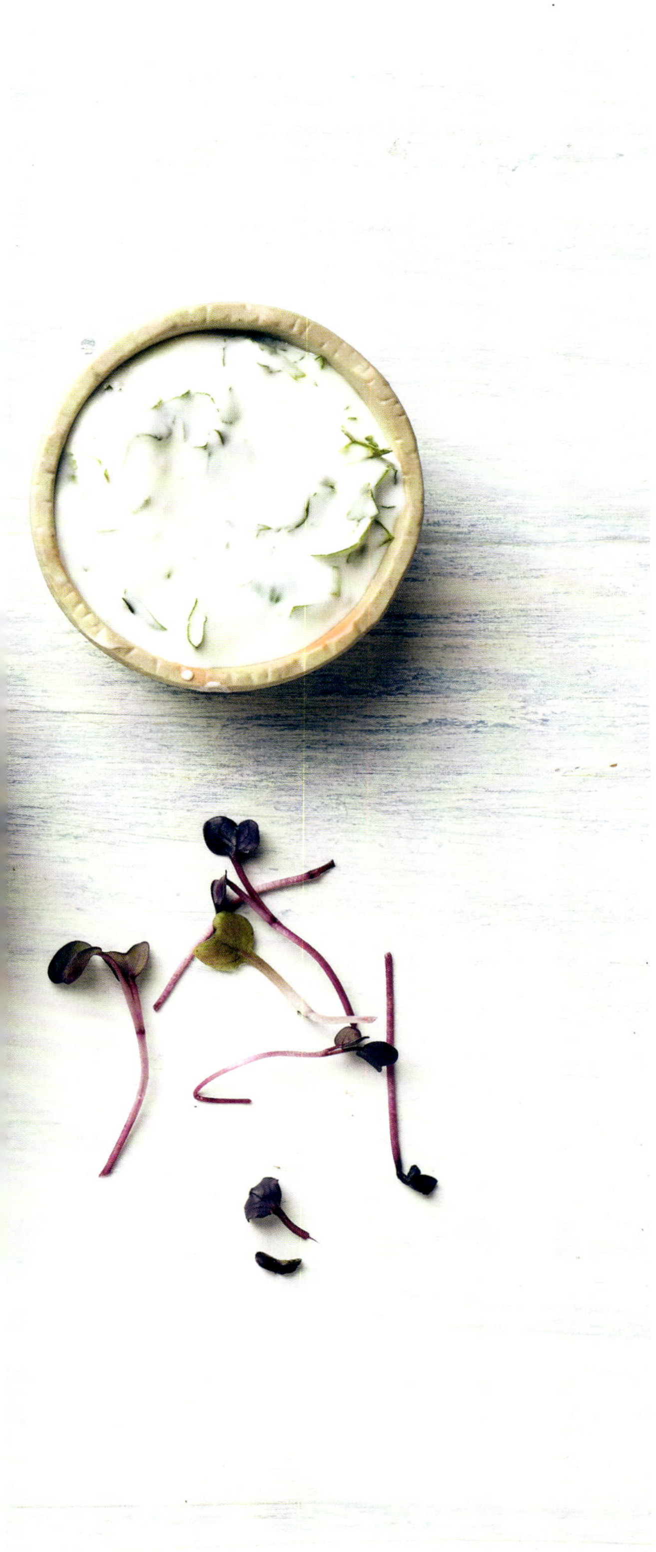

Süßkartoffel-Kumpir mit Joghurt-Kräuter-Sauce

» Süßkartoffeln enthalten neben vielen Mikronährstoffen den Nährstoff Caiapo, der günstige Auswirkungen auf den Blutzucker und die Cholesterinwerte haben soll.

2 Portionen
60–70 Min.

2 Süßkartoffeln

Für die Kräutersoße
4 EL Sojajoghurt natur, ungesüßt • 1 Handvoll frischer Koriander • 1 Handvoll Petersilie • 1 Stängel Minze • 1 Knoblauchzehe • Salz

Füllung
50 g Räuchertofu • etwas Olivenöl • ¼ gelbe Paprika • ¼ Avocado • 3 EL Kichererbsen • 4 EL Rotkohl-Rohkost • 2 EL Sprossen (z. B. rote Rettichsprossen)

- Süßkartoffeln gründlich waschen und mit einer Gabel rundherum einstechen. Bei 240 °C (220 °C Umluft) ca. 40–60 Min. im Ofen backen.

- Für die Soße Joghurt mit Kräutern und Knoblauch mixen und mit Salz abschmecken.

- Für die Füllung Tofu in kleine Würfel schneiden und in etwas Öl knusprig anbraten. Paprika und Avocado würfeln.

- Fertige Süßkartoffeln auf Tellern anrichten: Dafür je 1 Süßkartoffel mittig aufschneiden und leicht aufklappen. Tofu, Paprika, Avocado, Kichererbsen und Rotkohl auf die Süßkartoffel geben. Kräutersoße darübergeben und mit Sprossen garnieren.

Kartoffelauflauf mit Champignons und Tofu

» Hefeflocken können Gerichte durch ihr käseartiges Aroma geschmacklich aufwerten. Außerdem sind sie reich an B-Vitaminen und Folsäure.

2 Portionen
⏲ 30 Min. + 60 Min. Backzeit

150 g Cashewkerne • 700 g vorwiegend festkochende Kartoffeln • 150 g Champignons • 2 Knoblauchzehen • 1 Zwiebel • 60 g Tofu • etwas Olivenöl • 3 EL Hefeflocken • 200 ml Pflanzendrink • Salz • Pfeffer • Muskat • 2–3 Stängel Rosmarin

- Cashewkerne in heißem Wasser einweichen. Kartoffeln schälen und in sehr feine Scheiben hobeln. Champignons in Scheiben schneiden, Knoblauch und Zwiebel zerkleinern. Tofu in kleine Würfel schneiden. Alles mit etwas Öl in einer Pfanne rösten.

- Cashewkerne und Einweichwasser im Mixer mit Hefeflocken und Pflanzendrink glatt mixen, ggf. mit Wasser auf 500 ml auffüllen. Mit Salz, Pfeffer und Muskat abschmecken.

- Kartoffeln und Champignon-Mischung in eine Auflaufform schichten, alle 2–3 Lagen etwas Sauce auf die Schichten geben und mit einer dünnen Schicht Kartoffeln abschließen. Darauf Rosmarin verteilen.

- Bei 220 °C (200 °C Umluft) ca. 60 Min. backen. Bei niedriger Hitze länger gebacken wird der Auflauf cremiger.

Variante »Loaded Gratin«: 2 Frühlingszwiebeln in Ringe schneiden, 1 Handvoll Petersilie hacken, 2 EL Haselnüsse rösten und mahlen. Auflauf mit Frühlingszwiebeln, Petersilie und Haselnüssen anrichten.

Pellkartoffeln mit Vering

» Fleisch und Fisch haben roh kaum Eigengeschmack. Aubergine nimmt sehr gut den Geschmack der Algen an und eignet sich aufgrund der Konsistenz als Fischalternative.

2 Portionen
⏲ 30 Min.

400 g Kartoffeln • 1 Aubergine • 2 EL Salz • 1 Blatt Norialgen • 2 Gewürzgurken • ½ Zwiebel • 200 ml Hafersahne • 3 EL Joghurt natur ungesüßt • 2 EL Dill • 2 TL Apfelessig • 1 TL Senf • Salz • Pfeffer

- Kartoffeln ungeschält mit Wasser in einem Topf garen. Aubergine in fingerdicke Scheiben schneiden, in einem anderen Topf mit Salz und Wasser bedecken. Noriblatt zerkleinern, dazugeben und alles ca. 5 Min. in kochendem Wasser bissfest garen. Mit dem Algenblatt in ein Sieb abgießen und abtropfen lassen.

- Gurken und Zwiebel kleinwürfeln. ¼ des gekochten Noriblattes kleinhacken. Aubergine mit Gurken, Zwiebeln und Nori in einer Schale mit Hafersahne, Joghurt, Dill, Essig und Senf mischen. Mit Salz und Pfeffer abschmecken.

- Mit den Pellkartoffeln servieren.

Tipp Kartoffeln vor dem Servieren pellen und in veganer Butter und Dill schwenken.

» Kartoffelauflauf mit Champignons und Tofu

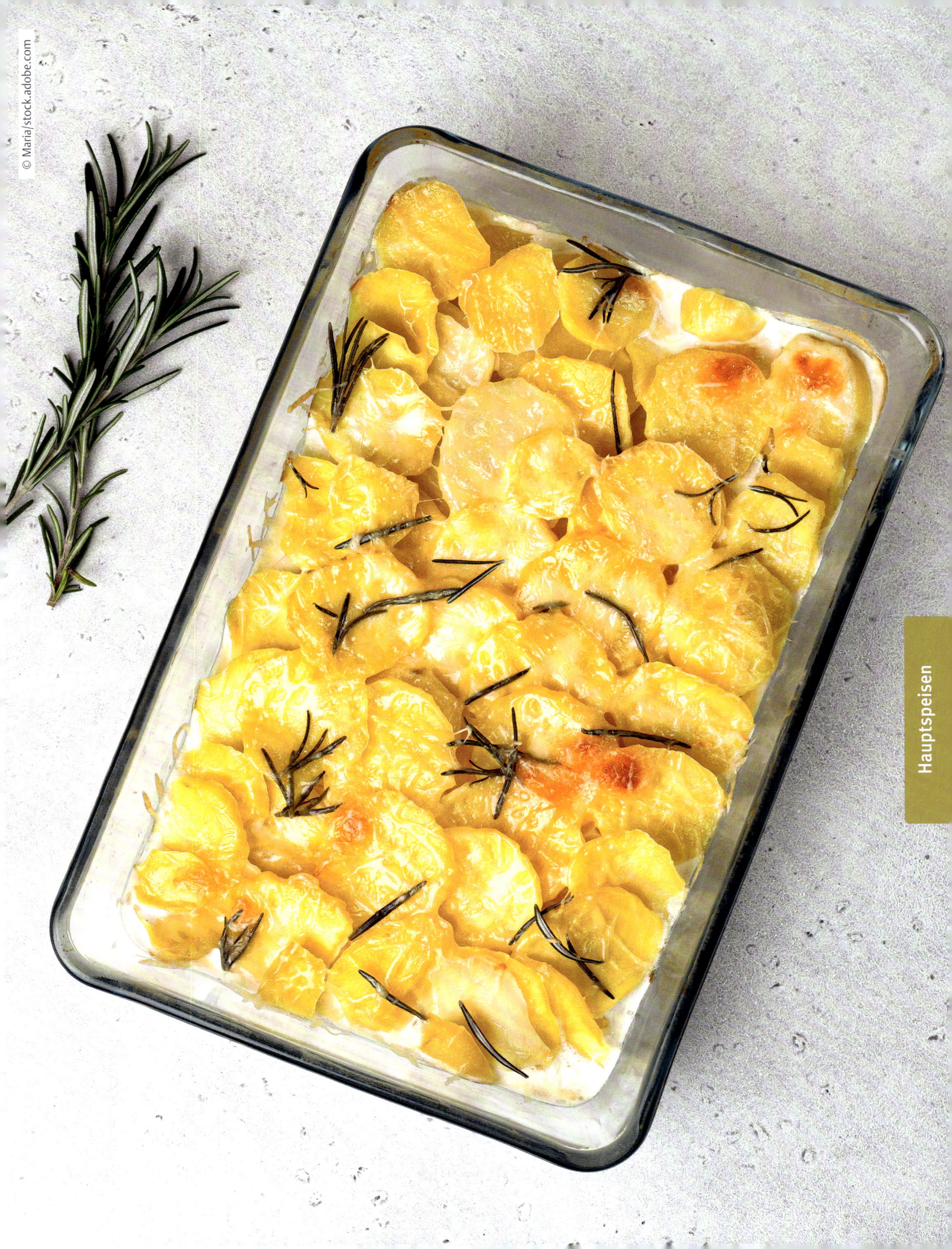

Cremige Bohnen-Zucchini-Pfanne

Zucchini ist ein kalorienarmes Gemüse mit hohem Wasseranteil, das viele Mikronährstoffe wie Kalzium, Eisen und Vitamine liefert.

2 Portionen
45 Min. + mind. 2 Std. Einweichzeit

100 g Cashewkerne • 1 Zucchini • 5 Knoblauchzehen • etwas Olivenöl • Salz • Pfeffer • 4 EL Hefeflocken • Saft von 1 Zitrone • 1 Handvoll Mandelkerne • 4 Paranüsse • 2 dicke Scheiben Vollkornbrot • 1 Handvoll Basilikum • 1 Dose weiße Bohnen mit Einweichwasser (400 g)

- Cashewkerne 2 Std. in Wasser einweichen.
- Zucchini in mundgerechte Stücke schneiden. 4 Knoblauchzehen zerkleinern. Beides mit Olivenöl in eine Pfanne mit Deckel geben. Salzen, pfeffern und bei niedriger Hitze 40 Min. abgedeckt garen.
- Cashewkerne, 3 EL Hefeflocken, Zitronensaft und eine Knoblauchzehe cremig mixen und mit Salz und Pfeffer abschmecken. Mandeln und Paranüsse hacken, rösten und mit 1 EL Hefeflocken mischen.
- Deckel von der Pfanne nehmen, Hitze erhöhen und die Zucchini für ca. 5 Min. rösten. Vollkornbrot in Olivenöl rösten.
- Zucchini von der Herdplatte nehmen. Basilikum zupfen. Bohnen mit Bohnenwasser, Cashewcreme und Basilikum zu den Zucchini geben und gut verrühren.
- Anrichten und mit Nussparmesan garnieren.

Das passt dazu geröstetes Brot

Kanarische Salzkartoffeln mit Mojo verde

Koriander ist reich an Eisen, Kalzium und B-Vitaminen. Er enthält reichlich sekundäre Pflanzenstoffe, die antioxidativ, antientzündlich und verdauungsfördernd wirken.

2 Portionen
45 Min.

600 g kleine, mehligkochende Kartoffeln (etwa 16 Stück) • 2 EL Salz

Für Mojo verde
½ grüne Paprika • ½ Avocado • 1 Knoblauchzehe • 1 Handvoll frischer Koriander • 1 Handvoll Petersilie • ¼ Zitrone • 5 EL Olivenöl • 1 EL Weißweinessig • 1 TL Salz

- Kartoffeln mit Schale waschen und in einem Topf zur Hälfte mit Wasser bedecken. Salz hinzugeben. Bei leicht geöffnetem Deckel zum Kochen bringen, sodass Wasserdampf entweichen kann. Wenn die Kartoffeln gar sind, Temperatur herunterstellen und das restliche Wasser bei niedriger Temperatur verdampfen lassen, sodass die Kartoffelschalen schrumpeln und sich eine Salzschicht auf den Kartoffeln bildet. Ab und zu wenden, damit nichts anbrennt.
- Alle Zutaten für die Mojo verde in einem Mixer cremig mixen.
- Kartoffeln mit Schale und Mojo verde als Dip servieren.

Das passt dazu weitere Tapas wie Oliven oder Pimientos de Padrón

Kanarische Salzkartoffeln mit Mojo verde

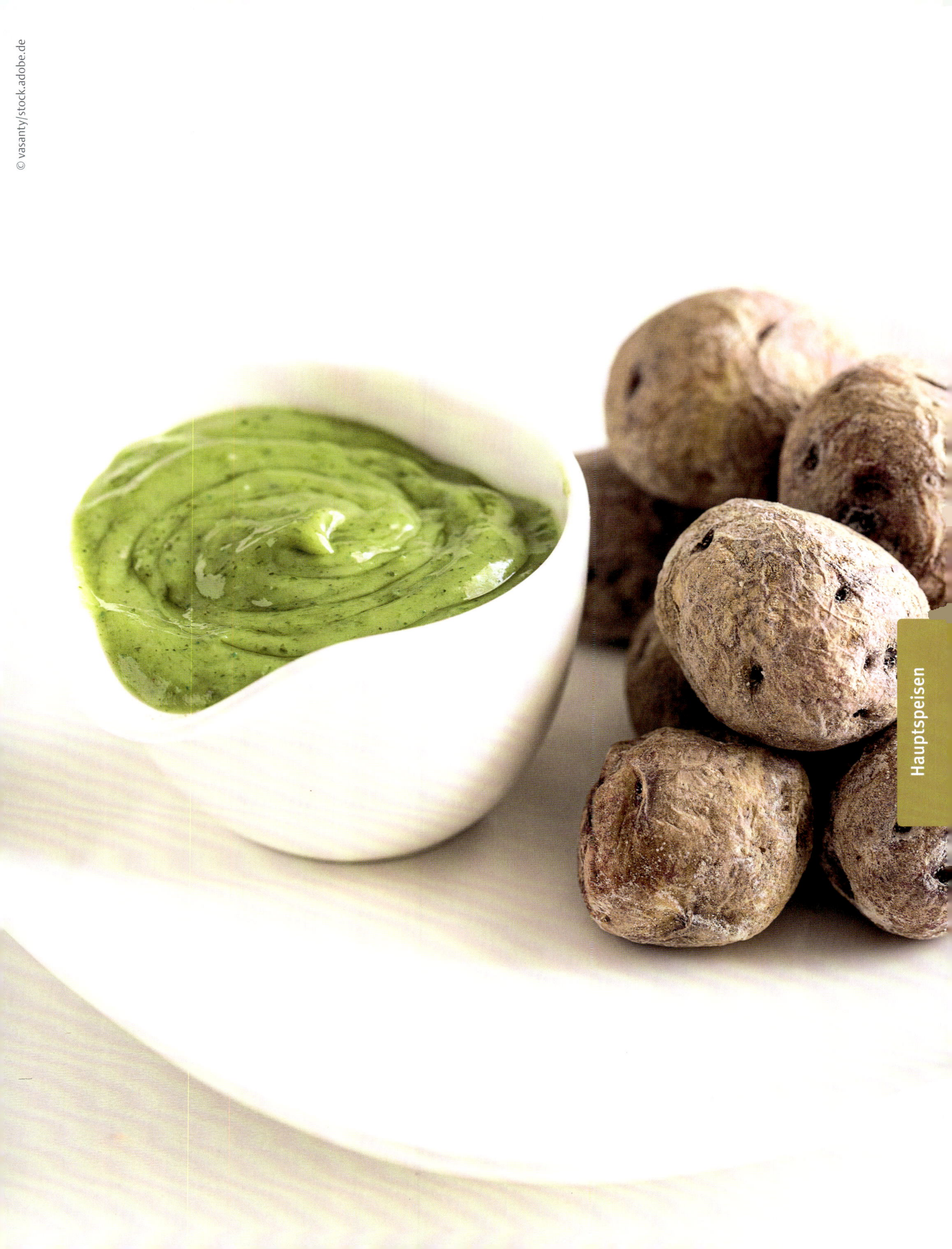

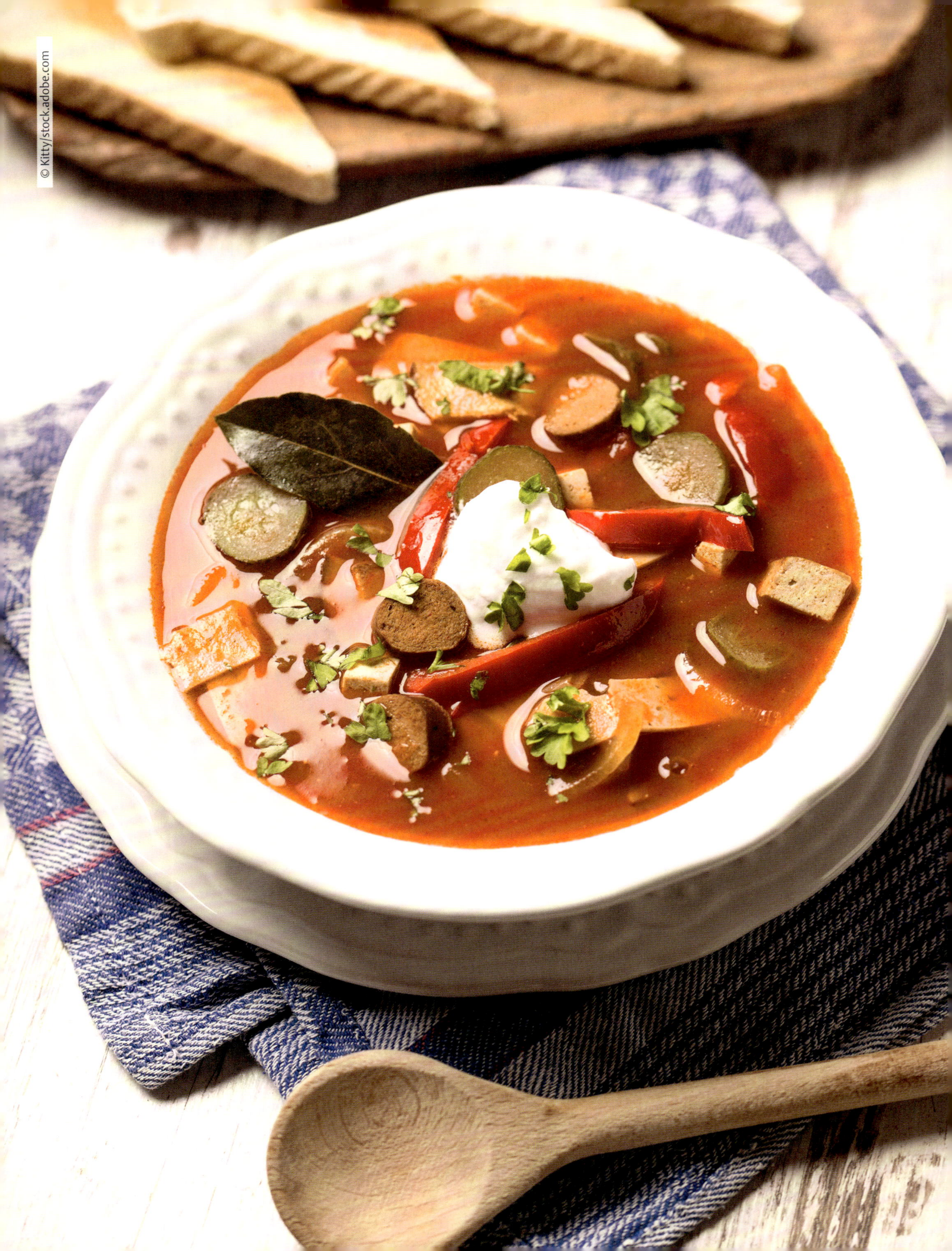

Soljanka mit Ajvar

» Vegane Fleisch- und Wurstalternativen werden aus Hülsenfrüchten, Tofu oder Weizenkleber (Seitan) hergestellt und sind eine nährstoffreiche Alternative zu Fleisch und Wurst.

2 Portionen
30 Min.

1 große Kartoffel • 8 Cocktailtomaten • 1 Knoblauchzehe • 1 l Gemüsebrühe • 175 g Räuchertofu • 2 vegane Würstchen (z. B. aus Seitan oder Tofu) • 2 EL Rapsöl mit Butteraroma zum Anbraten • 1 rote Paprika • 1 Zwiebel • 4 EL Ajvar • 1 EL Tomatenmark • 2 Gewürzgurken • 1 Lorbeerblatt • 100 ml Gewürzgurkenwasser • Salz • Pfeffer • 2 Stängel Petersilie • 2 EL veganer Schmand

- Kartoffel würfeln, Tomaten vierteln und Knoblauch zerkleinern. In Gemüsebrühe garkochen.
- Tofu kleinwürfeln und Würstchen in Scheiben schneiden. Beides in Rapsöl anbraten. Paprika in Streifen und Zwiebel in Ringe schneiden, zum Tofu geben und kurz mitrösten.
- Gares Gemüse mit Brühe in einem Mixer fein pürieren und Ajvar und Tomatenmark unterrühren.
- Gewürzgurken in Scheiben schneiden. Gurkenscheiben, Tofu-Paprika-Mischung und Lorbeerblatt in heiße Ajvarbrühe geben und kurz aufkochen. Mit Gewürzgurkenwasser, Salz und Pfeffer abschmecken.
- Mit Petersilie und veganem Schmand servieren.

« Soljanka mit Ajvar

Fruchtige Kürbissuppe

» Kürbis ist kalorienarm, reich an Ballaststoffen, Beta-Carotinen, Kalium und Vitamin E. Er eignet sich für eine antioxidative, entzündungshemmende Ernährung.

2 Portionen
45 Min.

½ Hokkaido-Kürbis • 2 Knoblauchzehen • etwas Olivenöl • 1 Kartoffel • ½ Süßkartoffel • Salz • 1 cm frischer Ingwer (alternativ: 1 TL Ingwerpaste) • 200 g Tofu • 1 TL Zucker-Zimt-Mischung (optional) • 200 ml Kokosmilch • 100 ml Orangensaft • ¼ TL Zimt • ¼ TL Muskat • ¼ TL edelsüßes Paprikapulver • ¼ TL Kreuzkümmel • Pfeffer • 2 EL Kürbiskerne

- Hokkaido waschen, teilen und Kerngehäuse mit einem Löffel entfernen. Kürbis mit Schale in Würfel schneiden. Knoblauchzehen zerkleinern. Knoblauch und Kürbis in einem Topf in etwas Öl anrösten. Kartoffel und Süßkartoffel schälen und würfeln.
- Kürbis und Knoblauch mit 500 ml Wasser ablöschen. Kartoffel und Süßkartoffel dazugeben und etwas salzen. Ingwer schälen, kleinhacken und mit in den Topf geben. Alles bei kleiner Flamme garen.
- Tofu in mundgerechte Würfel schneiden und in etwas Öl knusprig anbraten. Optional in der Zucker-Zimt-Mischung karamellisieren.
- Wenn das Gemüse gar ist, Kokosmilch dazugeben und alles fein pürieren. Orangensaft dazugeben und mit Zimt, Muskat, Paprika und Kreuzkümmel würzen. Mit Salz und Pfeffer abschmecken.
- Kürbiskerne ohne Fett rösten. Suppe mit Kürbiskernen und Tofu-Croutons anrichten.

Massaman-Curry

» Garam Masala ist eine aromatische indische Gewürzmischung, die je nach Zusammensetzung antioxidativ, antientzündlich, verdauungsfördernd, stoffwechselanregend und blutzuckerregulierend wirken kann.

2 Portionen
60 Min.

3 Kartoffeln • 1 Paprika • 1 Möhre • 1 Schalotte • ¼ Brokkoli • 3 Champignons • 1 Süßkartoffel • 1 Handvoll grüne Bohnen • 200 g Tofu • 2 EL Sesamöl • 3 Knoblauchzehen • 2 TL rote Chilipaste • 1 EL Zitronengras • 3 EL Sojasauce • 200 ml Kokosmilch • 1 EL Ahornsirup • 1 TL Garam Masala • 1 Frühlingszwiebel • 1 Handvoll Koriander oder Thai-Basilikum • 2 EL Erdnüsse

- Kartoffeln in wenig Wasser garen. Gemüse, Süßkartoffel und Bohnen in mundgerechte Stücke schneiden.

- Tofu in mundgerechte Würfel schneiden. Sesamöl in einen Wok (oder Pfanne) geben. Tofu, Knoblauch, 1 TL Chilipaste und Zitronengras im Öl anrösten. Gemüse (ohne Kartoffeln) dazugeben. Mit 2 EL Sojasauce ablöschen und mit 200 ml Wasser aufgießen. Gemüse bissfest garen.

- Kartoffeln schälen und in Würfel schneiden. Wenn das Gemüse gar ist, Kokosmilch und Kartoffeln dazugeben. Ahornsirup und Garam Masala unterrühren. Mit Chilipaste und Sojasauce abschmecken. Vom Herd nehmen.

- Frühlingszwiebel in Ringe schneiden. Kräuter grob hacken. Curry mit Frühlingszwiebeln, Kräutern und Erdnüssen anrichten.

Das passt dazu Basmati-Reis

Cremig-feuriger Bohnentopf

» Bohnen sind hervorragende Proteinlieferanten, außerdem reich an Ballaststoffen, komplexen Kohlenhydraten, Kalzium, Eisen, Zink, Folsäure und weiteren B-Vitaminen.

4 Portionen
60 Min. + 12 Std. Einweichzeit, z.B. über Nacht

120 g weiße Bohnen • 1 Zwiebel • 5 Knoblauchzehen • etwas Olivenöl • 5 Kartoffeln • 1 rote Paprika • ½ Zucchini • ½ Dose Kidneybohnen • ½ Dose gehackte Tomaten • 3 EL scharfes Ajvar • Saft von ½ Limette • ¼ TL Kümmel • ½ TL edelsüßes Paprikapulver • Salz • Pfeffer • Muskat • Piment • 2 EL Koriander

- Weiße Bohnen einweichen, z. B. über Nacht.

- Eingeweichte Bohnen mit Wasser in einem Topf kochen lassen.

- Zwiebel und Knoblauch hacken. In einer Pfanne mit etwas Öl anbraten. Zu den Bohnen geben. Kartoffeln, Paprika und Zucchini würfeln. Ebenfalls zu den Bohnen geben. Kidneybohnen, gehackte Tomaten und Ajvar dazugeben.

- Wenn das Gemüse gar ist, einen Teil des Eintopfes in ein hohes Gefäß geben und pürieren. Beide Teile wieder miteinander verrühren. Mit Limettensaft und Gewürzen abschmecken.

- Koriander hacken und Bohnentopf mit Koriander auf Teller anrichten.

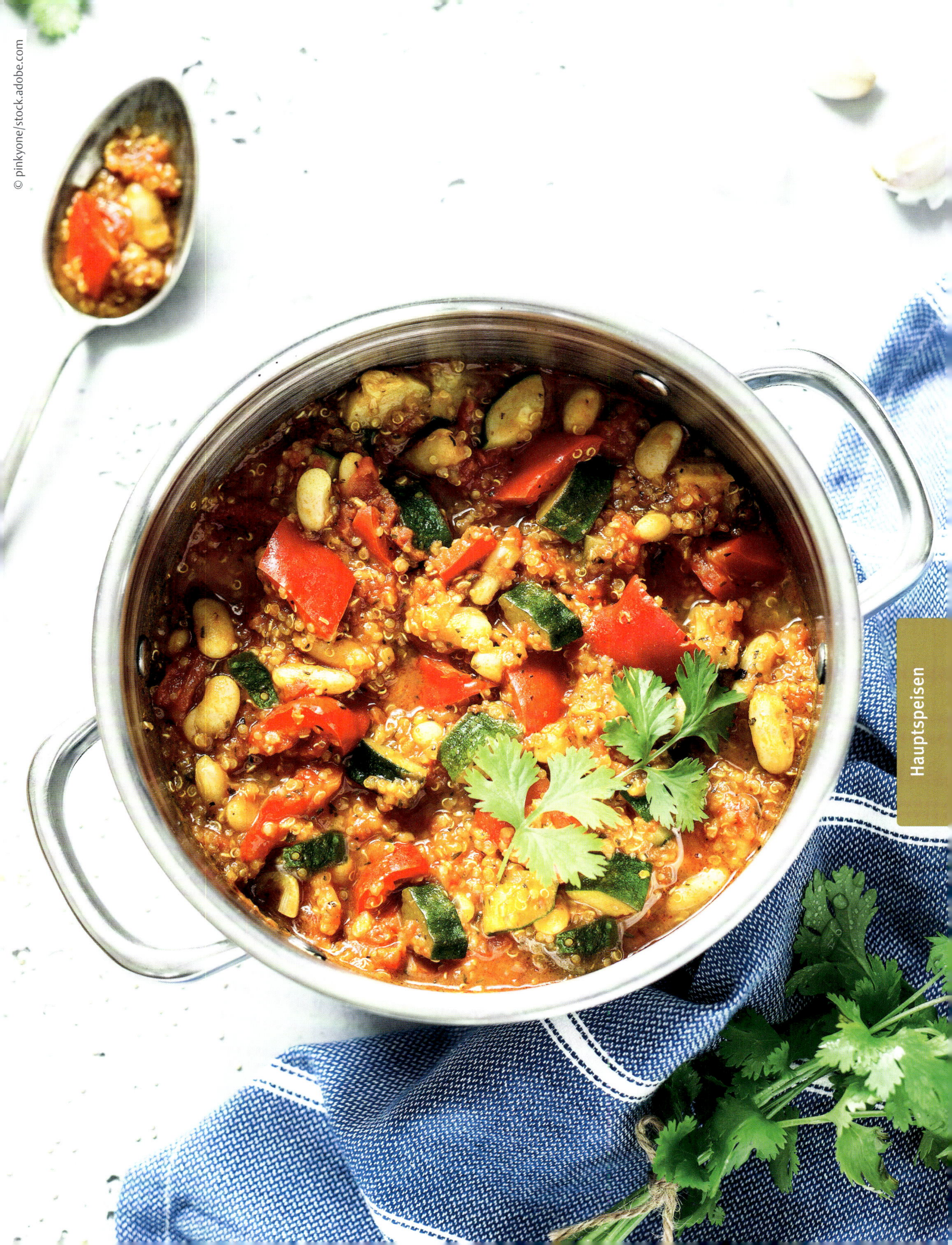

Indisches Kokos-Dal

» Dal ist ein klassisches indisches Linsengericht – reich an pflanzlichen Proteinen und entzündungshemmenden und verdauungsfördernden Gewürzen.

2 Portionen
⏲ 45 Min.

150 g rote Linsen • 3 Knoblauchzehen • 1 Zwiebel • 2 cm Ingwer • 2 Tomaten • 3 EL Öl mit Butteraroma (alternativ vegane Butter) • 2 TL Kreuzkümmel • ½ TL Paprikapulver • ¼ TL Chilipulver • ½ TL Kurkuma • ¼ TL Kardamom • 4 EL Kokosmilch • Salz • 1 Handvoll frischer Koriander • ½ Zitrone • langer Pfeffer (oder schwarzer Pfeffer)

- Linsen in doppelter Menge ungesalzenem Wasser bissfest garen.

- Knoblauch, Zwiebel und Ingwer schälen und kleinhacken, Tomaten in kleine Würfel schneiden. In einer Pfanne Öl erhitzen, Knoblauch dazugeben und goldbraun rösten. Kreuzkümmel, Ingwer und Zwiebel dazugeben und erhitzen, bis die Zwiebel glasig wird. Dann Gewürze dazugeben und kurz anrösten. Tomaten hinzufügen.

- Wenn die Tomaten gar sind, Linsen dazugeben. Kokosmilch unterrühren und kurz köcheln lassen. Nach Belieben noch etwas Öl dazugeben und mit Salz abschmecken.

- Korianderblättchen zupfen und beim Anrichten in das Linsengericht geben. Etwas Zitronensaft über die Linsen träufeln und Pfeffer darübermahlen.

Das passt dazu Reis oder indisches Fladenbrot

Gemüse in Erdnusssauce

» Erdnüsse gehören zu den Hülsenfrüchten und sind reich an einfach ungesättigten Fettsäuren, Ballaststoffen, Kalzium, Eisen, Folsäure und Vitamin E.

2 Portionen
⏲ 45 Min.

1 Süßkartoffel • 2 Möhren • ¼ Brokkoli • 1 Handvoll grüne Bohnen • 4 Knoblauchzehen • 1 cm Ingwer • 1 gelbe Paprika • 1 Handvoll Erbsen • 200 g Tofu, natur • etwas Olivenöl • 400 ml Kokosmilch • 3 EL Erdnussmus • 2 EL Sojasauce • 1 EL Ahornsirup • Saft von 1 Limette • 2 EL Koriander • 1 Zweig Minze • 1 kleine Frühlingszwiebel

- Süßkartoffel, Möhren, Brokkoli und Bohnen putzen oder schälen und in mundgerechte Stücke schneiden. In einer Pfanne mit etwas Wasser kurz bei niedriger Hitze garen.

- Knoblauch und Ingwer würfeln. Paprika in mundgerechte Stücke schneiden. Mit Erbsen zum Gemüse in die Pfanne geben und kurz mitgaren.

- Tofu in Würfel schneiden und in etwas Öl in einer Pfanne leicht bräunen.

- Kokosmilch mit Erdnussmus, Sojasauce, Ahornsirup und Limettensaft verrühren. Mit dem Tofu zum Gemüse geben und kurz aufkochen lassen. Von der Hitze nehmen.

- Koriander und Minze zerkleinern, Frühlingszwiebel in Ringe schneiden. Erdnuss-Gemüse mit Kräutern und Frühlingszwiebeln anrichten.

Das passt dazu Naturreis

» Indisches Kokos-Dal

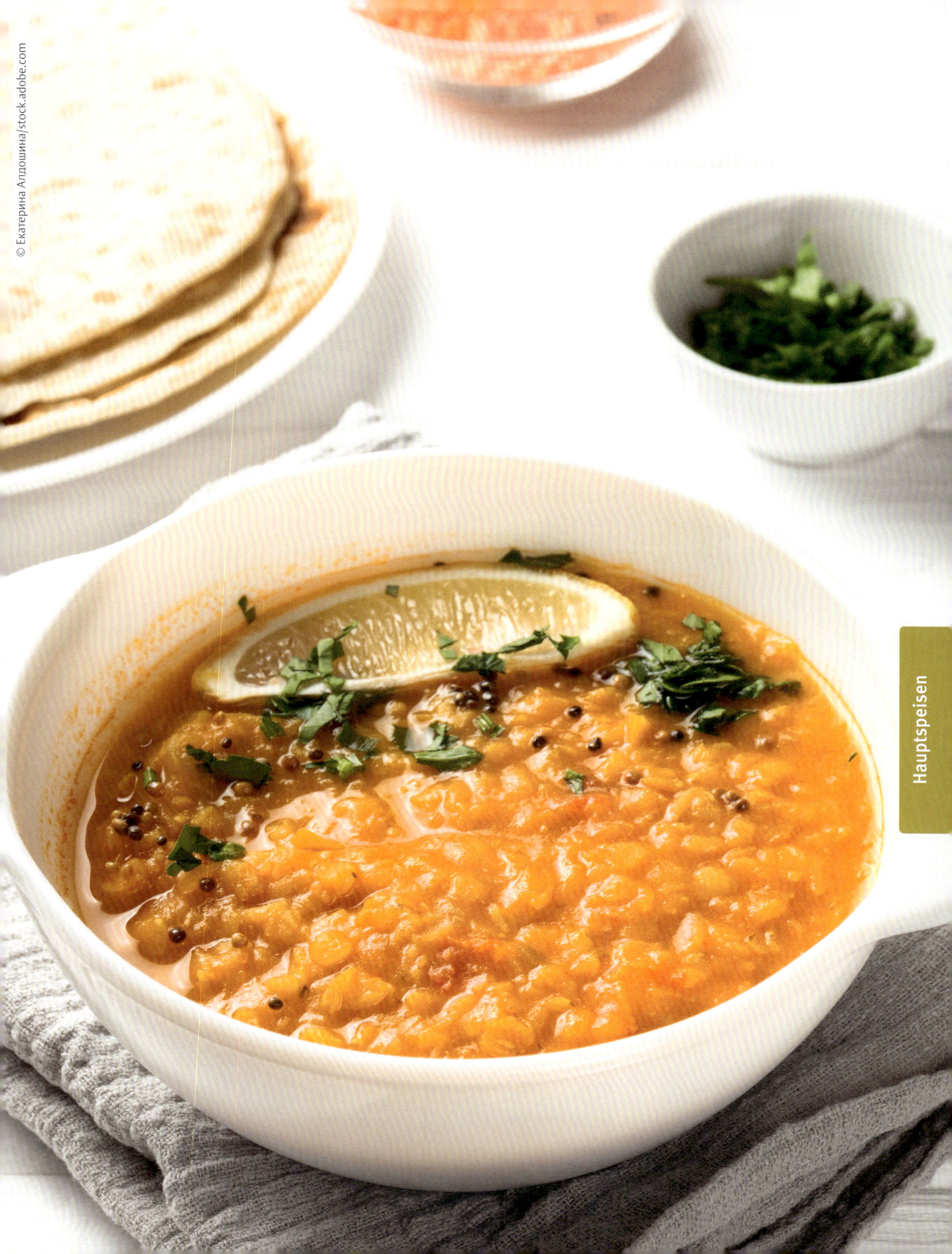

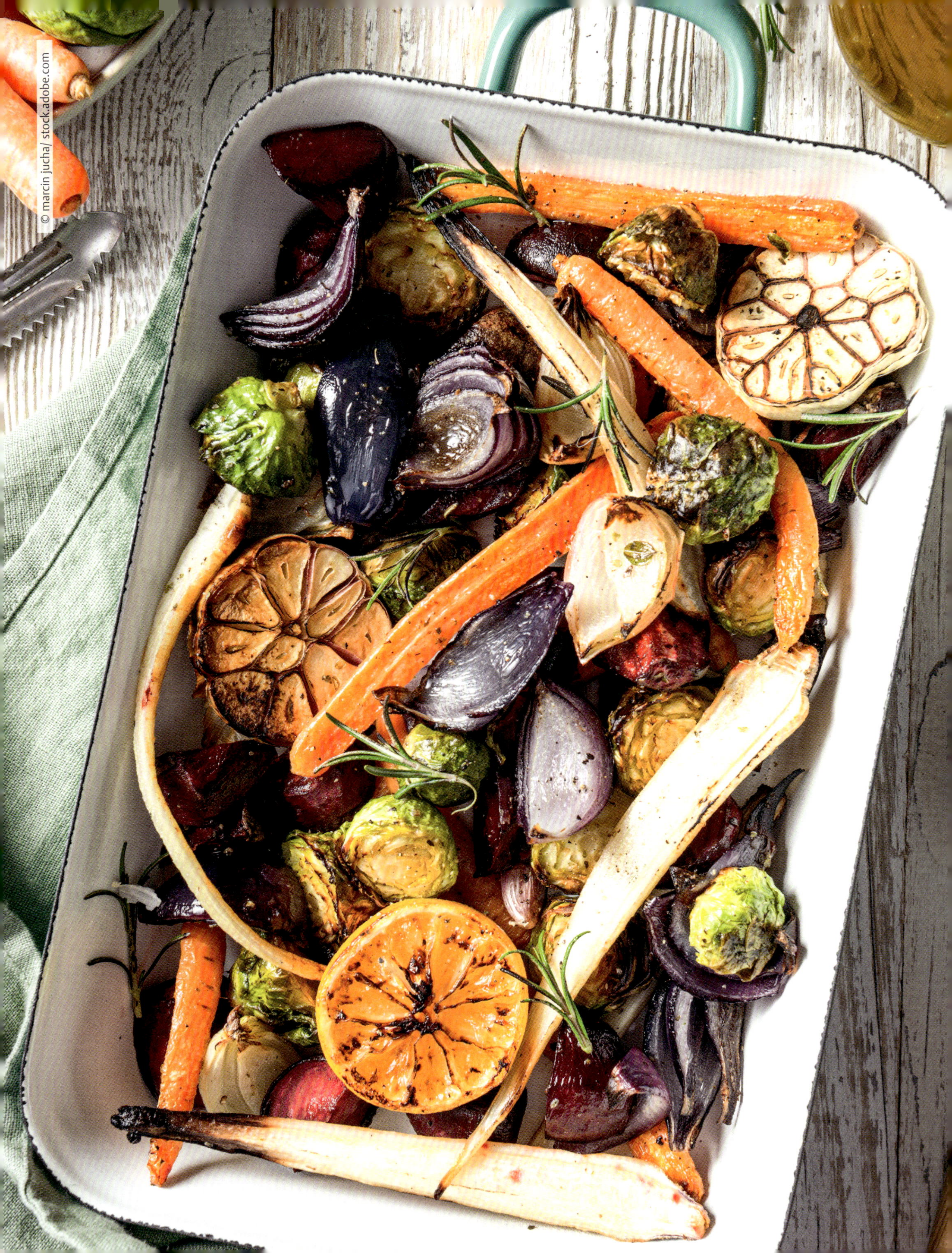

Ofengemüse mit Hummus und Tofu-Creme

» Chicorée enthält den Ballaststoff Inulin, der günstig für den Blutzucker ist und präbiotisch auf das Darmmikrobiom wirkt. Außerdem liefert er Beta-Carotine, Polyphenole und Kalzium.

4–6 Portionen
15 Min. + 60 Min. Backzeit

Für das Ofengemüse
1 Rote Bete • 1 Chicorée • 2 Möhren • 1 rote Zwiebel • 1 Handvoll Rosenkohl • 1 Knoblauchzehe • ½ Orange • etwas Olivenöl • Salz • Pfeffer • 2 Zweige Rosmarin • Hummus (Seite 126) • ½ Zitrone

Für die Tofucreme
200 g Tofu natur • 100 ml Pflanzendrink natur, ungesüßt • 2 EL Zitronensaft • etwas Olivenöl • 2 Knoblauchzehen • ½ Bund Schnittlauch • Salz • Pfeffer

- Gemüse, Knoblauch und Orange in mundgerechte grobe Stücke schneiden. Mit Olivenöl beträufeln, salzen, pfeffern und gut vermischen. Rosmarinzweige zum Gemüse legen. Etwa 60 Min. bei 220 °C (200 °C Umluft) im Ofen backen.

- Hummus nach Rezept (Seite 126) zubereiten. Für die Tofucreme Tofu, Pflanzendrink, Zitronensaft, Olivenöl und Knoblauch cremig mixen. Schnittlauch kleinhacken und unter die Tofucreme heben. Mit Salz und Pfeffer abschmecken.

- Zitrone in Scheiben schneiden. Fertiges Gemüse salzen und pfeffern. Zitronenscheiben leicht über dem Gemüse anquetschen, dann unter das Gemüse mischen. Mit zweierlei Dips anrichten.

Das passt dazu Gegrilltes oder Kartoffeln

« Ofengemüse mit Hummus und Tofu-Creme

Erbsen-Wasabi-Risotto mit Béchamelsauce

» Wasabi enthält reichlich Senfölglycoside und kann somit antientzündliche, antimikrobielle, antikanzerogene und antioxidative Eigenschaften vorweisen.

2 Portionen
45 Min.

Für das Risotto
2 Schalotten • 200 g Risottoreis • 4 EL Olivenöl • 3 EL Apfelessig • 100 g Erbsen • 3 EL Hefeflocken • 1 EL Wasabipaste • Salz

Für die Sauce
3 EL Öl • 3 EL Mehl • 300 ml Pflanzendrink • Saft von ½ Zitrone • ¼ TL Cayennepfeffer • ½ TL Kurkuma • Salz • Pfeffer

Sonstiges
2 Handvoll junger Spinat

- Schalotten kleinwürfeln und mit Reis und Olivenöl in einem Topf glasig dünsten.

- Apfelessig in 800 ml gesalzenes Wasser einrühren. Reis mit einem Teil des Essigwassers bedecken. Einkochen lassen. Nach und nach unter ständigem Rühren die gesamte Flüssigkeit nachgießen, bis der Reis cremig wird. Wenn der Reis gar, aber noch bissfest ist, Erbsen unterrühren und kurz mitgaren.

- Für die Sauce Öl und Mehl in einem Topf anschwitzen. Vorsichtig unter Rühren mit dem Pflanzendrink ablöschen. Zitronensaft und Gewürze unterrühren und mit Salz und Pfeffer abschmecken.

- Hefeflocken und Wasabipaste unter das Risotto rühren, mit Salz abschmecken. Risotto auf ein Spinatbett portionieren und mit der Sauce anrichten.

Gemüselasagne »Eat the Rainbow«

» Sekundäre Pflanzenstoffe haben verschiedene gesundheitsfördernde Effekte auf den Körper. Durch eine knallbunte, abwechslungsreiche Gemüseauswahl kommen Sie in den Genuss von möglichst vielen der Tausenden von Pflanzenstoffen.

3 Portionen
45 Min + 30 Min. Backzeit

- etwas Olivenöl
- Salz
- Pfeffer
- Lasagneplatten
- veganer Käse (optional)

Für die grüne Schicht
- 1 Zwiebel
- 4 Handvoll Spinat
- 1 TL Zitronensaft
- 2 Knoblauchzehen
- 1 Handvoll Basilikum

Für die gelbe Schicht
- 1 gelbe Zucchini
- 1 gelbe Paprika

Für die orangefarbene Schicht
- 1 Zwiebel
- ½ Aubergine
- 1 Stange Staudensellerie
- 4 Knoblauchzehen
- 1 EL Tomatenmark
- 400 ml gehackte Tomaten (Dose)
- 5 Zweige Thymian
- 2 Zweige Rosmarin

Für die rote Schicht
- 2 Rote Bete

Für die Béchamelsauce
- 3 EL Albaöl (alternativ vegane Butter)
- 3 EL Mehl
- 500 ml ungesüßter Pflanzendrink
- Muskat

- Für die grüne Schicht Zwiebel fein würfeln, mit etwas Öl glasig garen. Spinat und Zitronensaft dazugeben. Knoblauch in Scheiben schneiden und und alles garen, bis der Spinat zusammengefallen ist. Salzen und pfeffern. Basilikum grob hacken und unterheben.

- Für die gelbe Schicht Zucchini und Paprika würfeln. In etwas Öl kurz anrösten. Salzen, pfeffern.

- Für die orangefarbene Schicht Zwiebel und Aubergine würfeln. Sellerie und Knoblauch in Scheiben schneiden. Zwiebeln in Öl glasig dünsten. 1 EL Tomatenmark. Aubergine, Sellerie und Knoblauch dazugeben und anschwitzen. Mit gehackten Tomaten ablöschen, Hitze reduzieren und köcheln lassen. Thymian und Rosmarin hacken und unterrühren.

- Für die rote Schicht Rote Bete in feine Scheiben hobeln und beiseitelegen.

- Für die Béchamelsauce Albaöl in einem Topf erhitzen, Mehl einrühren und 1 Min. anschwitzen. Pflanzendrink langsam unter Rühren dazugießen. Aufkochen, damit die Sauce andickt. Mit Salz und Muskat abschmecken.

- Lasagne schichten: Tomaten-Auberginen-Gemüse in eine Auflaufform geben. Darauf folgen abwechselnd Lasagneplatten, Béchamelsauce und die jeweilige »Gemüsefarbe«, eine nach der anderen. Mit Lasagneplatten abdecken und darüber die restliche Béchamelsauce und optional eine Handvoll geriebenen veganen Käse geben.

- Bei 200 °C (180 °C Umluft) ca. 30 Min. backen.

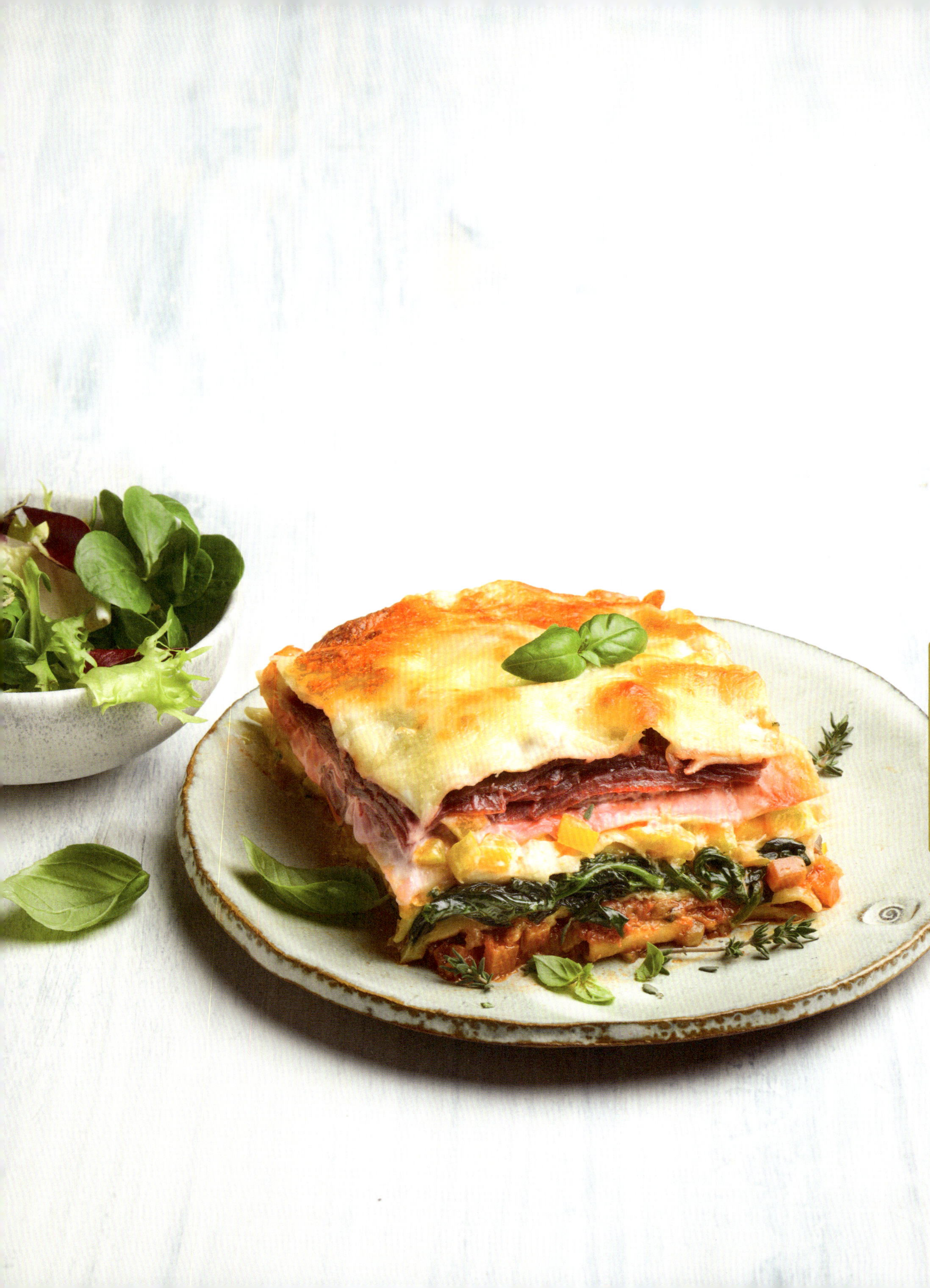

Orangen-Tempeh-Spaghetti

» Zitrusfrüchte sind reich an Vitamin C und Fruchtsäure. In Kombination mit Vollkorngetreide oder Hülsenfrüchten können sie die Aufnahme von Eisen aus diesen Lebensmitteln erhöhen.

2 Portionen
30 Min.

250 g Vollkorn-Spaghetti • 200 g Tempeh, natur • etwas Olivenöl • 2 EL Sojasauce • 4 TL Ingwerpaste • 2 TL Misopaste • 5 EL Orangensaft • 4 Knoblauchzehen • 2 Tomaten

- Pasta laut Packungshinweis zubereiten. Tempeh in kleine Würfel schneiden. In etwas Olivenöl goldbraun rösten.

- Sojasauce, Ingwer, Miso und Orangensaft mischen. Knoblauch pressen und dazugeben.

- Tomaten würfeln und zum gerösteten Tempeh geben. Kurz garen, dann verfeinerte Sojasauce darübergeben und von der Hitze nehmen.

- Orangen-Tempeh auf den fertigen Spaghetti anrichten.

Variante 4–5 EL veganen Schmand unterrühren, dann wird das Gericht cremiger.

Spaghetti mit Linsenbolognese

» Die vegane Bolognese-Variante erhält Biss und pflanzliche Proteine durch Linsen. Vollkornnudeln sind eine nährstoff- und ballaststoffreiche Alternative zu Weizennudeln.

2 Portionen
40 Min. + Einweichzeit für Tellerlinsen

1 Tasse Tellerlinsen • 1 Stange Sellerie • 4 Champignons • 1 Zwiebel • etwas Olivenöl • 2 Knoblauchzehen • ¼–½ Chili (je nach gewünschter Schärfe) • 1 EL Tomatenmark • 400 g gehackte Tomaten (Dose) • 250 g Spaghetti (alternativ: Vollkorn-Spaghetti) • ½ Bund Petersilie • 1 TL Balsamico • Salz

- Tellerlinsen nach Packungsangabe einweichen. Sellerie, Champignons und Zwiebel fein würfeln. In etwas Olivenöl andünsten. Knoblauch und Chili in feine Streifen schneiden und zum Gemüse geben. Tomatenmark dazugeben und leicht anrösten.

- Gehackte Tomaten unterrühren und Linsen dazugeben. Alles köcheln lassen, bis die Linsen gar sind. Eventuell Wasser nachgießen, damit nichts anbrennt. Währenddessen Spaghetti kochen und Petersilie hacken.

- Gare Linsenbolognese mit Balsamico und Salz abschmecken. Auf Spaghetti anrichten und mit Petersilie bestreuen.

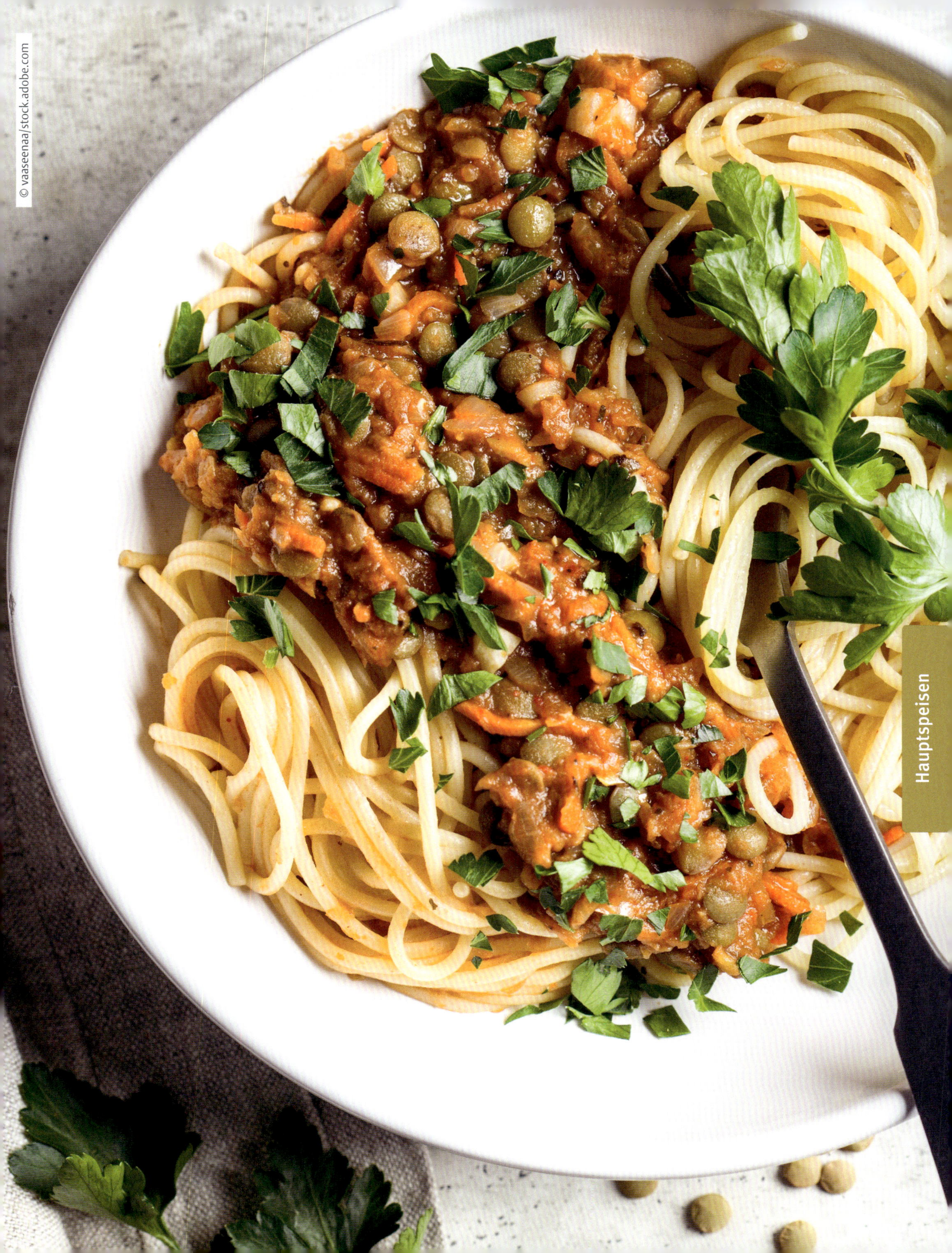

Herzhafter Nussbraten

» Nüsse sind reich an Proteinen und Ballaststoffen und sehr gute Lieferanten für Mineralstoffe wie Kalzium, Eisen, Selen, Zink sowie Vitamin E.

4–6 Portionen, Kastenform (25 cm)
1 Std. + 50 Min. Backzeit

4 EL Leinsamen • 200 g gemischte Nüsse (z. B. Mandeln, Haselnüsse, Paranüsse, Cashewkerne) • 5 Champignons • 1 Zwiebel • 2 Knoblauchzehen • etwas Olivenöl • 50 g Sonnenblumenkerne • 500 g Kidneybohnen (Dose) • 120 g Kichererbsenmehl • 1 EL Senf • 2 EL Tomatenmark • 2 EL Sojasauce • 1 EL Knoblauchpulver • 1 EL getrockneter Salbei • 1 TL Piment • 1 EL Paprikapulver • 1 EL Thymian • 1 EL Raucharoma (Liquid Smoke) • 1 Handvoll Petersilie • Salz • Pfeffer

- Leinsamen mit 8 EL Wasser mischen und quellen lassen. Nüsse hacken. Champignons kleinwürfeln. Zwiebel und Knoblauch zerkleinern und in etwas Olivenöl glasig dünsten. Nüsse, Pilze, Kerne und Kidneybohnen dazugeben und anrösten. Kichererbsenmehl, Senf, Tomatenmark, Sojasauce, Gewürze und Raucharoma unterrühren.

- Petersilie hacken. Nussteig vom Herd nehmen. Petersilie und Leinsamen unterkneten und abschmecken.

- Eine Kastenform mit Backpapier auslegen oder fetten und den Teig einfüllen. Im Ofen bei 220 °C (200 °C Umluft) backen, bis die Oberseite knusprig braun ist. Den fertigen Braten aus der Form nehmen und vor dem Anschneiden kurz abkühlen lassen.

Tipp Perfekt für ein weihnachtliches Essen mit Serviettenknödel (Seite 159), Rotkraut und Bratensauce.

BBQ-Burger

» Pflanzliche Käsealternativen bieten eine gute Alternative zu Milchprodukten, die reich an gesättigten Fetten sind und Laktose enthalten.

2 Portionen
60 Min.

Für die Bohnen-Burger
200 g weiße Bohnen • 2 Knoblauchzehen • 1 Schalotte • 1 Handvoll Petersilie • 50 g Haferflocken • 1 EL Tomatenmark • 1 TL edelsüßes Paprikapulver • 1 TL Salz • 1 TL Pfeffer • 2 EL geschrotete Leinsamen • etwas Olivenöl

Als Belag
1 Handvoll Salat • 1 Gewürzgurke • 1 Tomate • ½ Zwiebel • ½ veganer Camembert

Sonstiges
Burger-Brötchen mit Saaten (Seite 158) • BBQ-Sauce (Seite 128) • Mayonnaise (Seite 129)

- Bohnen und Knoblauch in einen Mixer geben. Schalotte und Petersilie grob zerkleinern und dazugeben. Mit Haferflocken, Tomatenmark und Gewürzen zu einer feinen Masse pürieren. Leinsamen unterrühren. 30 Min. im Kühlschrank quellen lassen. Salat waschen und abtropfen lassen. Gewürzgurke in lange Scheiben schneiden. Tomate und Zwiebel in Scheiben schneiden.

- Aus der Bohnenmasse zwei Burger formen und von beiden Seiten knusprig anbraten. Camembert in zwei dicke, runde Scheiben schneiden und auf die Burger legen. Bei 240 °C (220 °C Umluft) kurz im Ofen grillen, bis der Käse weich wird.

- Unterseite eines Burgerbrötchens mit BBQ-Sauce und den Zutaten belegen. Die Brötchenoberseite mit Mayonnaise bestreichen, den Burger zudecken.

Polenta mit Pilzragout und Maronen

» Maronen sind eine Zuchtform der Esskastanie und zählen zu den echten Nüssen. Sie sind die energieärmsten Nüsse und reich an Ballaststoffen, Kalium, B-Vitaminen und Vitamin C.

2 Portionen
60 Min.

Für die Polenta
- 150 ml Pflanzendrink
- 150 ml Gemüsebrühe
- 1 EL Rapsöl mit Butteraroma oder vegane Butter
- ½ TL Salz
- 50 g Polenta
- 1 EL Hefeflocken

Für das Pilzragout
- 2 Schalotten
- 300 g gemischte Pilze (z. B. Champignons, Pfifferlinge, Steinpilze, Shitake)
- 1 Möhre
- 200 ml Cranberrysaft
- 1 EL dunkler Balsamico
- 3 EL Rapsöl mit Butteraroma
- 4 Knoblauchzehen
- 1 EL Tomatenmark
- 1 EL Mehl
- Salz
- Pfeffer

Für die Maronen
- 100 g Maronen
- 1 EL Rapsöl mit Butteraroma (alternativ vegane Butter)
- ½ EL Ahornsirup
- Preiselbeeren (optional)

● Für die Polenta Pflanzendrink, Brühe, Öl und Salz zum Kochen bringen. Polenta unter Rühren einrieseln lassen. Bei geringer Temperatur unter regelmäßigem Rühren kochen lassen, bis sich die Polenta vom Topf löst. Hinweis: Die Kochzeit hängt von der Menge ab, kleine Mengen quellen schneller. Sollte die Polenta am Topf anbacken, vom Herd nehmen und den Brei ohne Hitze weiter quellen lassen. Hefeflocken unterrühren.

● Für das Pilzragout Schalotten, Pilze und Möhre in mundgerechte Stücke schneiden. Cranberrysaft mit Balsamico mischen. Pilze, Schalotten und Möhren in Öl anrösten. Mit 1 EL Saft ablöschen. Die Flüssigkeit verdunsten lassen und den Sud von der Pfanne lösen. Knoblauch und Tomatenmark dazugeben und ebenfalls anrösten lassen. Erneut mit 1 EL Saft ablöschen, verdunsten lassen und Sud lösen. Mehl unterrühren und anrösten. Den restlichen Saft dazugeben und die Flüssigkeit verkochen lassen. 250 ml Wasser oder Brühe dazugeben. Mit Salz und Pfeffer abschmecken und köcheln lassen.

● Währenddessen die Maronen halbieren. Mit Öl und Ahornsirup in einer Pfanne karamellisieren.

● Die Maronen unter das fertige Pilzragout mischen. Polenta auf einen Teller geben, mit dem Pilzragout anrichten. Optional einen Klecks Preiselbeeren zum Garnieren dazugeben.

SALATE UND BEILAGEN

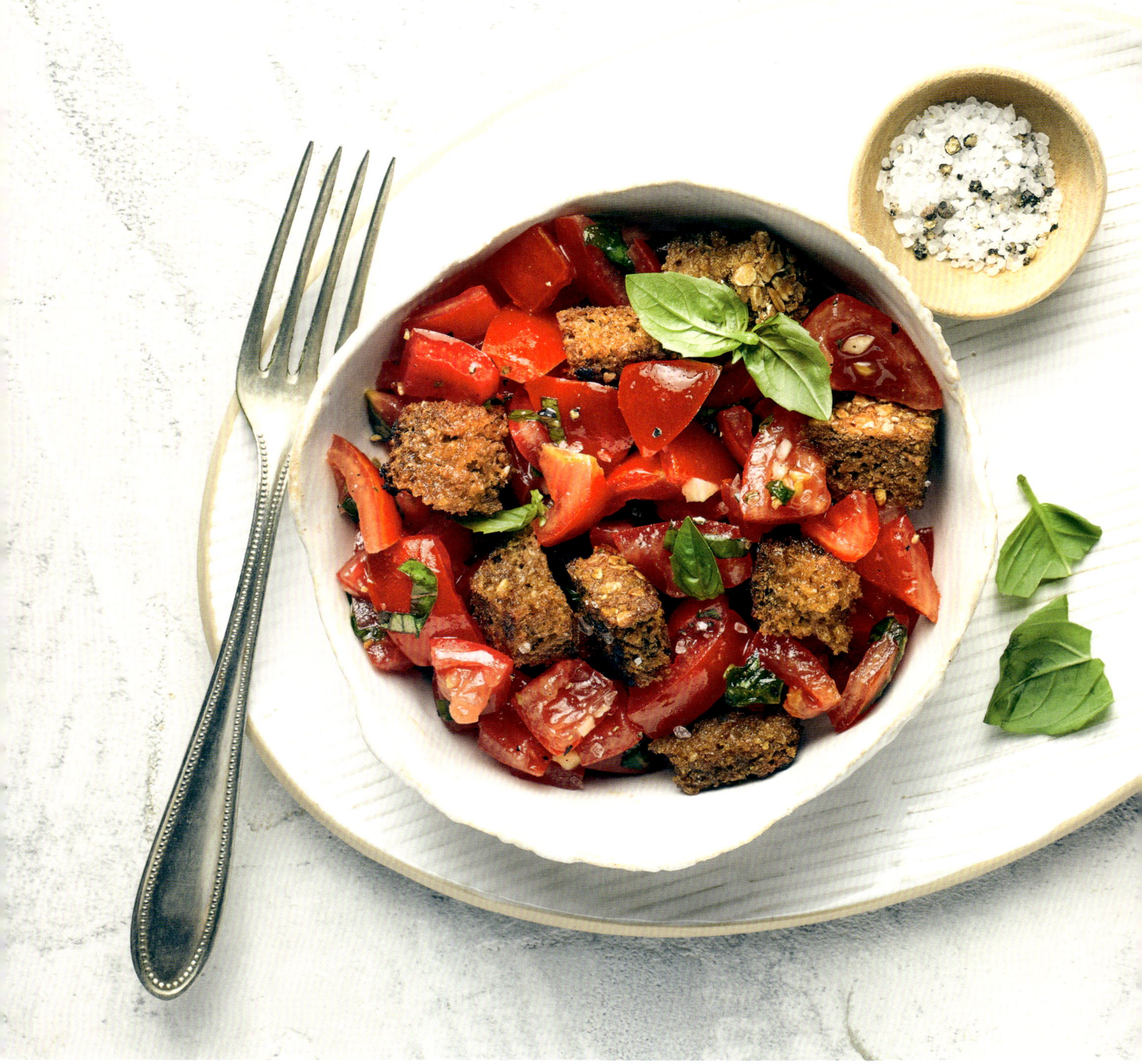

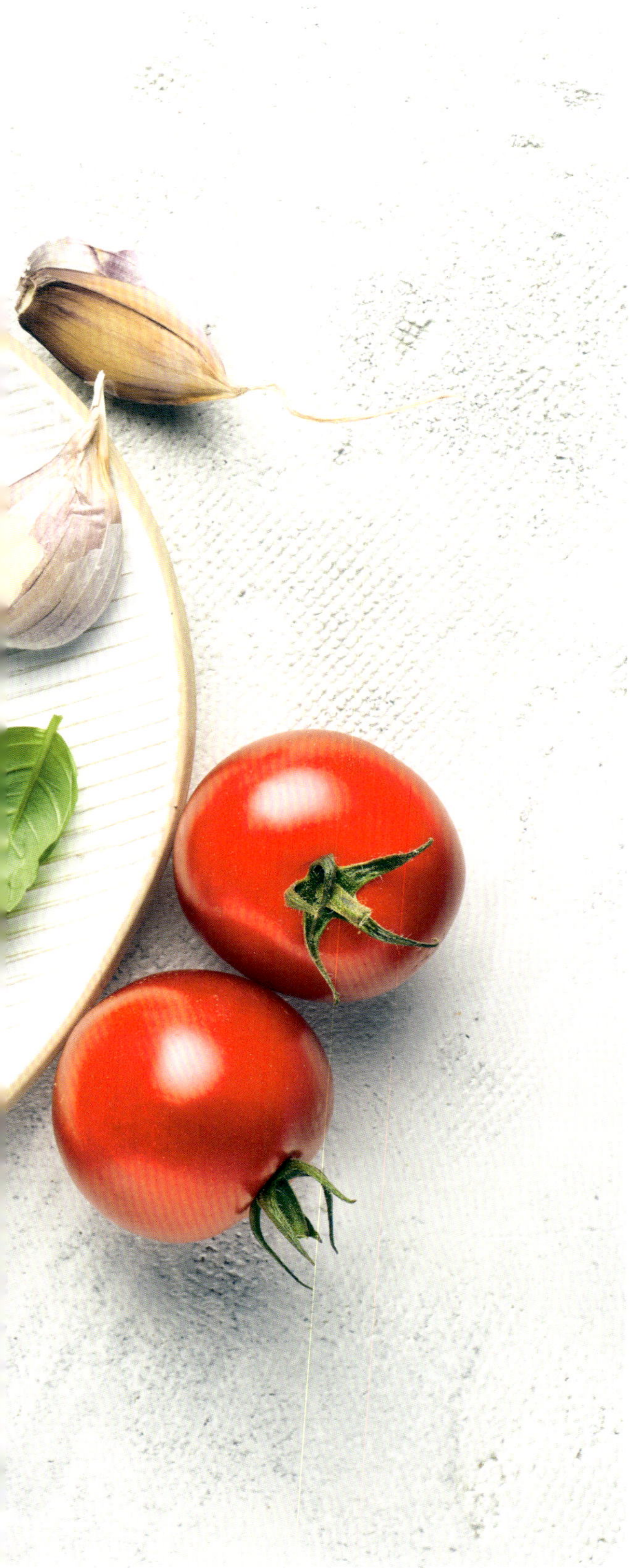

Rustikaler Bruschetta-Tomaten-Salat

» Vollkornbrot enthält ganze Getreidekörner oder das Mehl aus diesen und dadurch mehr Ballaststoffe, komplexe Kohlenhydrate, ungesättigte Fettsäuren und Mikronährstoffe als Brot aus Weißmehl.

2 Portionen
30 Min.

Für den Salat
400 g Tomaten • 3 Knoblauchzehen • 2 Handvoll Basilikum • 3 EL Olivenöl • Salz • Pfeffer

Für die Croutons
2 Knoblauchzehen • 4 Scheiben Vollkornbrot • etwas Olivenöl • Salz • Pfeffer

- Tomaten entkernen und in kleine Würfel schneiden. In einem Sieb abtropfen lassen.
- Knoblauch und Basilikum hacken. Zu den abgetropften Tomaten geben. Olivenöl dazugeben und mit Salz und Pfeffer abschmecken.
- Knoblauch zerdrücken. Brot in mundgerechte Würfel schneiden und in Olivenöl anrösten. Salzen und pfeffern.
- Vor dem Servieren auf den Tomatensalat geben.

Lauwarmer Bohnen-Gurken-Salat

» Ein sättigender Salat reich an pflanzlichem Protein und sekundären Pflanzenstoffen. Reichlich Küchenkräuter sorgen für Geschmack und eine gute Verdauung.

2 Portionen
30 Min.

2 Handvoll dicke Bohnen (oder 1 Dose Butter- oder Saubohnen) • Salz • 3 mittelgroße, feste Gurken, z. B. Einlegegurken (oder 1 Salatgurke) • 1 Handvoll Erbsen • 1 Bund Dill • 1 Bund Koriander • 1 EL Olivenöl • 1–2 EL Balsamico bianco • 1 gehäufter EL Senf • 125 ml Hafersahne zum Kochen • Pfeffer • Muskat

- Dicke Bohnen in gesalzenem Wasser bissfest garen. Bei Verwendung von Konserven Bohnen abtropfen lassen und leicht im Topf erwärmen.

- Gurken in fingerdicke Scheiben schneiden und in ein wenig gesalzenem Wasser bissfest schmoren. Erbsen kurz vor Ende der Garzeit dazugeben und mitgaren.

- Dill und Koriander fein hacken.

- Olivenöl, Balsamico, Senf und Hafersahne verrühren. Mit wenig Salz, Pfeffer und Muskat abschmecken.

- In einer Schüssel Gurken, Bohnen, Erbsen und Kräuter mischen und mit dem Dressing übergießen.

Winterlicher Chicorée-Fenchel-Salat

» Chicorée enthält neben dem Ballaststoff Inulin auch Bitterstoffe, die die Verdauung unterstützen. Wird Chicorée abgedeckt, bleibt er mild, durch Licht wird er bitterer.

2 Portionen
20 Min.

2 Chicorée • ½ Fenchel • 1 Bio-Orange • 1 EL Apfelessig • ½ TL Senf • 2 EL Orangensaft • 1 EL Olivenöl • Salz • Pfeffer • 1 Handvoll Walnüsse

- Chicorée und Fenchel in dünne Scheiben schneiden. Einige Zesten aus der Orangenschale schneiden und beiseitelegen. Orange filetieren und die Filets in mundgerechte Stücke schneiden. Gemüse und Obst in einer Schüssel mischen.

- Apfelessig, Senf, Orangensaft und Öl zu einem Salatdressing verrühren. Dressing unter den Salat rühren. Mit Salz und Pfeffer abschmecken.

- Walnüsse rösten und über den Salat geben. Mit Orangenzesten garnieren.

Spinat-Brezel-Salat

» Kresse ist reich an Vitaminen und Mineralstoffen und enthält Senfölglykoside, die ihr nicht nur den frisch-scharfen Geschmack geben, sondern die auch antioxidativ und entzündungshemmend sind.

4 Portionen
30 Min.

2 Brezeln (tiefgekühlt oder frisch) • 150 g Spinat • 150 g grüner Salat • 1 Bund Radieschen • ½ rote Zwiebel • 1 Handvoll Kresse • 2 EL Apfelmark • 1 EL Senf • 1 EL Apfelessig • 1 EL Olivenöl • Salz • Pfeffer • Rapsöl mit Butteraroma oder vegane Butter

- Tiefgekühlte Brezeln nach Zubereitungshinweis im Ofen aufbacken. Spinat und Salat waschen, Salat in mundgerechte Stücke teilen. Radieschen und Zwiebel in Scheiben schneiden, Kresse schneiden. Gemüse und Kresse in einer Schüssel mischen.

- Für das Dressing Apfelmark, Senf, Essig und Öl mischen. Mit Salz und Pfeffer abschmecken.

- Brezeln in mundgerechte Stücke schneiden und in etwas Öl anrösten. Brezelstücke unter den Salat mischen und kurz vor dem Anrichten das Dressing unterheben.

Fruchtiger Trauben-Quinoa-Salat

» Quinoa, ein Pseudogetreide aus Südamerika, eignet sich hervorragend zur Ergänzung der veganen Küche, weil es ein hervorragender Proteinlieferant und reich an Eisen und Magnesium ist.

4–6 Portionen
30 Min.

200 g Quinoa • 2 Frühlingszwiebeln • 250 g Weintrauben • 150 g Räuchertofu • 1 Handvoll Petersilie • Saft von 1 Limette • 1 EL Balsamico bianco • 4 EL Olivenöl • 1 EL Ahornsirup • 1 TL Salz • ½ TL Pfeffer • ½ TL Kreuzkümmel

- Quinoa mit doppelter Menge Wasser nach Packungsanleitung garen.

- Frühlingszwiebeln in Ringe schneiden. Weintrauben halbieren. Räuchertofu in Würfel schneiden. Petersilie hacken.

- Limettensaft, Balsamico, Öl, Sirup und Gewürze zu einem Dressing mischen.

- Frühlingszwiebeln, Trauben, Räuchertofu, Petersilie und Dressing unter die gare Quinoa mischen und den Salat ziehen lassen.

Gebackener Mandelfeta

» Mandeln sind wertvolle Lieferanten für Eisen, Kalzium, Zink, Vitamin E und B-Vitamine. Zubereitungen auf Mandelbasis sind eine schmackhafte Alternative zu Tiermilchprodukten.

1 Mandelkäse
15 Min. + 12 Std. oder über Nacht abtropfen + 30 Min. Backzeit

200 g gemahlene Mandeln • 60 ml Zitronensaft • 4 EL Olivenöl + 2 EL zum Backen • 2 Knoblauchzehen • 2 TL Salz

Sonstiges
1 Käsetuch oder dünnes, durchlässiges Geschirrtuch

- Alle Zutaten mit 125 ml Wasser in einen Mixer geben und fein vermixen.

- Ein Sieb in eine Schüssel hängen und das Käsetuch im Sieb ausbreiten. Die Mandelmasse in das Tuch geben. Die Seiten des Tuches oben zusammennehmen, leicht eindrehen und mit einem Gummi so verschließen, dass die Mandelmasse fest eingewickelt und leicht gepresst ist. Über Nacht oder mindestens 12 Std. abtropfen lassen.

- Abgetropfte Mandelmasse aus dem Tuch nehmen und in eine feuerfeste Form setzen. Mit Olivenöl begießen und bei 240 °C (220 °C Umluft) 30 Min. backen, bis die Oberseite gebräunt ist und leicht aufbricht. Vor dem Servieren etwas abkühlen lassen.

Das passt dazu frisches Brot, Salate und Gemüsegerichte

Grüner Kartoffelsalat

» Abkühlende Kartoffeln bilden nach 12 Std. resistente Stärke. Sie wirkt sich positiv auf den Blutzucker und die Darmgesundheit aus.

4 Portionen
30 Min. + Zeit für Kochen und Abkühlen der Kartoffeln

600 g Kartoffeln • 3 EL Olivenöl • 1 EL Apfelessig • 2 EL Tahin • Saft von 1/4 Limette • Salz • Pfeffer • Muskat • 1 Avocado • 1 rote Zwiebel • 1 Knoblauchzehe • 2 Handvoll Mangold • 2 EL Walnusskerne

- Kartoffeln mit Schale kochen und abkühlen lassen. Dann pellen.

- Kalte Kartoffeln in Scheiben schneiden. Für das Dressing Olivenöl, Apfelessig, Tahin, 4 EL Wasser und Limettensaft vermixen. Mit Salz, Pfeffer und Muskat abschmecken und über die Kartoffeln geben.

- Avocado, Zwiebel und Knoblauch in Scheiben schneiden. Mit Mangold unter die Kartoffeln heben. Walnusskerne zerkleinern und über den Salat geben.

» Grüner Kartoffelsalat

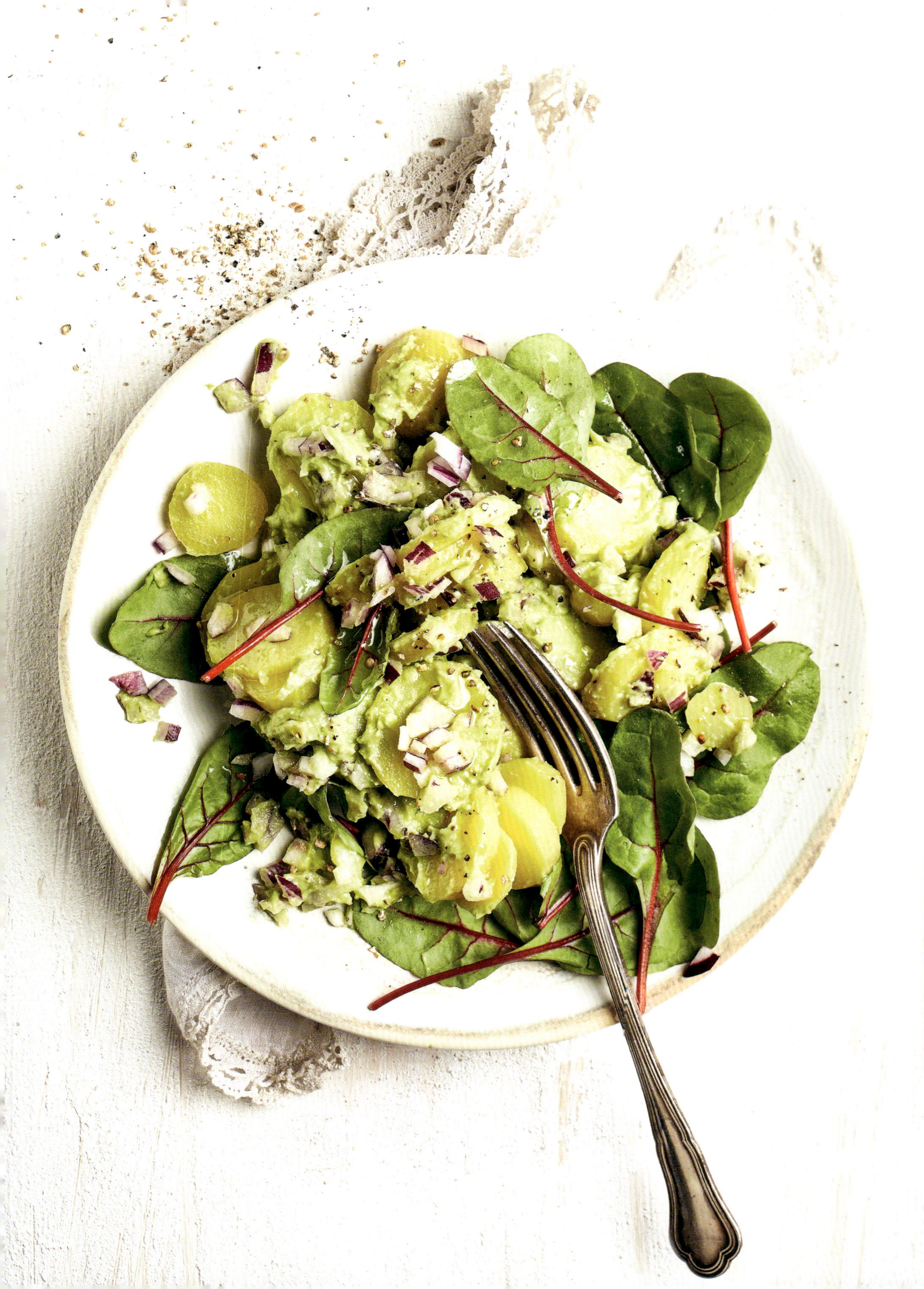

Burgerbrötchen mit Saaten

» Brot und Brötchen aus hellem Mehl können durch die Zugabe von Saaten und Kernen mit Proteinen, ungesättigten Fettsäuren, Ballaststoffen, Mineralstoffen und Vitaminen aufgewertet werden.

4 Brötchen
⏲ 10 Min. + 1 Std. + 45 Min. Gehzeit + 20 Min. Backzeit

1 Päckchen Trockenhefe • 300 g Dinkelmehl, Type 1050 • 1 TL Salz • 1 EL Rohrohrzucker • 2 EL Sonnenblumenkerne • 2 EL Leinsaat • 2 EL Sesamsaat • 170 ml Pflanzendrink • 50 g vegane Butter oder Margarine

- Trockenhefe in das Mehl einrühren. Salz, Zucker, Kerne und Saaten untermischen. Pflanzendrink und Margarine leicht erwärmen. In der Mehlmischung eine Mulde formen und die Pflanzendrink-Margarine-Mischung einfüllen. Leicht verrühren und 10 Min. kräftig kneten, bis ein glatter, nicht zu klebriger Teig entsteht. Mit einem Tuch abdecken und 1 Std. an einem warmen Ort gehen lassen.

- Dann Teig zu 4 kleinen Bällen formen. Auf ein Backblech setzen und leicht flach drücken. Mit einem Tuch abgedeckt 45 Min. gehen lassen.

- Bei 220 °C (200 °C Umluft) ca. 20 Min. backen, bis die Brötchen leicht gebräunt und schön kross sind.

Variante Für mediterrane Brötchen 1 Handvoll Oliven und 4 getrocknete Tomaten zerkleinern und mit in den Teig kneten.

Tipp Die Brötchen können als Burger belegt werden, eignen sich aber auch zum Überbacken.

Knuspriges Saaten-Knäckebrot

» Knäckebrot ist reich an ungesättigten Fettsäuren, Proteinen, komplexen Kohlenhydraten, Ballaststoffen und Mikronährstoffen. Es hält lange und lässt sich gut vorbereiten.

1 Blech Knäckebrot
⏲ 30 Min.

40 g Leinmehl • 50 g Sonnenblumenkerne • 50 g Buchweizen • 50 g Haferflocken • 30 g Kürbiskerne • 40 g geschrotete Leinsamen • 40 g schwarzer Sesam • 1 TL Salz • 30 ml Olivenöl

- Alle Zutaten und 200 ml Wasser vermischen.

- Backblech mit Backpapier auslegen und Teig daraufgeben. Mit einem weiteren Backpapier abdecken und dünn ausrollen.

- Bei 220 °C (200 °C Umluft) 15–20 Min. backen, bis das Brot leicht geröstet ist (abhängig von der Dicke des ausgerollten Teiges).

- Aus dem Backofen nehmen, noch warm in Stücke schneiden und auf einem Gitter auskühlen lassen.

Tipp Das Basisrezept kann ganz nach Belieben variiert werden, z. B. mit getrockneten Tomaten, Oliven, Gewürzen, Kräutern, gehackten Nüssen oder getrockneten Zwiebeln.

Kräuter-Blätterteig-Spiralen

» Küchenkräuter sind wahre Superfoods mit großen Mengen an Kalzium, Eisen, Zink, B-Vitaminen, Vitamin E, Vitamin C, Folsäure und Beta-Carotinoiden.

ca. 10 Blätterteigstangen
10 Min. + 20 Min. Backzeit

1 Vollkornblätterteig, quadratisch • 4 EL Olivenöl • 2 große Handvoll gemischte Kräuter nach Wahl (z. B. Basilikum, Petersilie, Oregano) • 1 Handvoll gemischte Saaten nach Wahl (z. B. Sonnenblumenkerne, Kürbiskerne, Pinienkerne, Mohn, Leinsamen, Sesam)

- Blätterteig ausrollen und halbieren. Beide Hälften mit Olivenöl bestreichen. Kräuter hacken und auf einer Blätterteighälfte verteilen. Auf der gleichen Hälfte die Saaten verteilen.

- Die belegte Hälfte mit der unbelegten Hälfte abdecken. Aus dem Teig ca. 10 2–3 cm dicke Streifen schneiden. Die Streifen jeweils an den Enden nehmen und in sich spiralartig verdrehen, indem Sie das eine Ende festhalten und das andere drehen.

- Die Spiralen auf einen Ofenrost setzen und bei 220 °C (200 °C Umluft) backen, bis der Blätterteig gebräunt ist.

Tipp Die Kräuterspiralen schmecken warm oder kalt, als Snack oder Beilage.

Serviettenknödel

» Für Serviettenknödel kann auch Vollkornbrot verwendet werden, das den Knödeln nicht nur ein kräftigeres Aroma verleiht, sondern auch reich an Nährstoffen ist.

4 Portionen
20 Min. + 30 Min. Garzeit

400 g Brot vom Vortag • 1 Zwiebel • etwas Olivenöl • 330 ml Pflanzendrink • 1 Handvoll Petersilie • 3 EL Stärke • 1 EL Apfelessig • 2 TL Backpulver • 3 EL Hefeflocken • Salz • Pfeffer

- Brot in Würfel schneiden und beiseitestellen.

- Zwiebel in kleine Würfel schneiden und in etwas Olivenöl garen. Pflanzendrink dazugeben und erhitzen. Warme Pflanzendrink-Mischung auf die Brotwürfel geben und 10 Min. quellen lassen.

- Petersilie hacken. Mit den restlichen Zutaten unter das gequollene Brot mischen. Mit Salz und Pfeffer abschmecken.

- Den fertigen Knödelteig auf ein Geschirrtuch geben, fest einrollen und die Enden verknoten. Die Knödelrolle in einen Topf mit heißem, nicht mehr sprudelndem Wasser geben und 30 Min. bei geringer Hitze garziehen lassen. Die Rolle anschließend vorsichtig aus dem Wasser nehmen und den Serviettenknödel auspacken.

- Optional kann die Rolle im Backofen noch jeweils 10 Min. bei 240 °C (220 °C Umluft) von beiden Seiten angebräunt werden.

Tipp Schmeckt auch am nächsten Tag geröstet in veganer Butter.

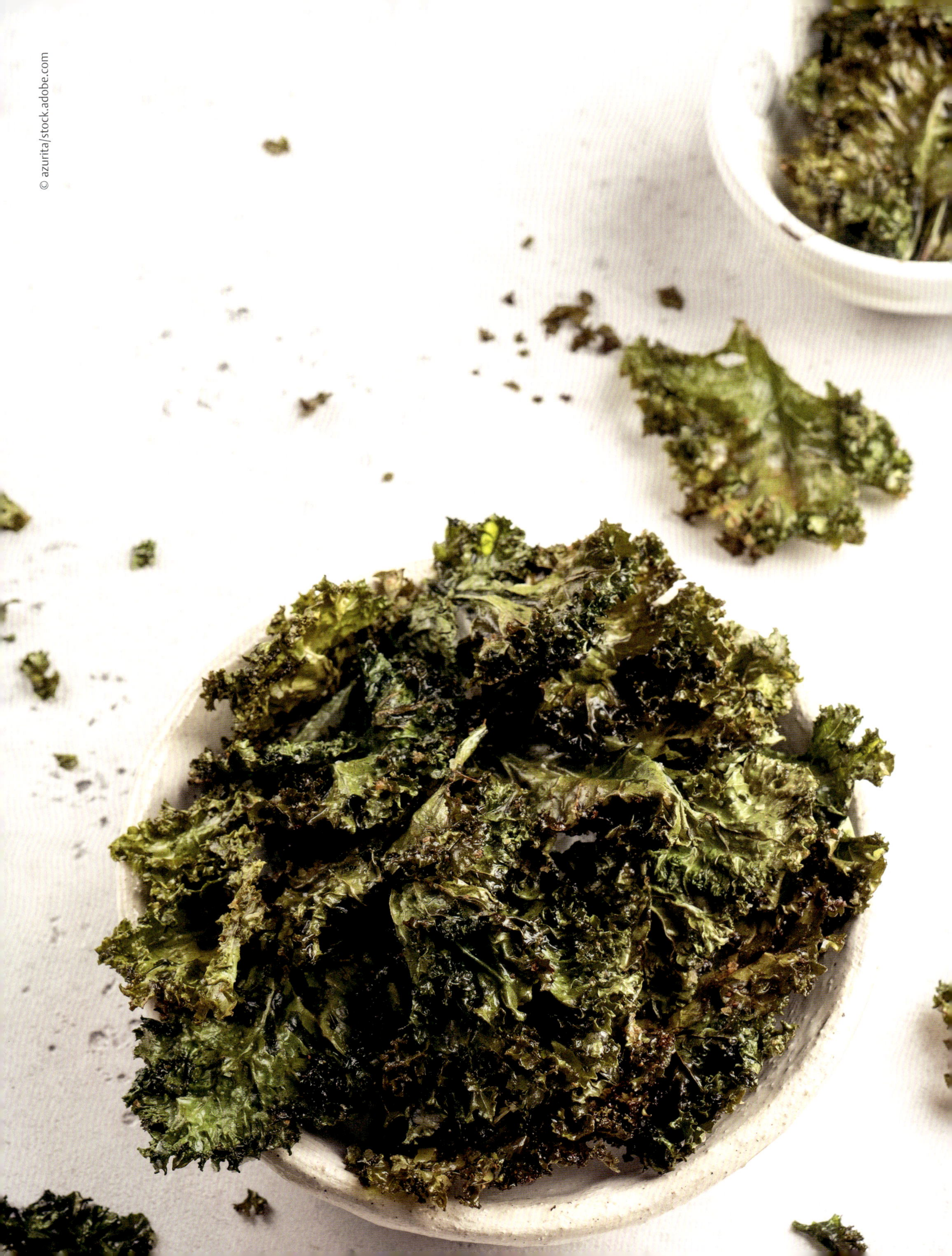

Würzig-panierte Kichererbsen

» Schwarzer Sesam ist reich an Eisen, Kalzium, Ballaststoffen und ungesättigten Fettsäuren. Er hat einen intensiveren, nussigeren Geschmack als die hellen Vertreter.

1 Portion
5 Min. + 40 Min. Backzeit

150 g gekochte Kichererbsen • 2 EL Tahin • 1 EL Ras el Hanout • ½ EL Cayennepfeffer • 2 EL schwarzer Sesam

- Kichererbsen abgießen, abspülen und trocknen lassen.

- Tahin mit Gewürzen und Sesam vermischen und je nach Konsistenz mit etwas Wasser leicht verdünnen. Kichererbsen dazugeben und gut vermischen.

- Panierte Kichererbsen auf ein Backblech geben und gut verteilen. Bei 220 °C (200 °C Umluft) 40 Min. backen. Vor dem Verzehr abkühlen lassen.

Varianten mit Chiliflocken und Limettensaft oder mit Wasabi würzen. Die süße Variante schmeckt mit Ahornsirup und Zimt.

« Knusprige Grünkohl-Chips

Knusprige Grünkohl-Chips

» Grünkohl ist ein regionales Superfood, reich an Eisen, Kalzium, Folsäure, Vitamin C, Vitamin K, Ballaststoffen, Omega-3-Fettsäuren und sekundären Pflanzenstoffen.

2 Portionen
45 Min.

150 g Grünkohl • 2 EL Olivenöl • 1 Prise Salz • ½ TL Gewürze nach Wahl

- Grünkohlblätter vom Strunk trennen, waschen und trocknen. In mundgerechte Größe zerteilen. In einer Schüssel Öl, Salz und Gewürze mischen. Die Blätter dazugeben und alles gut vermischen.

- Blätter auf einem Backblech bei 130 °C Umluft backen. Ofentür mit einem Holzlöffel offenhalten, damit die Feuchtigkeit entweichen kann. Die Chips sind fertig, wenn sie knusprig sind.

Varianten herzhaft mit Hefeflocken und Knoblauchpulver, pikant mit Chili-Öl und Paprikapulver, südostasiatisch mit Sesamöl und Erdnussmus

SÜSSES

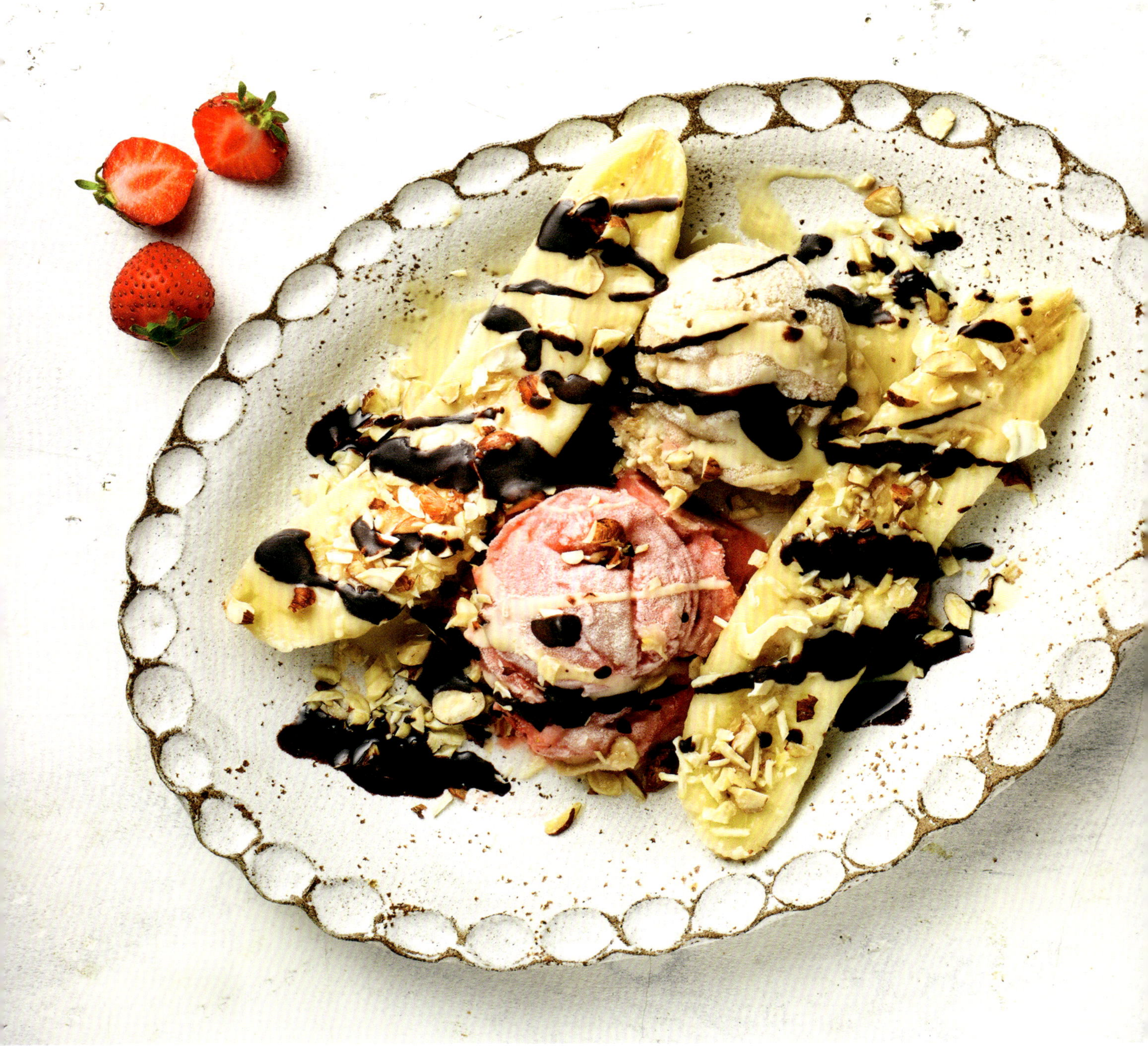

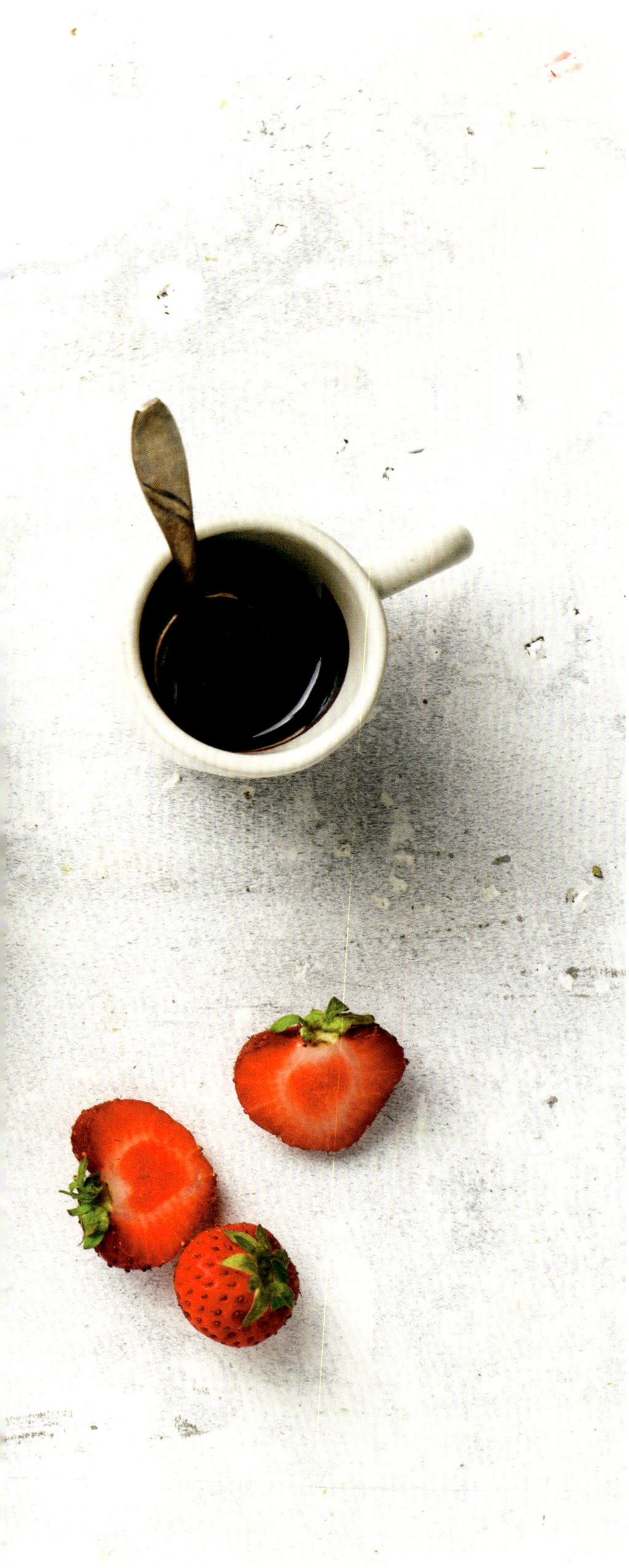

Banana-Split-Nicecream

» Nicecream auf Basis von Bananen ist eine gesunde Alternative zu Eiscreme ohne zugesetzten Zucker. Mit nur zwei oder drei Zutaten lassen sich verschiedenste Eissorten kreieren.

2 Portionen

15 Min. + Zeit zum Einfrieren der Bananen

Für das Eis

2 gefrorene Bananen (am besten in Scheiben eingefroren) • 1 Handvoll gefrorene Erdbeeren

Für die Schokosauce

2 EL Kakaobutter (alternativ Kokosöl) • 2 TL Ahornsirup • 2 EL Backkakao

Sonstiges

2 reife Bananen • 2 EL gehackte Haselnüsse • 2 EL gehobelte Mandeln • 2 EL weißes, flüssiges Mandelmus

- Gefrorene Bananen und Erdbeeren kurz antauen lassen. 1. Banane mit dem Mixer oder Pürierstab zu einer cremigen Eismasse pürieren und kalt stellen (Tiefkühlfach). 2. Banane mit Erdbeeren pürieren und kalt stellen.

- Die Zutaten für die Schokosauce verrühren.

- Reife Bananen der Länge nach mittig teilen und auf 2 Desserttellern anrichten. Nüsse und Mandeln kurz in einer Pfanne anrösten.

- Auf jedem Teller je 1 Kugel der Nicecream-Sorten zwischen den 2 Bananenhälften anrichten. Darüber jeweils 1 EL Mandelmus tropfen und die gerösteten Nüsse daraufgeben. Mit Schokosauce dekorieren, Nüsse und Schokosauce darauf geben.

Varianten Schoko-Nicecream lässt sich aus 1 Banane und 4 EL Backkakao zaubern.

Beerengrütze mit Vanillesauce

» Beeren sind reich an Flavonoiden, Anthocyanen sowie Vitamin C und haben dadurch hohes antioxidatives Potenzial. Sie sind reich an Ballaststoffen und enthalten wenig Zucker.

2 Portionen
30 Min. + Abkühlzeit

Für die Beerengrütze
2 Handvoll Himbeeren • 2 Handvoll Heidelbeeren • 2 Handvoll rote Johannisbeeren • 3 EL Speisestärke • 1 Prise Salz • 1 TL Dattelsüße • ½ TL Vanille

Für die Vanillesauce
1 EL Speisestärke • 1 EL Rohrohrzucker • ½ TL Vanille • 200 ml Pflanzendrink

- Beeren mit 250 ml Wasser in einen Topf geben. Speisestärke in etwas Wasser anrühren und zu den Beeren geben. Restliche Zutaten unterrühren und alles aufkochen, bis es eingedickt ist. In Dessertgläser füllen und abkühlen lassen.

- Für die Vanillesauce Speisestärke, Zucker und Vanille mit wenigen Esslöffeln des Pflanzendrinks glattrühren. Restlichen Drink zum Kochen bringen. Stärkemischung in den kochenden Drink rühren und kurz unter Rühren aufkochen lassen. Vom Herd nehmen und abkühlen lassen.

- Vanillesauce vor dem Servieren über die Beeren geben.

Grüne Avocado-Limetten-Creme

» Ahornsirup ist eine Alternative zu raffiniertem Zucker, weil er kleine Mengen Mineralstoffe wie Mangan und Zink enthält und den Blutzucker weniger stark ansteigen lässt.

2 Portionen
15 Min.

1 Avocado • Saft von ½ Limette • 2 TL Ahornsirup • 2 EL Kokosmilch • ½ TL Bourbon-Vanille • 2 Stücke Zartbitterschokolade

- Avocado schälen und entkernen. Mit Saft, Sirup, Kokosmilch und Vanille in einem Mixer zu einer glatten Creme pürieren. In Dessertgläser füllen.

- Zartbitterschokolade mit einem Messer hobeln und auf die Creme streuen.

- Bis zum Verzehr kühlen.

Süßes Fondue

» Ein leckeres und vielseitiges Dessert vor allem für größere Runden und eine gesunde Nascherei für Kinder. Das Fondue können Sie regenbogenbunt gestalten. Es bereichert jedes Buffet.

2 Portionen
⏲ 30 Min.

gemischtes Obst nach Wahl

Für die Banoffee-Creme
1 Banane • 3 EL flüssiges weißes Mandelmus • ½ TL Zimt

Für die Schoko-Joghurt-Creme
50 g dunkle Schokolade • 1 TL Ahornsirup • 4 EL Joghurt natur, ungesüßt

- Obst in mundgerechte Stücke schneiden.
- Für die Banoffee-Creme Banane mit Mandelmus und Zimt glatt mixen.
- Für die Schoko-Joghurt-Creme Schokolade schmelzen und mit Ahornsirup unter den Joghurt rühren.

Tipp Neben dem Obst können Sie auch Blätter von frischer Minze, Melisse, Basilikum oder Gundelrebe in die Cremes dippen.

Apfel-Blätterteig-Blumen

» Äpfel sind ein abwechslungsreiches, regionales Obst, das das ganze Jahr verfügbar ist und das es in vielen Geschmacksnuancen gibt. Sie sind reich an Ballaststoffen, Vitamin C, Kalium, Polyphenolen und Flavonoiden.

9 Stück
⏲ 20 Min. + 30 Min. Backzeit

3 Äpfel • 1 Rolle (Vollkorn-)Blätterteig • 1 TL Zimt • 1 EL Rapsöl mit Butteraroma (alternativ geschmolzene vegane Butter) • 4 TL gehackte Haselnüsse • 2 TL Mandelmus • 1 TL Vanille-Extrakt

- Gehäuse der Äpfel mit einem Apfelausstecher ausstechen. Äpfel längs in 3 Scheiben schneiden.
- Blätterteig querlegen. Erst in 3 gleichgroße Teile und diese jeweils in 1–2 cm breite Streifen schneiden. Es sollten 54–72 Streifen entstehen.
- Zimt und Öl verrühren. Apfelscheiben von beiden Seiten in dem Zimt-Öl-Gemisch wälzen. Teigstreifen um die Apfelringe wickeln (6–8 Streifen pro Apfelring) und auf ein Blech setzen.
- Teig in der Mitte der Ringe mit dem Finger eindrücken, sodass eine Vertiefung entsteht. Haselnüsse mit Mandelmus und Vanille mischen. Auf die Vertiefungen der Apfelringe verteilen.
- Bei 200 °C (180 °C Umluft) backen, bis der Teig goldbraun ist.

Vegane Schokomousse

» Dattelsirup ist eine gute Alternative zu Zucker, weil er Ballaststoffe, Vitamine und Mineralstoffe enthält und über höhere Süßkraft verfügt, also in kleineren Mengen eingesetzt werden kann.

2 Portionen
20 Min.

100 g dunkle Schokolade • 200 g Seidentofu • ½ TL Vanille • 1 EL Kakaopulver • 1 EL Dattelsirup • vegane Schlagsahne (optional) • 2 EL Haselnüsse

- Dunkle Schokolade im Wasserbad schmelzen.

- Tofu, Vanille, Kakao, Dattelsirup, geschmolzene Schokolade und optional vegane Schlagsahne in einen Mixer geben und alles mixen, bis die Zutaten gemischt und cremig sind.

- Haselnüsse rösten und grob hacken.

- Mousse in Dessertgläser füllen, mit Haselnüssen garnieren und bis zum Verzehren kaltstellen.

Gesunde Schokoladen-Tarte

» Böden aus Nüssen, Samen und Trockenfrüchten sind eine nährstoffreiche, zuckerarme und aromenreiche Alternative zu gebackenen Tortenböden.

1 Tarte (28 cm Ø), 8–12 Stücke
20 Min. + mind. 6 Std. Zeit zum Erstarren

Für den Boden
150 g Mandeln • 30 g Haselnüsse • 15 Datteln • 1 EL Wasser • 20 g Kakao

Für die Füllung
130 g dunkle Schokolade • 400 g Seidentofu • 3 EL Ahornsirup • 2 TL Kakaopulver • 1 TL Vanille-Extrakt • 1 Prise Salz

- Zutaten für den Boden in einer Küchenmaschine zu einer klebrigen Masse häckseln. In eine Tarte-Form drücken.

- Für die Füllung Schokolade im Wasserbad schmelzen. Tofu mit Schokolade, Sirup, Kakaopulver, Vanille und Salz vermixen. Schokoladenmasse auf Boden in der Form gießen.

- Im Kühlschrank erstarren lassen.

» Vegane Schokomousse

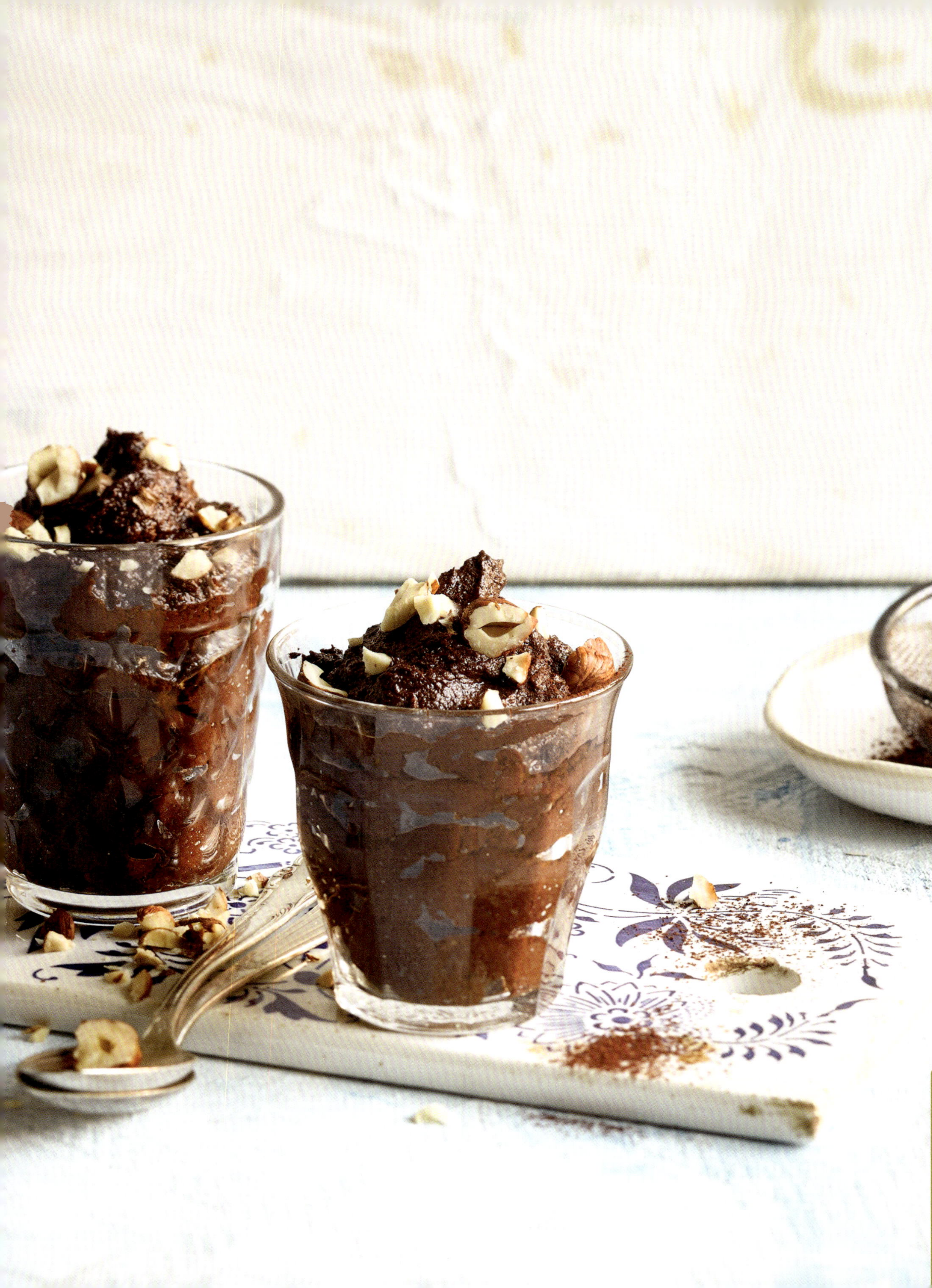

Rote-Bete-Cupcakes mit Avocado-Topping

» Banane kann in Kuchen und Gebäck nicht nur als Bindemittel eingesetzt werden, sondern verleiht auch eine natürliche Süße.

6 große oder 10 kleine Cupcakes
10 Min. + 20 Min. Backzeit + Zeit zum Auskühlen + 5 Min. Fertigstellung

Für die Cupcakes
180 g gekochte Rote Bete • 1 Banane • 30 ml geschmacksneutrales Öl, z. B. Rapsöl • 100 ml Sojadrink • ½ TL Apfelessig • 120 g Dinkelmehl • 50 g Kakaopulver • 1 TL Backpulver • ½ TL Natron • ½ TL Zimt • 1 Prise Salz

Für das Topping
2 Avocados • 1 EL Ahornsirup • Saft von ¼ Zitrone

- Gekochte Rote Bete mit Banane pürieren. Öl, Sojadrink und Apfelessig mischen.

- Alle trockenen Zutaten in einer Rührschüssel mischen. Rote-Bete-Bananen-Püree und Sojadrink-Mischung dazugeben und kurz kräftig verrühren. Teig auf Muffinförmchen verteilen und 20 Min. bei 180 °C (160 °C Umluft) backen.

- Avocadofruchtfleisch mit Ahornsirup und Zitronensaft pürieren.

- Aus den ausgekühlten Cupcakes mit einem Teelöffel von oben eine Vertiefung ausstechen und das ausgestochene Stück beiseitelegen. Die Avocadocreme in die Vertiefungen füllen und die beiseitegelegten Stücke leicht versetzt wie Deckel auf die Creme aufsetzen.

Nussiger Zucchinikuchen

» Der lockere Rührkuchen enthält Zucchini, dunkle Schokolade und Nüsse als gesundheitsfördernde Zutaten und schmeckt einfach richtig gut!

8 kleine Stücke (23 × 23 cm Backform)
20 Min. + 40 Min. Backzeit + Zeit zum Abkühlen

1 mittelgroße Zucchini • 260 g Dinkel-Vollkornmehl • 100 g Rohrohrzucker • 1 Päckchen Backpulver • ¼ TL gemahlene Vanille • 1 TL Zimt • 1 Prise Salz • 175 g geschmacksneutrales Öl, z. B. Rapsöl • etwas Pflanzendrink, z. B. Hafer oder Soja

Für das Topping
100 g Haselnüsse • 100 g Zartbitterschokolade

- Zucchini fein raspeln. Backofen auf 180 °C vorheizen.

- Alle trockenen Zutaten in einer Rührschüssel mischen. Rapsöl und Zucchiniraspel dazugeben und kurz rühren, bis ein homogener Teig entsteht. Ist der Teig zu fest, etwas Pflanzendrink dazugeben. Achtung: So kurz wie möglich rühren, vegane Teige neigen sonst dazu, trocken zu werden.

- Teig in eine gefettete Form geben und bei 180 °C (160 °C Umluft) ca. 40 Min. backen. Mit einem Holzstäbchen testen, ob der Teig noch flüssig ist. Kommt das Stäbchen sauber aus dem Teig, ist der Kuchen fertig. Kuchen in der Form erkalten lassen.

- Haselnüsse ohne Fett in einer Pfanne rösten. Schokolade im Wasserbad schmelzen. Kuchen aus der Form heben und mit geschmolzener Schokolade übergießen. Geröstete Haselnüsse auf dem Kuchen verteilen.

Mohnschnecken

» Mohn ist reich an mehrfach ungesättigten Fettsäuren, Ballaststoffen und der absolute Spitzenreiter was den Gehalt an Kalzium, Eisen und Zink angeht.

20 Stück
30 Min. + 30 Min. Gehzeit + 10 Min. Backzeit

300 ml Pflanzendrink • 1 Päckchen Trockenhefe • 1 EL Zucker • 600 g Vollkornmehl • 60 g Margarine • 1 EL Ahornsirup • 2 EL Orangenzesten • 1 EL Apfelessig • 500 g Mohnfix (backfertige Mohnfüllung) • etwas Rapsöl mit Butteraroma

- Pflanzendrink mit Hefe und Zucker mischen. Vollkornmehl mit Margarine, Ahornsirup und Orangenzesten mischen. Pflanzendrink-Mischung und zuletzt Essig dazugeben. Teig kräftig kneten. Eventuell müssen Sie noch etwas Pflanzendrink nachgeben.

- Den Teig an einem warmen Ort 30 Min. gehen lassen.

- Teig auf Backpapier ausrollen. Mohnfüllung auf den Teig streichen und ihn von der langen Seite her einrollen. Die Rolle in ca. 20 einzelne Schnecken schneiden und dicht an dicht auf ein Backblech setzen, sodass sich die einzelnen Schnecken berühren. Mit etwa 1 TL Öl pro Mohnschnecke beträufeln.

- Ca. 10 Min. bei 180 °C (160 °C Umluft) backen. Die Mohnschnecken sollten nur ganz leicht braun werden.

Himbeer-Rohkost-Torte

» Sheabutter ist eine neutral schmeckende Alternative zu Kakaobutter oder Kokosöl. Sie ist reich an ungesättigten Fettsäuren, Vitamin E und Antioxidantien.

1 Springform (26 cm ∅)
35 Min. + Zeit zum Kühlen

Für den Boden
150 g Mandeln • 30 g Haselnüsse • 15 Datteln • 20 g Kakao

Für die Füllung
5 EL Kakao- oder Sheabutter • 250 g Himbeeren + einige zum Anrichten • 20 g Kakao • 5 EL Ahornsirup • ¼ TL Salz

- Für den Boden Mandeln und Haselnüsse im Mixer fein hacken. Nach und nach Datteln und 1 EL Wasser untermixen. Zuletzt Kakao dazu mixen, bis eine feste, klebrige Masse entsteht. Springform mit Backpapier auskleiden und Bodenmasse in die Form drücken.

- Für die Füllung Kakao- oder Sheabutter schmelzen. Mit Himbeeren, Kakao, Ahornsirup und Salz zu einer glatten Creme pürieren. Creme auf Boden füllen.

- Rohkosttorte im Tiefkühlfach erstarren lassen. Vor dem Servieren aus dem Tiefkühler nehmen und auftauen lassen. Mit Himbeeren anrichten.

Dattelkonfekt

» Datteln sind eine gesunde, natürliche Süßigkeit, denn sie sind reich an Ballaststoffen, Vitaminen und Mineralstoffen.

10 Stück
15 Min. + Zeit zum Kühlen

50 g dunkle Schokolade • 10 Medjool-Datteln • 10 TL flüssiges Mandelmus • 10 Paranüsse • 2 EL Kakaonibs (optional)

- Schokolade im Wasserbad schmelzen. Datteln einschneiden. In jede Dattel 1 TL Mandelmus und eine Paranuss füllen und zusammendrücken.

- Mit Hilfe einer Gabel in flüssiger Schokolade wenden und zum Erstarren auf Backpapier oder ein Auskühlgitter legen. Optional mit Kakaonibs bestreuen.

Dattel-Erdnuss-Schokolade

» Dunkle Schokolade ab 70 % Kakaoanteil ist reich an Antioxidantien, Flavonoiden, Magnesium sowie Stoffen, die die Stimmung positiv beeinflussen können.

1 Tafel Schokolade
15 Min. + Zeit zum Auskühlen

100 g dunkle Schokolade • 5–7 Medjool-Datteln • 4 EL Erdnussmus • 1 Handvoll ungesüßte Bananenchips • 1 Handvoll Erdnüsse

- Schokolade im Wasserbad schmelzen. Datteln aufbrechen und auf Backpapier nebeneinander quadratisch anordnen. Mit einer Gabel oder den Fingern leicht zerdrücken, sodass eine geschlossene Dattelschicht entsteht.

- Erdnussmus auf die Dattelschicht streichen. Bananenchips und Erdnüsse darauf verteilen. Geschmolzene Schokolade in einer geschlossenen Schicht darübergießen. Dattelschokolade im Kühlschrank aushärten lassen und in Stücke schneiden.

Variante Auf der geschmolzenen Schokolade können Sie verschiedene Toppings wie Orangenzesten, Meersalz, gehackte Pistazien, getrocknete Beeren usw. verteilen.

» Dattelkonfekt

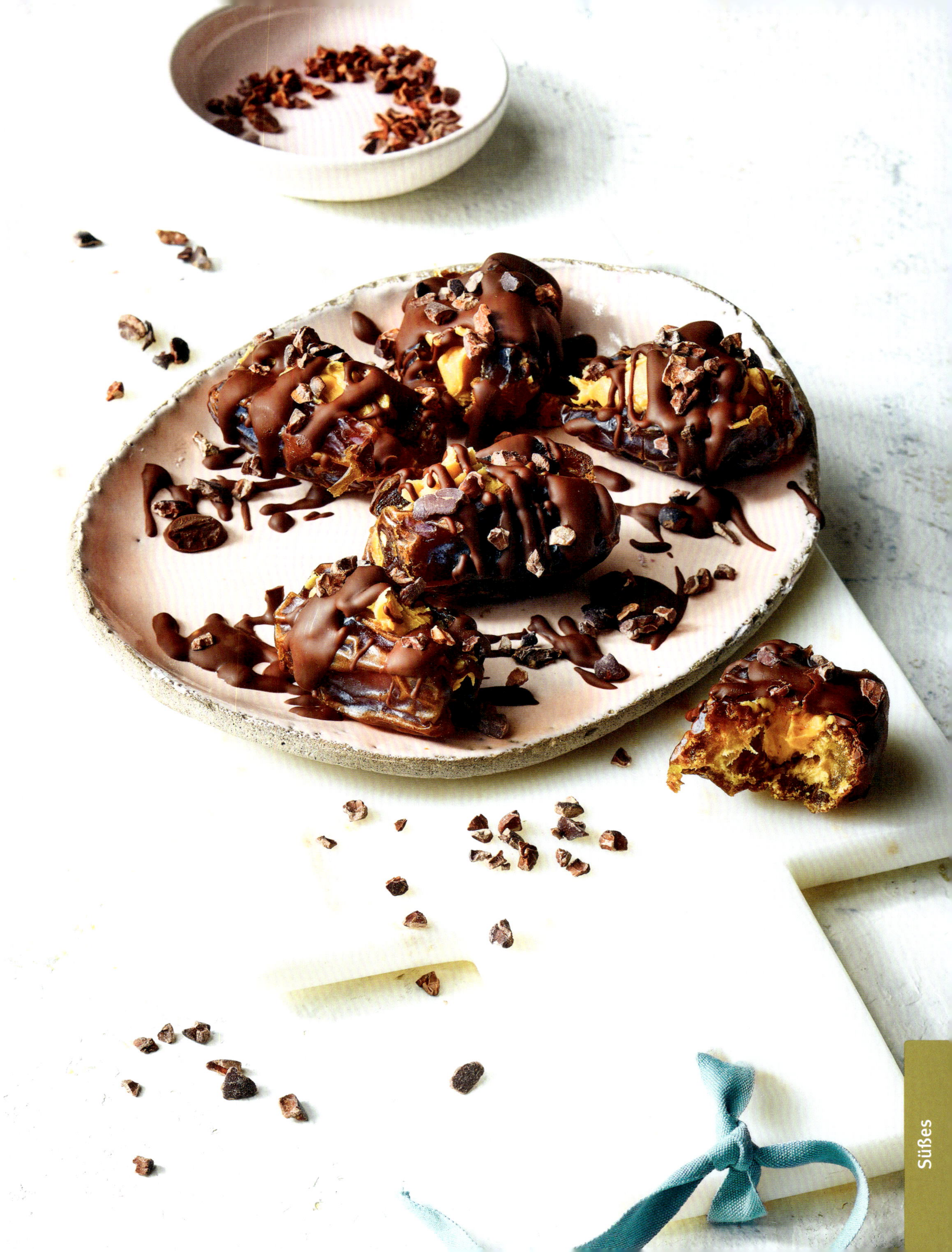

Literatur

[1] BMEL. Deutschland, wie es isst – Der BMEL-Ernährungsreport 2023. 2023 [14.02.2024]; www.bmel.de/SharedDocs/Downloads/DE/Broschueren/ernaehrungsreport-2023.pdf?__blob=publicationFile&v=4 (Zugriff 13.5.24).

[2] The Vegan Society: Definition of veganism. 1988; Available from: www.vegansociety.com/go-vegan/definition-veganism (Zugriff 13.5.24).

[3] Englert, H., Vegane Ernährung. utb, 2020.

[4] 2021, S.B. Anzahl der Vegetarier und Veganer in Deutschland. [cited 24.11.2023]; Available from: de.statista.com/infografik/24000/anzahl-der-vegetarier-und-veganer-in-deutschland (Zugriff 13.5.24).

[5] Willett, W., et al., Food in the Anthropocene: the EAT–Lancet Commission on healthy diets from sustainable food systems. The lancet, 2019. 393(10170): p. 447–492.

[6] Leitzmann, C., Hahn, A., Ansprüche der Vollwert-Ernährung als zeitgemäße Ernährungsform. In: Alternative Ernährungsformen. Georg Thieme, 2020.

[7] Joy, M., Warum wir Hunde lieben, Schweine essen und Kühe anziehen: Karnismus – eine Einführung. 7. Auflage, Compassion Media, 2013.

[8] Melina, V., Craig, W., Levin, S., Position of the Academy of Nutrition and Dietetics: Vegetarian Diets. J Acad Nutr Diet, 2016. 116(12): p. 1970–1980.

[9] Richter, M., et al., Vegane Ernährung. Position der Deutschen Gesellschaft für Ernährung e. V. (DGE). In: Ernährungs-Umschau. Forschung & Praxis 63 (2016): M220.

[10] VSMK, Definitionen vegan – vegetarisch. (PDF) VSMK, 2016.

[11] Heseker H, Die Nährwerttabelle. Neue Umschau Buchverlag, 2016/2017.

[12] Lebensmitteltabelle für die Praxis: Der kleine Souci/Fachmann/Kraut, 6. neu bearb. u. erw. Aufl. Wissenschaftliche Verlagsgesellschaft, 2023.

[13] Bundeslebensmittelschlüssel. Max Rubner-Institut, 2022.

[14] Moon, S., et al., Beneficial Effects of Time-Restricted Eating on Metabolic Diseases: A Systemic Review and Meta-Analysis. Nutrients, 2020. 12(5).

[15] Longo, V.D., Panda, S., Fasting, Circadian Rhythms, and Time-Restricted Feeding in Healthy Lifespan. Cell Metab, 2016. 23(6): p. 1048–1059.

[16] Freitag, G., Achtsam und bewusst essen. Bundeszentrum für Ernährung 2023. www.bzfe.de/ernaehrung/ernaehrungsberatung/beratungspraxis/achtsam-essen-haltung-oder-methode (Zugriff 13.5.24).

[17] Barnard, N.D., et al., A Mediterranean Diet and Low-Fat Vegan Diet to Improve Body Weight and Cardiometabolic Risk Factors: A Randomized, Cross-over Trial. J Am Nutr Assoc, 2022. 41(2): p. 127–139.

[18] Longo, V.D., Anderson, R.M., Nutrition, longevity and disease: From molecular mechanisms to interventions. Cell, 2022. 185(9): p. 1455–1470.

[19] Livingston, G. et al. Dementia prevention, intervention, and care: 2024 report of the Lancet standing Commission. Lancet (London, England), S0140-6736(24)01296-0. 30 Jul. 2024, doi:10.1016/S0140-6736(24)01296-0

[20] Sidhu, S.R.K., Kok, C.W., Kunasegaran, T., Ramadas, A., Effect of Plant-Based Diets on Gut Microbiota: A Systematic Review of Interventional Studies. Nutrients, 2023. 15(6).

[21] Shil, A., Chichger, H., Artificial Sweeteners Negatively Regulate Pathogenic Characteristics of Two Model Gut Bacteria, E. coli and E. faecalis. Int J Mol Sci, 2021. 22(10).

[22] Camilleri, M., Vella, A., What to do about the leaky gut. Gut, 2022. 71(2): p. 424–435.

[23] Aleman, R.S., Moncada, M., Aryana, K.J., Leaky Gut and the Ingredients That Help Treat It: A Review. Molecules, 2023. 28(2).

[24] Singh, R.K., et al., Influence of diet on the gut microbiome and implications for human health. Journal of Translational Medicine, 2017. 15(1): p. 73.

[25] Kwon, C., Ediriweera, M.K., Kim Cho, S., Interplay between Phytochemicals and the Colonic Microbiota. Nutrients, 2023. 15(8).

[26] Leeuwendaal, N.K., Stanton, C., O'Toole, P.W., Beresford, T.P., Fermented Foods, Health and the Gut Microbiome. Nutrients, 2022. 14(7).

[27] Herhaus, B., Päßler, S., Petrowski, K., Stress-related laboratory eating behavior in adults with obesity and healthy weight. Physiol Behav, 2018. 196: p. 150–157.

[28] Thomae, A. M., Bewusst kauen – bewusst entspannen. Z Komplementärmed, 2019. 11(04): p. 46–50.

[29] Li, J., Zhang, N., Hu, L., Improvement in chewing activity reduces energy intake in one meal and modulates plasma gut hormone concentrations in obese and lean young Chinese men. Am J Clin Nutr, 2011. 94: p. 709–716.

[30] Papagiannopoulos, I., Transgressions and Fasting Therapy. 2004.

[31] Kokkinos, A., et al., Eating slowly increases the postprandial response of the anorexigenic gut hormones, peptide YY and glucagon-like peptide-1. J Clin Endocrinol Metab, 2010. 95(1): p. 333–7.

[32] Sonoki, K., et al., Effects of thirty-times chewing per bite on secretion of glucagon-like peptide-1 in healthy volunteers and type 2 diabetic patients. Endocr J, 2013. 60(3): p. 311–9.

[33] van Ruiten, C.C., et al., Eating behavior modulates the sensitivity to the central effects of GLP-1 receptor agonist treatment: a secondary analysis of a randomized trial. Psychoneuroendocrinology, 2022. 137: p. 105667.

[34] Hauner, H., Wirth, A., Adipositas: Ätiologie, Folgekrankheiten, Diagnostik, Therapie. Springer, 2013.

[35] Baldus, S., et al., The National Heart Alliance. 2023. 17(2): p. 65–71.

[36] McMahan, C.A., et al., Pathobiological determinants of atherosclerosis in youth risk scores are associated with early and advanced atherosclerosis. Pediatrics, 2006. 118(4): p. 1447–55.

[37] Reddy, V.P., Aryal, P., Darkwah, E. K., Advanced Glycation End Products in Health and Disease. Microorganisms, 2022. 10(9).

[38] Shanmugham, M., Bellanger, S., Leo, C.H., Gut-Derived Metabolite, Trimethylamine-N-oxide (TMAO) in Cardio-Metabolic Diseases: Detection, Mechanism, and Potential Therapeutics. Pharmaceuticals (Basel), 2023. 16(4).

[39] Ockermann, P., Headley, L., Lizio, R., Hansmann, J., A Review of the Properties of Anthocyanins and Their Influence on Factors Affecting Cardiometabolic and Cognitive Health. Nutrients, 2021. 13(8).

[40] Reynolds, A.N., et al., Dietary fibre in hypertension and cardiovascular disease management: systematic review and meta-analyses. BMC Med, 2022. 20(1): p. 139.

[41] Brecht, P., et al., How Do Minerals, Vitamins, and Intestinal Microbiota Affect the Development and Progression of Heart Disease in Adult and Pediatric Patients? Nutrients, 2023. 15(14).

[42] Esselstyn, C.B., A plant-based diet and coronary artery disease: a mandate for effective therapy. J Geriatr Cardiol, 2017. 14(5): p. 317–320.

[43] Esselstyn, C.B., et al., A way to reverse CAD? J Fam Pract, 2014. 63(7): p. 356–364b.

[44] Kahleova, H., Levin, S., Barnard, N. D., Vegetarian Dietary Patterns and Cardiovascular Disease. Prog Cardiovasc Dis, 2018. 61(1): p. 54–61.

[45] Gupta, S.K., et al., Regression of coronary atherosclerosis through healthy lifestyle in coronary artery disease patients – Mount Abu Open Heart Trial. Indian Heart J, 2011. 63(5): p. 461–9.

[46] Gibbs, J., et al., The effect of plant-based dietary patterns on blood pressure: a systematic review and meta-analysis of controlled intervention trials. J Hypertens, 2021. 39(1): p. 23–37.

[47] Viguiliouk, E., et al., Effect of vegetarian dietary patterns on cardiometabolic risk factors in diabetes: A systematic review and meta-analysis of randomized controlled trials. Clin Nutr, 2019. 38(3): p. 1133–1145.

[48] Neuhauser, H., Kuhnert, R., Born, S., 12-Monats-Prävalenz von Bluthochdruck in Deutschland. Robert Koch-Institut, Epidemiologie und Gesundheitsberichterstattung, 2017.

[49] Reiter, J., et al., Allicin, a natural antimicrobial defence substance from garlic, inhibits DNA gyrase activity in bacteria. Int J Med Microbiol, 2020. 310(1): p. 151359.

[50] Liu, W., et al., Hypertensive vascular and cardiac remodeling protection by allicin in spontaneous hypertension rats via CaMK II/NF-κB pathway. Biomed Pharmacother, 2022. 155: p. 113802.

[51] Bonilla Ocampo, D.A., et al., Dietary Nitrate from Beetroot Juice for Hypertension: A Systematic Review. Biomolecules, 2018. 8(4).

[52] Hadipour, E., Taleghani,A., Tayarani-Najaran, N., Tayarani-Najaran, Z., Biological effects of red beetroot and betalains: A review. Phytother Res, 2020. 34(8): p. 1847–1867.

[53] Burnier, M., Should we eat more potassium to better control blood pressure in hypertension? Nephrol Dial Transplant, 2019. 34(2): p. 184–193.

[54] Maaliki, D., et al., Flavonoids in hypertension: a brief review of the underlying mechanisms. Curr Opin Pharmacol, 2019. 45: p. 57–65.

[55] Bercea, C. I., Cottrell, G.S., Tamagnini, S., McNeish, A. J., Omega-3 polyunsaturated fatty acids and hypertension: a review of vasodilatory mechanisms of docosahexaenoic acid and eicosapentaenoic acid. Br J Pharmacol, 2021. 178(4): p. 860–877.

[56] Kazemzadeh, M., Safavi, S.M., Nematollahi, S., Nourieh, Z., Effect of Brown Rice Consumption on Inflammatory Marker and Cardiovascular Risk Factors among Overweight and Obese Non-menopausal Female Adults. Int J Prev Med, 2014. 5(4): p. 478–88.

[57] Kawano, H., et al., Hyperglycemia rapidly suppresses flow-mediated endothelium-dependent vasodilation of brachial artery. J Am Coll Cardiol, 1999. 34(1): p. 146–54.

[58] Wang, B., et al., Effects of a whole rice diet on metabolic parameters and inflammatory markers in prediabetes. e-SPEN Journal, 2013. 8(1): p. e15-e20.

[59] Panlasigui, L.N., Thompson, L. U., Blood glucose lowering effects of brown rice in normal and diabetic subjects. Int J Food Sci Nutr, 2006. 57(3–4): p. 151–8.

[60] Grillo, A., et al., Sodium Intake and Hypertension. Nutrients, 2019. 11(9).

[61] Diabetes-Hilfe, D.D.G.D.u.d.D., Deutscher Gesundheitsbericht – Diabetes 2022 – Die Bestandsaufnahme. 2021.

[62] Meldrum, D.R., Morris, M.A., Gambone, J. C., Obesity pandemic: causes, consequences, and solutions-but do we have the will? Fertil Steril, 2017. 107(4): p. 833–839.

[63] Karavanaki, K., et al., Type 2 diabetes in children and adolescents: distinct characteristics and evidence-based management. Endocrine, 2022. 78(2): p. 280–295.

[64] Pot, G.K., et al., Lifestyle medicine for type 2 diabetes: practice-based evidence for long-term efficacy of a multicomponent lifestyle intervention (Reverse Diabetes2 Now). BMJ Nutr Prev Health, 2020. 3(2): p. 188–195.

[65] NVL-Programm, S3-Leitlinie Nationale VersorgungsLeitlinie (NVL) Typ-2-Diabetes – Version:3.0. 2023.

[66] Sun, Q., et al., White rice, brown rice, and risk of type 2 diabetes in US men and women. Arch Intern Med, 2010. 170(11): p. 961–9.

[67] Hu, E.A., Pan, A., Malik, V., Sun, Q., White rice consumption and risk of type 2 diabetes: meta-analysis and systematic review. Bmj, 2012. 344: p. e1454.

[68] Kang, C., et al., Saffron (Crocus sativus L.) increases glucose uptake and insulin sensitivity in muscle cells via multipathway mechanisms. Food Chem, 2012. 135(4): p. 2350–8.

[69] Singhal, P., Kaushik, G., Mathur, P., Antidiabetic potential of commonly consumed legumes: a review. Crit Rev Food Sci Nutr, 2014. 54(5): p. 655–72.

[70] Kosti, R.I., et al., The association of specific types of vegetables consumption with 10-year type II diabetes risk: Findings from the ATTICA cohort study. J Hum Nutr Diet, 2023. 36(1): p. 226–240.

[71] Reynolds, A.N., Akerman, A.P., Mann, J., Dietary fibre and whole grains in diabetes management: Systematic review and meta-analyses. PLoS Med, 2020. 17(3): p. e1003053.

[72] Moridpour, A.H., et al., The effect of cinnamon supplementation on glycemic control in patients with type 2 diabetes mellitus: An updated systematic review and dose-response meta-analysis of randomized controlled trials. Phytother Res, 2024. 38(1): p. 117–130.

[73] Delpino, F.M., et al., Omega-3 supplementation and diabetes: A systematic review and meta-analysis. Crit Rev Food Sci Nutr, 2022. 62(16): p. 4435–4448.

[74] Mechchate, H., et al., In Vivo and In Vitro Antidiabetic and Anti-Inflammatory Properties of Flax (Linum usitatissimum L.) Seed Polyphenols. Nutrients, 2021. 13(8).

[75] Tavera-Hernández, R., Jiménez-Estrada, M., Alvarado-Sansininea, J.J., Huerta-Reyes, M., Chia (Salvia hispanica L.), A Pre-Hispanic Food in the Treatment of Diabetes Mellitus: Hypoglycemic, Antioxidant, Anti-Inflammatory, and Inhibitory Properties of α-Glucosidase and α-Amylase, and in the Prevention of Cardiovascular Disease. Molecules, 2023. 28(24).

[76] Marton, L.T., et al., The Effects of Curcumin on Diabetes Mellitus: A Systematic Review. Front Endocrinol (Lausanne), 2021. 12: p. 669448.

[77] Pollakova, D., et al., The Impact of Vegan Diet in the Prevention and Treatment of Type 2 Diabetes: A Systematic Review. Nutrients, 2021. 13(6).

[78] Forouzanfar, M.H., et al., Global, regional, and national comparative risk assessment of 79 behavioural, environmental and occupational, and metabolic risks or clusters of risks in 188 countries, 1990–2013: a systematic analysis for the Global Burden of Disease Study 2013. Lancet, 2015. 386(10010): p. 2287–323.

[79] (NCD-RisC), N.R.F.C., Worldwide trends in body-mass index, underweight, overweight, and obesity from 1975 to 2016: a pooled analysis of 2416 population-based measurement studies in 128·9 million children, adolescents, and adults. Lancet, 2017. 390(10113): p. 2627–2642.

[80] Schienkiewitz, A., Kuhnert,R., Blume, M., Mensink, G.B.M., Overweight and obesity among adults in Germany – Results from GEDA 2019/2020-EHIS. J Health Monit, 2022. 7(3): p. 21–28.

[81] Le, L.T. Sabaté, J., Beyond meatless, the health effects of vegan diets: findings from the Adventist cohorts. Nutrients, 2014. 6(6): p. 2131–47.

[82] Brix, J.M., et al., Overweight and obesity in adults: general principles of treatment and conservative management. Klin Wochenschr, 2023. 135(Suppl 6): p. 706–720.

[83] Loos, R.J., Yeo, G.S., The bigger picture of FTO: the first GWAS-identified obesity gene. Nat Rev Endocrinol, 2014. 10(1): p. 51–61.

[84] Locke, A.E., et al., Genetic studies of body mass index yield new insights for obesity biology. Nature, 2015. 518(7538): p. 197–206.

[85] Kmietowicz, Z., Nurture is more important than nature in childhood obesity, study finds. Bmj, 2015. 350: p. h817.

[86] Hamdy, O., Porramatikul, S., Al-Ozairi, E., Metabolic obesity: the paradox between visceral and subcutaneous fat. Curr Diabetes Rev, 2006. 2(4): p. 367–73.

[87] Ross, R., et al., Waist circumference as a vital sign in clinical practice: a Consensus Statement from the IAS and ICCR Working Group on Visceral Obesity. Nat Rev Endocrinol, 2020. 16(3): p. 177–189.

[88] Ivanova, S., et al., Plant-Based Diet as a Strategy for Weight Control. Foods, 2021. 10(12).

[89] Huang, R.Y., Huang, C.C., Hu, F.B., Chavarro, J.E., Vegetarian Diets and Weight Reduction: a Meta-Analysis of Randomized Controlled Trials. J Gen Intern Med, 2016. 31(1): p. 109–16.

[90] Hall, K.D., et al., Ultra-Processed Diets Cause Excess Calorie Intake and Weight Gain: An Inpatient Randomized Controlled Trial of Ad Libitum Food Intake. Cell Metab, 2019. 30(1): p. 67–77.e3.

[91] Crosby, L., et al., Changes in Food and Nutrient Intake and Diet Quality on a Low-Fat Vegan Diet Are Associated with Changes in Body Weight, Body Composition, and Insulin Sensitivity in Overweight Adults: A Randomized Clinical Trial. J Acad Nutr Diet, 2022. 122(10): p. 1922–1939.

[92] Smethers, A.D., Rolls, B.J., Dietary Management of Obesity: Cornerstones of Healthy Eating Patterns. Med Clin North Am, 2018. 102(1): p. 107–124.

[93] Pi-Sunyer, X., et al., Reduction in weight and cardiovascular disease risk factors in individuals with type 2 diabetes: one-year results of the look AHEAD trial. Diabetes Care, 2007. 30(6): p. 1374–83.

[94] Johns, D.J., Hartmann-Boyce, J., Jebb, S.A., Aveyard, P., Diet or exercise interventions vs combined behavioral weight management programs: a systematic review and meta-analysis of direct comparisons. J Acad Nutr Diet, 2014. 114(10): p. 1557–68.

[95] Flanagan, A., Bechtold, D.A., Pot,K., Johnston, J.D., Chrono-nutrition: From molecular and neuronal mechanisms to human epidemiology and timed feeding patterns. J Neurochem, 2021. 157(1): p. 53–72.

[96] Garaulet, M., Madrid, J.A., Chronobiological aspects of nutrition, metabolic syndrome and obesity. Adv Drug Deliv Rev, 2010. 62(9–10): p. 967–78.

[97] Ruddick-Collins, L.C., et al., Timing of daily calorie loading affects appetite and hunger responses without changes in energy metabolism in healthy subjects with obesity. Cell Metab, 2022. 34(10): p. 1472–1485.e6.

[98] Richter, J., et al., Twice as High Diet-Induced Thermogenesis After Breakfast vs Dinner On High-Calorie as Well as Low-Calorie Meals. J Clin Endocrinol Metab, 2020. 105(3).
[99] Papakonstantinou, E., Oikonomou, C., Nychas, G., Dimitriadis, G.D., Effects of Diet, Lifestyle, Chrononutrition and Alternative Dietary Interventions on Postprandial Glycemia and Insulin Resistance. Nutrients, 2022. 14(4).
[100] Fanelli, S., Walls, C., Taylor, C., Skipping breakfast is associated with nutrient gaps and poorer diet quality among adults in the United States. Proceedings of the Nutrition Society, 2021. 80(OCE1): p. E48.
[101] Montecino-Rodriguez, E., Berent-Maoz, B., Dorshkind, K., Causes, consequences, and reversal of immune system aging. J Clin Invest, 2013. 123(3): p. 958–65.
[102] Fagiolo, U., et al., Increased cytokine production in mononuclear cells of healthy elderly people. Eur J Immunol, 1993. 23(9): p. 2375–8.
[103] Cevenini, E., Monti, D., Franceschi, C., Inflamm-ageing. Curr Opin Clin Nutr Metab Care, 2013. 16(1): p. 14–20.
[104] Franceschi, C., Inflammaging as a major characteristic of old people: can it be prevented or cured? Nutr Rev, 2007. 65(12 Pt 2): p. S173–6.
[105] Barbaresko, J., Koch, M., Schulze, M.B., Nöthlings, U., Dietary pattern analysis and biomarkers of low-grade inflammation: a systematic literature review. Nutr Rev, 2013. 71(8): p. 511–27.
[106] Ortolá, R., et al., Changes in Dietary Intake of Animal and Vegetable Protein and Unhealthy Aging. Am J Med, 2020. 133(2): p. 231–239.e7.
[107] Lopez-Legarrea, P., et al., The protein type within a hypocaloric diet affects obesity-related inflammation: the RESMENA project. Nutrition, 2014. 30(4): p. 424–9.
[108] Morrison, M.C., et al., Differential effects of plant and animal fats on obesity-induced dyslipidemia and atherosclerosis in Ldlr-/-.Leiden mice. Faseb j, 2023. 37(8): p. e23096.
[109] Panda, C., et al., Guided Metabolic Detoxification Program Supports Phase II Detoxification Enzymes and Antioxidant Balance in Healthy Participants. Nutrients, 2023. 15(9).
[110] Watzl, B., Anti-inflammatory effects of plant-based foods and of their constituents. Int J Vitam Nutr Res, 2008. 78(6): p. 293–8.
[111] Valtueña, S., et al., Food selection based on total antioxidant capacity can modify antioxidant intake, systemic inflammation, and liver function without altering markers of oxidative stress. Am J Clin Nutr, 2008. 87(5): p. 1290–7.
[112] Huang, J., et al., Association Between Plant and Animal Protein Intake and Overall and Cause-Specific Mortality. JAMA Intern Med, 2020. 180(9): p. 1173–1184.
[113] Solway, J., et al., Diet and Dermatology: The Role of a Whole-food, Plant-based Diet in Preventing and Reversing Skin Aging-A Review. J Clin Aesthet Dermatol, 2020. 13(5): p. 38–43.
[114] Buettner, D., Skemp, S., Blue Zones: Lessons From the World's Longest Lived. Am J Lifestyle Med, 2016. 10(5): p. 318–321.
[115] Collaborators, G.D.F., Estimation of the global prevalence of dementia in 2019 and forecasted prevalence in 2050: an analysis for the Global Burden of Disease Study 2019. Lancet Public Health, 2022. 7(2): p. e105-e125.
[116] Deutsche-Alzheimer-Gesellschaft, Informationsblatt 1, Die Häufigkeit von Demenzerkrankungen. 2022.
[117] Grant, W.B., Using Multicountry Ecological and Observational Studies to Determine Dietary Risk Factors for Alzheimer's Disease. J Am Coll Nutr, 2016. 35(5): p. 476–89.
[118] Scarmeas, N., Anastasiou, C.A., Yannakoulia, M., Nutrition and prevention of cognitive impairment. Lancet Neurol, 2018. 17(11): p. 1006–1015.
[119] Wang et al. Dietary Meat, Trimethylamine N-Oxide-Related Metabolites, and Incident Cardiovascular Disease Among Older Adults: The Cardiovascular Health Study. Arteriosclerosis, thrombosis, and vascular biology vol. 42,9 (2022): e273-e288. doi:10.1161/ATVBAHA.121.316533
[120] Grant, W.B., Trends in diet and Alzheimer's disease during the nutrition transition in Japan and developing countries. J Alzheimers Dis, 2014. 38(3): p. 611–20.
[121] Takeda, S., Rakugi, H., Morishita, R., Roles of vascular risk factors in the pathogenesis of dementia. Hypertens Res, 2020. 43(3): p. 162–167.
[122] Perez, L., et al., Nutrition and vascular dementia. J Nutr Health Aging, 2012. 16(4): p. 319–24.
[123] Zaaboul, F., Liu, Y., Vitamin E in foodstuff: Nutritional, analytical, and food technology aspects. Compr Rev Food Sci Food Saf, 2022. 21(2): p. 964–998.
[124] Chungchunlam, S.M.S. Moughan, P. ., Comparative bioavailability of vitamins in human foods sourced from animals and plants. Crit Rev Food Sci Nutr, 2023: p. 1–36.
[125] Dai, J., et al., The association between dietary patterns, plasma lipid profiles, and inflammatory potential in a vascular dementia cohort. Aging Med (Milton), 2023. 6(2): p. 155–162.
[126] van den Brink, A.C., Brouwer-Brolsma, E.M., Berendsen, A.A.M., van de Rest, O., The Mediterranean, Dietary Approaches to Stop Hypertension (DASH), and Mediterranean-DASH Intervention for Neurodegenerative Delay (MIND) Diets Are Associated with Less Cognitive Decline and a Lower Risk of Alzheimer's Disease-A Review. Adv Nutr, 2019. 10(6): p. 1040–1065.
[127] Akbar, Z., et al., Associations of the MIND Diet with Cardiometabolic Diseases and Their Risk Factors: A Systematic Review. Diabetes Metab Syndr Obes, 2023. 16: p. 3353–3371.
[128] Soltani, S., Chitsazi, M.J., Salehi-Abargouei, A., The effect of dietary approaches to stop hypertension (DASH) on serum inflammatory markers: A systematic review and meta-analysis of randomized trials. Clin Nutr, 2018. 37(2): p. 542–550.

[129] Morris, M.C., et al., MIND diet slows cognitive decline with aging. Alzheimers Dement, 2015. 11(9): p. 1015–22.
[130] WHO Guidelines Approved by the Guidelines Review Committee, in Risk Reduction of Cognitive Decline and Dementia: WHO Guidelines. 2019, World Health Organization. © World Health Organization 2019. Geneva.
[131] Grant, W.B., Blake, S.M, Diet's Role in Modifying Risk of Alzheimer's Disease: History and Present Understanding. J Alzheimers Dis, 2023. 96(4): p. 1353–1382.
[132] Howes, M.R., Perry, N.S.L., Vásquez-Londoño, C., Perry, E.K., Role of phytochemicals as nutraceuticals for cognitive functions affected in ageing. Br J Pharmacol, 2020. 177(6): p. 1294–1315.
[133] Morris, M.C., et al., Nutrients and bioactives in green leafy vegetables and cognitive decline: Prospective study. Neurology, 2018. 90(3): p. e214–e222.
[134] GBD 2019 Cancer Risk Factors Collaborators, G., The global burden of cancer attributable to risk factors, 2010–19: a systematic analysis for the Global Burden of Disease Study 2019. Lancet, 2022. 400(10352): p. 563–591.
[135] RKI, Krebs in Deutschland für 2019/2020, Z.F. Krebsregisterdaten, Editor. 2020.
[136] Solans, M., et al., A systematic review and meta-analysis of the 2007 WCRF/AICR score in relation to cancer-related health outcomes. Ann Oncol, 2020. 31(3): p. 352–368.
[137] Orman, A., Johnson, D.L., Comander, A., Brockton, N., Breast Cancer: A Lifestyle Medicine Approach. Am J Lifestyle Med, 2020. 14(5): p. 483–494.
[138] Watling, C.Z., et al., Risk of cancer in regular and low meat-eaters, fish-eaters, and vegetarians: a prospective analysis of UK Biobank participants. BMC Med, 2022. 20(1): p. 73.
[139] Wiseman, M.J., Nutrition and cancer: prevention and survival. Br J Nutr, 2019. 122(5): p. 481–487.
[140] Hardt, L., Y. Mahamat-Saleh, Aune, D., Schlesinger, S., Plant-Based Diets and Cancer Prognosis: a Review of Recent Research. Curr Nutr Rep, 2022. 11(4): p. 695–716.
[141] McRae, M.P., The Benefits of Dietary Fiber Intake on Reducing the Risk of Cancer: An Umbrella Review of Meta-analyses. J Chiropr Med, 2018. 17(2): p. 90–96.
[142] WHO. Cancer: Carcinogenicity of the consumption of red meat and processed meat. 2015; www.who.int/newsroom/questions-and-answers/item/cancer-carcinogenicity-of-the-consumption-of-red-meat-and-processed-meat (Zugriff 15.5.24).
[143] Twarda-Clapa, A., Olczak, A., Białkowska, A. M., Koziołkiewicz, M., Advanced Glycation End-Products (AGEs): Formation, Chemistry, Classification, Receptors, and Diseases Related to AGEs. Cells, 2022. 11(8).
[144] Başaran, B., Çuvalcı, B., Kaban, G., Dietary Acrylamide Exposure and Cancer Risk: A Systematic Approach to Human Epidemiological Studies. Foods, 2023. 12(2).
[145] Makarem, N., Bandera, E.V., Nicholson, J.M., Parekh, N., Consumption of Sugars, Sugary Foods, and Sugary Beverages in Relation to Cancer Risk: A Systematic Review of Longitudinal Studies. Annu Rev Nutr, 2018. 38: p. 17–39.
[146] Laguna, J.C., et al., Simple sugar intake and cancer incidence, cancer mortality and all-cause mortality: A cohort study from the PREDIMED trial. Clin Nutr, 2021. 40(10): p. 5269–5277.
[147] Epner, M., Yang, P., Wagner, R.W., Cohen, L., Understanding the Link between Sugar and Cancer: An Examination of the Preclinical and Clinical Evidence. Cancers (Basel), 2022. 14(24).
[148] Yeary, K.H.K., et al., Sweet Beverages and Cancer: A Scoping Review of Quantitative Studies. Cancer Prev Res (Phila), 2022. 15(6): p. 377–390.
[149] Charrez, B., Qiao, L., Hebbard, L., The role of fructose in metabolism and cancer. Horm Mol Biol Clin Investig, 2015. 22(2): p. 79–89.
[150] Tullio, V., Gasperi,V., Catani, M.V., Savini, I., The Impact of Whole Grain Intake on Gastrointestinal Tumors: A Focus on Colorectal, Gastric, and Esophageal Cancers. Nutrients, 2020. 13(1).
[151] Gianfredi, V., et al., Diets, Dietary Patterns, Single Foods and Pancreatic Cancer Risk: An Umbrella Review of Meta-Analyses. Int J Environ Res Public Health, 2022. 19(22).
[152] Papadimitriou, N., et al., An umbrella review of the evidence associating diet and cancer risk at 11 anatomical sites. Nat Commun, 2021. 12(1): p. 4579.
[153] Screening, P.D.Q. and B. Prevention Editorial, Cancer Prevention Overview (PDQ®): Patient Version, in PDQ Cancer Information Summaries. 2002, National Cancer Institute (US): Bethesda (MD).
[154] Deutsche Gesellschaft für Gastroenterologie, V.-u.S.e.V.D., S3-Leitlinie Kolorektales Karzinom. 2019.
[155] O'Keefe, S.J., et al., Fat, fibre and cancer risk in African Americans and rural Africans. Nat Commun, 2015. 6: p. 6342.
[156] Maskarinec, G., Noh, J.J., The effect of migration on cancer incidence among Japanese in Hawaii. Ethn Dis, 2004. 14(3): p. 431–9.
[157] Seiwert, N., et al., Heme oxygenase 1 protects human colonocytes against ROS formation, oxidative DNA damage and cytotoxicity induced by heme iron, but not inorganic iron. Cell Death & Disease, 2020. 11(9): p. 787.
[158] Zheng, Y., et al., Let food be thy medicine: the role of diet in colorectal cancer: a narrative review. J Gastrointest Oncol, 2022. 13(4): p. 2020–2032.
[159] Łukasiewicz, S., et al., Breast Cancer-Epidemiology, Risk Factors, Classification, Prognostic Markers, and Current Treatment Strategies-An Updated Review. Cancers (Basel), 2021. 13(17).

[160] Xiao, Y., et al., Associations between dietary patterns and the risk of breast cancer: a systematic review and meta-analysis of observational studies. Breast Cancer Res, 2019. 21(1): p. 16.
[161] Loef, M., Walach, H., The combined effects of healthy lifestyle behaviors on all cause mortality: a systematic review and meta-analysis. Prev Med, 2012. 55(3): p. 163–70.
[162] Dong, J.Y., He, K., Wang, P., Qin, L.Q., Dietary fiber intake and risk of breast cancer: a meta-analysis of prospective cohort studies. Am J Clin Nutr, 2011. 94(3): p. 900–5.
[163] Naaman, S.C., Shen, S., Zeytinoglu, M., Iyengar, N.M., Obesity and Breast Cancer Risk: The Oncogenic Implications of Metabolic Dysregulation. J Clin Endocrinol Metab, 2022. 107(8): p. 2154–2166.
[164] Wu, A.H., Yu, M.C., Tseng, C.C., Pike, M.C., Epidemiology of soy exposures and breast cancer risk. Br J Cancer, 2008. 98(1): p. 9–14.
[165] Messina, M., Soy foods, isoflavones, and the health of postmenopausal women. Am J Clin Nutr, 2014. 100 Suppl 1: p. 423s-30s.
[166] Lee, S.A., et al., Adolescent and adult soy food intake and breast cancer risk: results from the Shanghai Women's Health Study. Am J Clin Nutr, 2009. 89(6): p. 1920–6.
[167] Yamamoto, S., et al., Soy, isoflavones, and breast cancer risk in Japan. J Natl Cancer Inst, 2003. 95(12): p. 906–13.
[168] Rossouw, J.E., et al., Risks and benefits of estrogen plus progestin in healthy postmenopausal women: principal results From the Women's Health Initiative randomized controlled trial. Jama, 2002. 288(3): p. 321–33.
[169] RKI, Krebs in Deutschland – 3.22 Prostata. 2020: p. 98–101.
[170] Oczkowski, M., et al., Dietary Factors and Prostate Cancer Development, Progression, and Reduction. Nutrients, 2021. 13(2).
[171] López-Plaza, B., et al., Milk and Dairy Product Consumption and Prostate Cancer Risk and Mortality: An Overview of Systematic Reviews and Meta-analyses. Adv Nutr, 2019. 10(suppl_2): p. S212-s223.
[172] Harrison, S., et al., Does milk intake promote prostate cancer initiation or progression via effects on insulin-like growth factors (IGFs)? A systematic review and meta-analysis. Cancer Causes Control, 2017. 28(6): p. 497–528.
[173] Park, S.W., et al., A milk protein, casein, as a proliferation promoting factor in prostate cancer cells. World J Mens Health, 2014. 32(2): p. 76–82.
[174] Melnik, B.C., John, S.M., Carrera-Bastos, P., Cordain, L., The impact of cow's milk-mediated mTORC1-signaling in the initiation and progression of prostate cancer. Nutr Metab, 2012. 9(1): p. 74.
[175] Avis, N.E., et al., Change in health-related quality of life over the menopausal transition in a multiethnic cohort of middle-aged women: Study of Women's Health Across the Nation. Menopause, 2009. 16(5): p. 860–9.
[176] Inwald, E.C., et al., Perimenopause and Postmenopause – Diagnosis and Interventions. Guideline of the DGGG and OEGGG (S3-Level, AWMF Registry Number 015–062, September 2020). Geburtshilfe Frauenheilkd, 2021. 81(6): p. 612–636.
[177] Rees, M., et al., The essential menopause curriculum for healthcare professionals: A European Menopause and Andropause Society (EMAS) position statement. Maturitas, 2022. 158: p. 70–77.
[178] Beezhold, B., Radnitz, C., McGrath, R.E., Feldman, A., Vegans report less bothersome vasomotor and physical menopausal symptoms than omnivores. Maturitas, 2018. 112: p. 12–17.
[179] Safabakhsh, M., et al., Higher intakes of fruits and vegetables are related to fewer menopausal symptoms: a cross-sectional study. Menopause, 2020. 27(5): p. 593–604.
[180] Baker, F.C., de Zambotti, M., Colrain, I.M., Bei, B., Sleep problems during the menopausal transition: prevalence, impact, and management challenges. Nat Sci Sleep, 2018. 10: p. 73–95.
[181] Zuraikat, F.M., Wood, R.A., Barragán, R., St-Onge, M.P., Sleep and Diet: Mounting Evidence of a Cyclical Relationship. Annu Rev Nutr, 2021. 41: p. 309–332.
[182] Meng, X., et al., Dietary Sources and Bioactivities of Melatonin. Nutrients, 2017. 9(4).
[183] Freeman, E.W. Sherif, K., Prevalence of hot flushes and night sweats around the world: a systematic review. Climacteric, 2007. 10(3): p. 197–214.
[184] Nagata, C., Takatsuka, N., Kawakami, N., Shimizu, H., Soy product intake and hot flashes in Japanese women: results from a community-based prospective study. Am J Epidemiol, 2001. 153(8): p. 790–3.
[185] Barnard, N.D., et al., The Women's Study for the Alleviation of Vasomotor Symptoms (WAVS): a randomized, controlled trial of a plant-based diet and whole soybeans for postmenopausal women. Menopause, 2021. 28(10): p. 1150–1156.
[186] Lima, S.M., et al., Effects of Glycine max (L.) Merr. soy isoflavone vaginal gel on epithelium morphology and estrogen receptor expression in postmenopausal women: a 12-week, randomized, double-blind, placebo-controlled trial. Maturitas, 2014. 78(3): p. 205–11.
[187] Li, L., Lv, Y., Xu, L., Zheng, Q., Quantitative efficacy of soy isoflavones on menopausal hot flashes. Br J Clin Pharmacol, 2015. 79(4): p. 593–604.
[188] Zhang, J., et al., Soy Isoflavone Improved Female Sexual Dysfunction of Mice Via Endothelial Nitric Oxide Synthase Pathway. Sex Med, 2019. 7(3): p. 345–351.
[189] Chiechi, L.M., et al., The effect of a soy rich diet on the vaginal epithelium in postmenopause: a randomized double blind trial. Maturitas, 2003. 45(4): p. 241–6.

[190] Schmidt, M., et al., Consensus: soy isoflavones as a first-line approach to the treatment of menopausal vasomotor complaints. Gynecol Endocrinol, 2016. 32(6): p. 427–30.

[191] Ghazanfarpour, M., Latifnejad Roudsari, R., Treglia, G., Sadeghi, R., Topical administration of isoflavones for treatment of vaginal symptoms in postmenopausal women: A systematic review of randomised controlled trials. J Obstet Gynaecol, 2015. 35(8): p. 783–7.

[192] Arafah, M., Rashid, S., Akhtar, M., Endometriosis: A Comprehensive Review. Adv Anat Pathol, 2021. 28(1): p. 30–43.

[193] Barnard, N.D., et al., Nutrition in the prevention and treatment of endometriosis: A review. Front Nutr, 2023. 10: p. 1089891.

[194] Santanam, N., et al., Antioxidant supplementation reduces endometriosis-related pelvic pain in humans. Transl Res, 2013. 161(3): p. 189–95.

[195] Mier-Cabrera, J., et al., Women with endometriosis improved their peripheral antioxidant markers after the application of a high antioxidant diet. Reprod Biol Endocrinol, 2009. 7: p. 54.

[196] Qiu, Y., Yuan, S., Wang, H., Vitamin D status in endometriosis: a systematic review and meta-analysis. Arch Gynecol Obstet, 2020. 302(1): p. 141–152.

[197] Mehdizadehkashi, A., et al., The effect of vitamin D supplementation on clinical symptoms and metabolic profiles in patients with endometriosis. Gynecol Endocrinol, 2021. 37(7): p. 640–645.

[198] Sonnenmoser, M., Polyzystisches Ovar-Syndrom: Der Dieb der Weiblichkeit. Deutsches Ärzteblatt, PP 20, Ausgabe Juni 2021, p. 265.

[199] Szczuko, M., et al., Nutrition Strategy and Life Style in Polycystic Ovary Syndrome-Narrative Review. Nutrients, 2021. 13(7).

[200] Alomran, S., Estrella, E.D., Effect of Dietary Regimen on the Development of Polycystic Ovary Syndrome: A Narrative Review. Cureus, 2023. 15(10): p. e47569.

[201] Szczuko, M., Skowronek, M., Załowska-Chwyć, M., Starczewski, A., Quantitative assessment of nutrition in patients with polycystic ovary syndrome (PCOS). Rocz Panstw Zakl Hig, 2016. 67(4): p. 419–426.

[202] Tantalaki, E., et al., Impact of dietary modification of advanced glycation end products (AGEs) on the hormonal and metabolic profile of women with polycystic ovary syndrome (PCOS). Hormones (Athens), 2014. 13(1): p. 65–73.

[203] Fanzo, J., et al., Nutrients, Foods, Diets, People: Promoting Healthy Eating. Curr Dev Nutr, 2020. 4(6): p. nzaa069.

[204] Health effects of dietary risks in 195 countries, 1990–2017: a systematic analysis for the Global Burden of Disease Study 2017. Lancet, 2019. 393(10184): p. 1958–1972.

[205] Schwingshackl, L., et al., Generating the evidence for risk reduction: a contribution to the future of food-based dietary guidelines. Proc Nutr Soc, 2018. 77(4): p. 432–444.

[206] Ubago-Guisado, E., et al., Evidence Update on the Relationship between Diet and the Most Common Cancers from the European Prospective Investigation into Cancer and Nutrition (EPIC) Study: A Systematic Review. Nutrients, 2021. 13(10).

[207] T. Colin Campbell, China Study: Die wissenschaftliche Begründung für eine vegane Ernährungsweise: Pflanzenbasierte Ernährung und ihre wissenschaftliche Begründung. 4. Auflage, Verlag Systemische Medizin, 2017.

[208] Neuwirth, N. Ernährungsstudien: Steiniger Weg zur Evidenz, Ernährungsmedizinblog. 2023 [27.11.2023]; www.ernaehrungsmedizin.blog/2023/02/07/ernaehrungsstudien-steiniger-weg-zur-evidenz (Zugriff 15.5.24).

[209] Schüpbach, R., et al., Micronutrient status and intake in omnivores, vegetarians and vegans in Switzerland. Eur J Nutr, 2017. 56(1): p. 283–293.

[210] Sobiecki, J.G., Appleby, P.N., Bradbury, K.E., Key, T.J., High compliance with dietary recommendations in a cohort of meat eaters, fish eaters, vegetarians, and vegans: results from the European Prospective Investigation into Cancer and Nutrition-Oxford study. Nutr Res, 2016. 36(5): p. 464–77.

[211] Weikert, C., et al., Vitamin and Mineral Status in a Vegan Diet. Dtsch Arztebl Int, 2020. 117(35–36): p. 575–582.

[212] Willers, V., UGBforum 3/17, S. 134–135 www.ugb.de/lebensmittel-im-test/algenoel (Zugriff 15.5.24).

[213] Verbraucherzentrale und Bundesministerium für Ernährung und Landwirtschaft, www.verbraucherzentrale.de/wissen/lebensmittel/gesund-ernaehren/ist-algenoel-eine-pflanzliche-alternative-fuer-omega3fettsaeuren-51990 (Zugriff 15.5.24).

[214] Bewertungen und Empfehlungen des World Cancer Research Fund/American Institute for Cancer Research zur Ernährung, körperlicher Aktivität und Krebs: Continuous Update Project Expert Report 2018. Survivors of breast and other cancers. www.wcrf.org/sites/default/files/Cancer-Survivors.pdf (Zugriff 15.5.24).

[215] United States Department of Agriculture. USDA Database for the Isoflavone Content of Selected Foods. Release 2.0. Stand September 2008.

[216] Deutsche Krebsgesellschaft, Leitlinienprogramm Onkologie: S3-Leitlinie Früherkennung, Diagnose, Therapie und Nachsorge des Mammakarzinoms, Version 4.1, 2018 AWMF Registernummer: 032–045OL, www.leitlinienprogramm-onkologie.de/leitlinien/mammakarzinom (Zugriff 15.5.24).

[217] Empfehlungen der Arbeitsgemeinschaft Gynäkologische Onkologie (AGO) Kommission Mamma, Stand 21.11.2018: Aktuelle Empfehlungen.

[218] Mitteilung Nr. 043/2015 des Bundesinstituts für Risikobewertung (BfR) vom 16.11.2015: Nahrungs-

ergänzungsmittel mit isolierten Isoflavonen: Bei Einnahme in und nach den Wechseljahren Orientierungswerte für Dosierung und Anwendungsdauer einhalten. www.bfr.bund.de/de/a-z_index/isoflavone-9777.html (Zugriff 15.5.24).

[219] Manegold K, Wittenberg, K.-H.E., Caspritz S, Penzkofer A, Weg-Remers S, Fachzeitschrift 2017 »internistische praxis«, Band 58/3:495–504, Sojaisoflavone und Brustkrebs. Arzneimittel- & Therapiekritik.

[220] Fraser, G.E., et al., Dairy, soy, and risk of breast cancer: those confounded milks. Int J Epidemiol, 2020. 49(5): p. 1526–1537.

[221] www.efsa.europa.eu/de/news/pesticides-food-latest-data-published (Zugriff 15.5.24).

[222] www.bvl.bund.de/SharedDocs/Downloads/01_Lebensmittel/nbpsm/00_Berichte/NBPSMR_2022.html;jsessionid=92C1C994CA8D-9FBE57EF9610E031E0A9.internet012?nn=12429764 (Zugriff 15.5.24).

[223] Rabinowitch, I M. Effects of the High Carbohydrate-Low Calorie Diet Upon Carbohydrate Tolerance in Diabetes Mellitus. Canadian Medical Association journal vol. 33,2 (1935): 136-44.

[224] Livingston et al. Dementia prevention intervention, and care: 2024 report of the Lancet standing Commission. Lancet (London, England), S0140-6736(24)01296-0. 30 Jul. 2024, doi:10.1016/S0140-6736(24)01296-0

Rezeptverzeichnis

Stichwortverzeichnis

Empfehlungen von Etienne Hanslian, Melanie Dell'Oro und Julia Schiele

Im Folgenden finden Sie weiterführende Empfehlungen

Buchtipps zum Weiterlesen

Andreas Michalsen: Ernährung. Meine Quintessenz: Kraftvoll und gesund bleiben! Sicher länger leben! Das Wichtigste aus Forschung und meiner Praxis. Insel Verlag, 2024

Andreas Michalsen: Heilen mit der Kraft der Natur: Meine Erfahrung aus Praxis und Forschung – Was wirklich hilft. Insel Verlag, 2017

Andreas Michalsen: Mit Ernährung heilen: Besser essen – einfach fasten – länger leben. Neuestes Wissen aus Forschung und Praxis. Suhrkamp Verlag, 2019

Michael Greger: How Not to Die: Entdecken Sie Nahrungsmittel, die Ihr Leben verlängern – und bewiesenermaßen Krankheiten vorbeugen und heilen. Unimedica Verlag, 2016

Claus Leitzmann, Markus Keller: Vegane und vegetarische Ernährung. utb, 2020

Markus Keller, Edith Gätjen: Vegane Ernährung: Schwangerschaft, Stillzeit und Beikost: Mutter und Kind gut versorgt. Das Standardwerk. 2. Auflage, Ulmer, 2021

Martin Smollich: Das große Praxisbuch Ernährungsmedizin – Fundierte Ernährungsberatung, die besten Therapien, genussvolle Rezepte. GU Ernährungsmedizin, 2022

Heike Englert, Sigrid Siebert: Vegane Ernährung. utb, 2020

Markus Keller, Claus Leitzmann, Andreas Hahn: Alternative Ernährungsformen: Von Ayurveda bis vegan. utb, 2024

Bibliografische Information der Deutschen Nationalbibliothek
Die Deutsche Nationalbibliothek verzeichnet diese Publikation in der Deutschen Nationalbibliografie; detaillierte bibliografische Daten sind im Internet über dnb.d-nb.de abrufbar.

Programmplanung: Uta Spieldiener
Projektmanagement: Anja Bippus
Redaktion: Ursula Brunn-Steiner, Vaihingen/Enz
Bildredaktion: Marie Crämer
Umschlaggestaltung: © Thieme
Layout: CYCLUS · Visuelle Kommunikation, Stuttgart

Bildnachweis:
Covermotiv: Icon © Artco/stock.adobe.com, Foto © Thieme/Meike Bergmann
Autor*innenfotos: oben © Etienne Hanslian, Mitte © privat, unten © privat
Fotos im Innenteil: © M. Bergmann/Thieme. Außer S. 113, 117, 127 © A.Rogge & J.Jankovic/Thieme. stock.adobe.com: S. 8 © Atlas/stock.adobe.com, S. 12 © marilyn barbone/stock.adobe.com, S. 50 © vaaseenaa/stock.adobe.com, S. 97 © Irina Kostina/stock.adobe.com, S. 99 © okkijan2010/stock.adobe.com, S. 100 © vaaseenaa/stock.adobe.com, S. 109 © ekatherina/stock.adobe.com, S. 114 © Anne DEL SOCORRO/stock.adobe.com, S. 119 © irina2511_/stock.adobe.com, S. 135 © Maria/stock.adobe.com, S. 136 © vasanty/stock.adobe.com, S. 138 © Kitty/stock.adobe.com, S. 141 © pinkyone/stock.adobe.com, S. 143 © Екатерина Алдошина/stock.adobe.com, S. 144 © marcin jucha/stock.adobe.com, S. 148 © vaaseenaa/stock.adobe.com, S. 160 © azurita/Stock.adobe.com.
Herz-Icon S. 14, 20, 42, 52, 80, 85 © Artco/stock.adobe.com
Zeichnungen: Susi Schaaf, Bellheim

1. Auflage 2025

TRIAS Verlag in Georg Thieme Verlag KG
Rüdigerstraße 14, 70469 Stuttgart

Satz und Repro: Fotosatz Buck, Kumhausen
Druck: Westermann Druck Zwickau GmbH, Zwickau

Gedruckt auf chlorfrei gebleichtem Papier
Printed in Germany

ISBN 978-3-432-11889-5
eISBN (ePub) 978-3-432-11890-1

1 2 3 4 5 6

Wo datenschutzrechtlich erforderlich, wurden die Namen und weitere Daten von Personen redaktionell verändert (Tarnnamen). Dies ist grundsätzlich der Fall bei Patient*innen, ihren Angehörigen und Freund*innen, z. T. auch bei weiteren Personen, die z. B. in die Behandlung von Patient*innen eingebunden sind.

Thieme Publikationen streben nach einer fachlich korrekten und unmissverständlichen Sprache. Dabei lehnt Thieme jeden Sprachgebrauch ab, der Menschen beleidigt oder diskriminiert, beispielsweise aufgrund einer Herkunft, Behinderung oder eines Geschlechts. Thieme wendet sich zudem gleichermaßen an Menschen jeder Geschlechtsidentität. Die Thieme Rechtschreibkonvention nennt Autor*innen mittlerweile konkrete Beispiele, wie sie alle Lesenden gleichberechtigt ansprechen können. Die Ansprache aller Menschen ist ausdrücklich auch dort intendiert, wo im Text (etwa aus Gründen der Leseleichtigkeit, des Text-Umfangs oder des situativen Stil-Empfindens) z. B. nur ein generisches Maskulinum verwendet wird.

Unsere Umwelt ist uns wichtig!
Papier aus nachhaltigen und kontrollierten Quellen
Druck in Deutschland mit kurzen Lieferwegen
Druckereien mit hohen Ansprüchen an Ökologie